含章 新实用

阅读图文之美 / 优享健康生活

U0339762

# 图解

# 养生野菜速查全书

曹军 于雅婷 编著

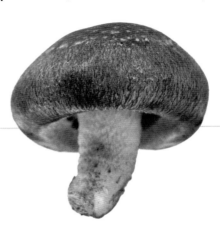

江苏凤凰科学技术出版社·南京

**图书在版编目（CIP）数据**

图解养生野菜速查全书 / 曹军, 于雅婷编著. — 南京 : 江苏凤凰科学技术出版社, 2022.2
ISBN 978-7-5713-2546-6

Ⅰ. ①图… Ⅱ. ①曹… ②于… Ⅲ. ①野生植物—蔬菜—食物疗法—图解 Ⅳ. ①R247.1-64

中国版本图书馆CIP数据核字(2021)第235792号

**图解养生野菜速查全书**

| | |
|---|---|
| 编　　　　著 | 曹　军　于雅婷 |
| 责 任 编 辑 | 冼惠仪 |
| 责 任 校 对 | 仲　敏 |
| 责 任 监 制 | 方　晨 |

| | |
|---|---|
| 出 版 发 行 | 江苏凤凰科学技术出版社 |
| 出版社地址 | 南京市湖南路 1 号 A 楼，邮编：210009 |
| 出版社网址 | http://www.pspress.cn |
| 印　　　刷 | 天津丰富彩艺印刷有限公司 |

| | |
|---|---|
| 开　　　本 | 718 mm × 1 000 mm　1/16 |
| 印　　　张 | 14 |
| 字　　　数 | 310 000 |
| 版　　　次 | 2022 年 2 月第 1 版 |
| 印　　　次 | 2022 年 2 月第 1 次印刷 |

| | |
|---|---|
| 标 准 书 号 | ISBN 978-7-5713-2546-6 |
| 定　　　价 | 45.00 元 |

当你去公园散步时，到野外踏青时，爬山锻炼时，是否关注过身边的花花草草？也许你脚边一株不起眼的小草就能制成药房里的中药材，也可能做成降压降脂的美味食物。

随着生活水平的提高和保健意识的增强，人们的饮食观念也发生了显著变化。吃出健康已成为现代人对饮食文化的新追求。随着野菜的食用价值不断被"破解"和"挖掘"，过去不起眼的野菜也走进了人们的视野，越来越受到人们的青睐。

天赐佳肴，养生佳品

绿色：所谓"野"菜，就是在山林田野中自由生长，没人打理的"菜"。它们没有获得自来水的浇灌，没有大棚来挡风遮阳，没有得到农药的保护或化肥的催生，饱经风霜，备受洗礼，生命力极强。因此，野菜是当之无愧的"绿色食品"。

营养：野菜大都含有丰富的蛋白质、碳水化合物、维生素、矿物质、植物纤维等营养成分。很多野菜的维生素含量比人工栽培的蔬菜高几倍，甚至几十倍。

食疗：很多野菜都具有药用价值。野菜如果食用得当、使用对症，可用于辅助治疗疾病。比如，荠菜能凉血止血，可辅助治疗吐血、咯血、便血等；蒲公英可清热解毒，是清热之良药；苦菜可清热解毒，可辅助治疗黄疸型肝炎等病。

口味调剂：野菜种类繁多，口味多样，可以把它们当成"换换口味"的调剂食品，丰富人们的餐桌。

美容：因为含有抗氧化成分和其他丰富的营养成分，很多野菜有改善人体肤质、调节内分泌、促进代谢等功效；有些野菜甚至直接被用于制造化妆品。

健身：城市拥挤、空气质量差，很多人选择在周末郊游。人们在空闲之时背上行囊，约上朋友，游走于山间地头，在锻炼身体、呼吸新鲜空气的同时，采摘野菜烹调各种美味佳肴，可谓一种不错的生活方式。

食用不当，适得其反

虽然野菜好处多多，但很多人对吃野菜存在困惑，如不认识、不敢吃、不会吃等。吃野菜是有讲究的，稍不注意可能会适得其反。

首先，吃法不同：有的野菜应在采摘后尽快食用，有的则需要晒干或焯水后才可食用。另外，也要根据不同野菜的特点选择不同的烹调方法。

其次，适量食用：多数野菜都属性寒凉，多吃的话易造成人体脾胃虚寒，还可能导致身体不适，甚至过敏。因此，很多野菜不能像土豆、白菜那样天天吃，月月吃。

再次，避免误食：野菜之所以"野"，是因为大多具有毒性。一旦误采误食，轻者会出现胸闷、呕吐、腹胀、腹泻，重者则会危及生命。

最后，小心污染：在很多地方，如郊外化工厂、臭水沟、马路边等处的野菜容易受到污染，不可采食。城市内的公园等地方的大草坪也不是采摘野菜的场所，因为许多大草坪会被喷洒除草剂。

## 本书特点

本书精心筛选出 7 大类野菜，详细介绍了每种野菜的名称、分布地区、形态特征、食用方法及药用功效等。本书的主要内容如下：

**常见野菜**：是否"常见"与"营养"是我们筛选野菜的重要标准。本书精选常见及具有营养价值的野菜。每种野菜统一使用中文学名，并配有常见别名，方便读者认识、查找。

**全彩图片**：本书为每种野菜配备高清彩色照片，以图鉴的形式呈现了野菜各部位的特征，方便读者辨认、采摘野菜。

**食用方法**：野菜营养丰富，但如果没有合适的料理手法，可能难以下咽。本书收录了常见野菜的现代吃法，并根据野菜种类的不同提供了具有针对性的烹饪方法，让读者吃出新意，吃出健康。

**食疗功效**：作为一本美味与养生功能兼备的野菜图典，本书还详细考证了各种野菜的食疗功效，为读者提供参考。

本书既是现代人认识、采摘野菜的指南，也是严谨的科普读物，兼具实用性和鉴赏价值。我们既可以按照书中的指引去寻觅野菜，也可以在遇到某种不认识的野菜时，根据书中的内容进行查询。

在本书的编辑过程中，我们得到了一些专家的鼎力支持，也有很多读者对本书的编写提出了宝贵意见，在此一并感谢。由于水平有限，书中难免存在差错，恩请广大读者批评指正。

# 目录 | Contents

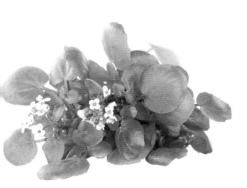

## 第一章 茎叶类野菜

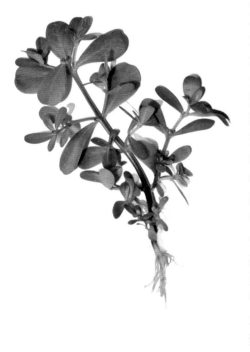

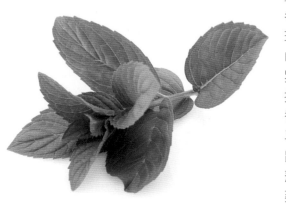

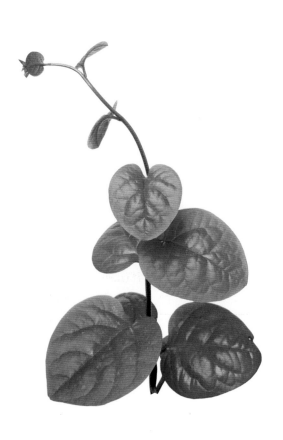

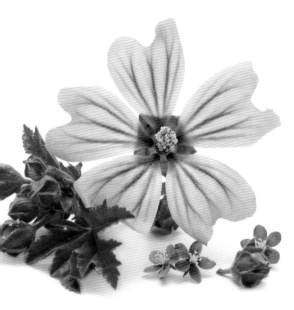

# 第二章　食花类野菜

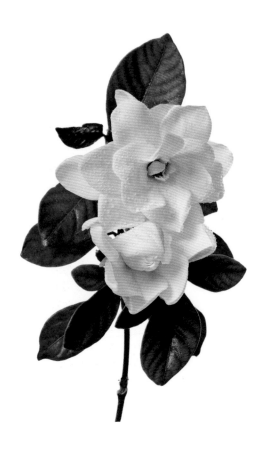

# 第三章　根茎类野菜

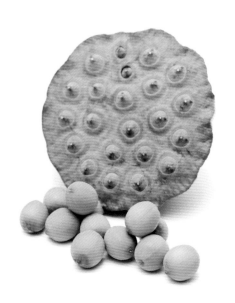

# 第四章 果籽类野菜

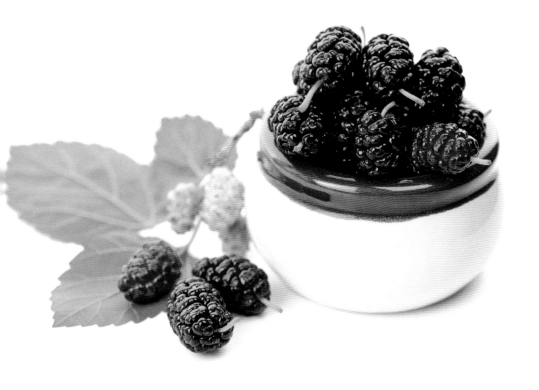

# 第五章 幼苗类野菜

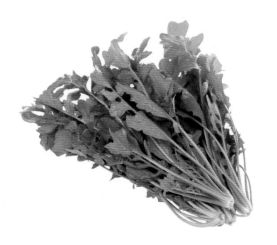

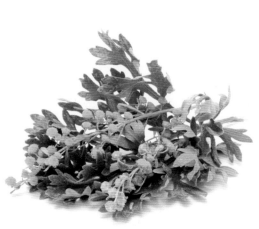

# 第六章　菌藻类野菜

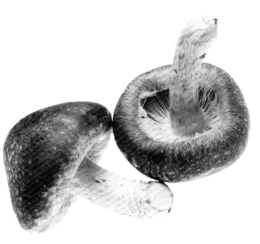

# 第七章　其他野菜

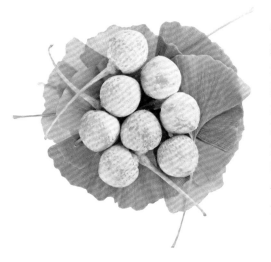

# 阅读导航

本书特别设置了"阅读导航"这一单元，对文中各个部分的功能、特点等逐一说明，这将会大大提高读者在阅读本书时的效率。

**主治功效**
详细介绍了野菜的主治功效、适应证。

**分布**
详细介绍了各种野菜的分布地点，方便读者采摘。

**食材推荐**
配有高清的图片，方便读者辨认、采摘野菜，清晰明了。

**食用方法**
介绍了简单易操作、营养又美味的野菜食用方法，方便读者食用各种野菜。

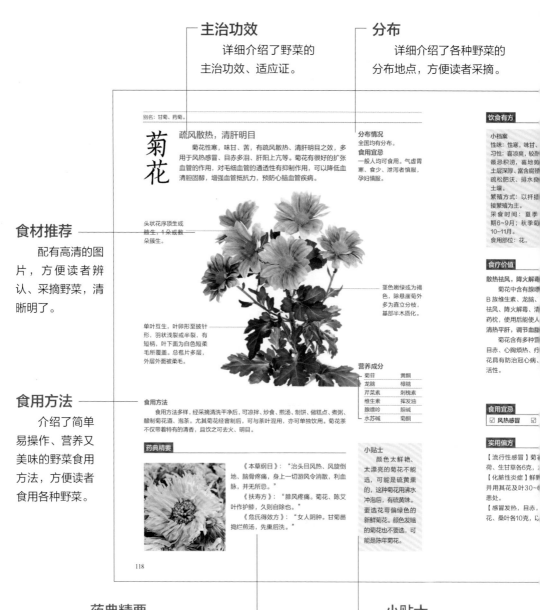

别名：甘菊、药菊。

## 菊花

### 疏风散热，清肝明目

菊花性寒，味甘、苦，有疏风散热、清肝明目之效，多用于风热感冒、目赤多泪、肝阳上亢等。菊花有很好的扩张血管的作用，对毛细血管的通透性有抑制作用，可以降低血清胆固醇，增强血管抵抗力，预防心脑血管疾病。

头状花序顶生或腋生，1朵或数朵簇生。

单叶互生，叶卵形至披针形，羽状浅裂或半裂，有短柄，叶下面为白色短柔毛所覆盖。总苞片多层，外层外面被柔毛。

茎色嫩绿或为褐色，除桌蘖菊外多为直立分枝，基部半木质化。

**分布情况**
全国均有分布。
**食用宜忌**
一般人均可食用。气虚胃寒、食少、泄泻者慎服，孕妇慎服。

**营养成分**

| | |
|---|---|
| 菊苷 | 黄酮 |
| 龙脑 | 樟脑 |
| 芹菜素 | 刺槐素 |
| 维生素 | 挥发油 |
| 腺嘌呤 | 胆碱 |
| 水苏碱 | 菊酮 |

### 食用方法

食用方法多样，经采摘清洗干净后，可凉拌、炒食、煎汤、制饼、做糕点、煮粥、酿制菊花酒、泡茶。尤其菊花经窖制后，可与茶叶混用，亦可单独饮用。菊花茶不仅带有特有的清香，且饮之可去火、明目。

### 药典精要

《本草纲目》："治头目风热、风旋倒地、脑骨疼痛，身上一切游风令消散，利血脉，并无所忌。"

《扶寿方》："膝风疼痛。菊花、陈艾叶作护膝，久则自除也。"

《危氏得效方》："女人阴肿。甘菊苗捣烂煎汤，先熏后洗。"

**小贴士**
颜色太鲜艳、太漂亮的菊花不能选，可能是硫黄熏的，这种菊花用沸水冲泡后，有硫磺味。要选花萼偏绿色的新鲜菊花。颜色发暗的菊花也不要选，可能是陈年菊花。

**饮食有方**

**小档案**
性味：性寒，味甘。
习性：喜凉爽，较耐寒，最忌积涝，喜地势土层深厚、富含腐殖疏松肥沃、排水良好的土壤。
繁殖方式：以扦插嫁接繁殖为主。
采食时间：夏季期6～9月；秋季采收10～11月。
食用部位：花。

**食疗价值**

散热祛风，降火解毒
菊花中含有腺嘌呤、B族维生素、龙脑、祛风、降火解毒、清药枕，使用后能使人清热平肝，调节血脂。
菊花有多种雪□目赤、心胸烦热、行花具有防治冠心病、活性。

**食用宜忌**
☑ 风热感冒

**实用偏方**
【流行性感冒】菊□荷、金银花各6克，□并取其花及叶30～□患处。
【化脓性炎症】鲜菊□花、桑叶各10克，以

118

**药典精要**
根据药典史籍，为野菜的主治功效提供更可靠的依据。

**小贴士**
教你如何挑选、清洗野菜，并介绍了野菜的贮藏方法。

## 饮食有方

介绍适宜的食谱搭配，让读者不仅吃出美味，更能吃出健康。

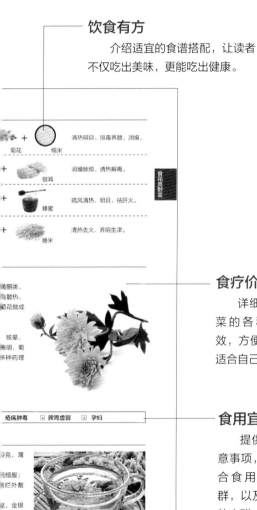

| | | 清热明目、排毒养颜、润燥。 |
| 菊花 | 糯米 | |
| | 银耳 | 润燥除烦、清热解毒。 |
| | 蜂蜜 | 疏风清热、明目、祛肝火。 |
| | 粳米 | 清热去火、养阴生津。 |

食花类野菜

## 食疗价值

详细介绍了野菜的各种食用功效，方便读者采食适合自己的野菜。

## 食用宜忌

提供饮食的注意事项，说明了适合食用野菜的人群，以及不宜食用的人群。

119

## 实用偏方

简单实用的偏方，让读者可以对症选择。

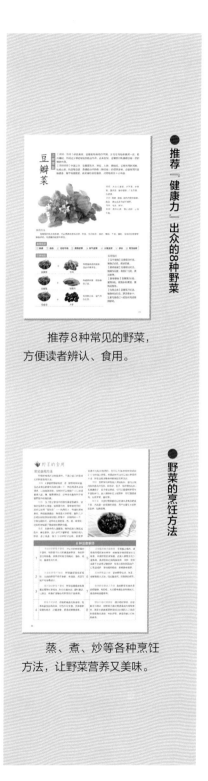

推荐8种常见的野菜，方便读者辨认、食用。

蒸、煮、炒等各种烹饪方法，让野菜营养又美味。

13

# 蕨菜

**上榜理由**

【抑制细菌】 蕨菜素对细菌有一定的抑制作用，可用于发热不退、肠风热毒、湿疹、疮疡等病症的治疗，具有良好的清热解毒、杀菌之功效。

【降压、通便】蕨菜的某些有效成分能扩张人体的血管，降低血压；粗纤维能促进人体的胃肠蠕动，具有通便的作用。

【清肠排毒】蕨菜能清肠排毒，民间常用蕨菜辅助治疗泄泻痢疾，有一定效果。

【增强体质】蕨菜有补脾益气、强健机体、增强人体抗病能力的功效。

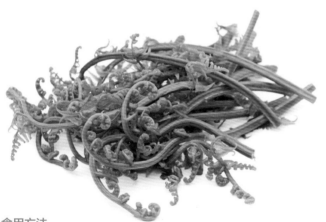

别名：拳头菜、猫爪、龙头菜、鹿蕨菜、蕨儿菜、蕨苔。

主治：风湿性关节炎、痢疾、咯血等，并对麻疹、流行性感冒有预防作用。

性味：性寒，味甘。

功效：解毒、清热、润肠、化痰等。

## 食用方法

蕨菜可鲜食或晒成干菜后食用，制作时用沸水烫后晒干即成；吃时用温水泡发后，再烹制成各种美味菜肴。鲜品蕨菜在食用前也应在沸水中浸烫一下后过凉，以减少其黏液和土腥味。炒食适合配以鸡蛋、肉类。

## 食用宜忌

| ☑ 高热 | ☑ 筋骨疼痛 | ☑ 排尿不利 | ☑ 湿热带下 | ☑ 肠燥便秘 | ☒ 脾胃虚寒 |
| --- | --- | --- | --- | --- | --- |

## 饮食搭配

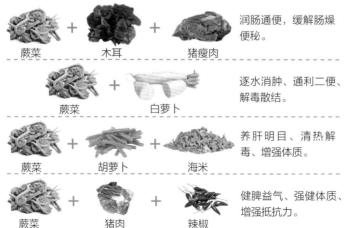

蕨菜 + 木耳 + 猪瘦肉　　润肠通便，缓解肠燥便秘。

蕨菜 + 白萝卜　　逐水消肿、通利二便、解毒散结。

蕨菜 + 胡萝卜 + 海米　　养肝明目、清热解毒、增强体质。

蕨菜 + 猪肉 + 辣椒　　健脾益气、强健体质、增强抵抗力。

## 实用偏方

【痢疾】将蕨菜晒干研末，每次取3~6克，用米汤送服。

【湿疹皮炎】先将患处用水洗净，将蕨菜粉撒上或以甘油调和后擦拭。

【肠燥便秘】蕨菜15克，以水浸漂后切段；木耳6克，用水泡发；猪瘦肉100克，切片，用湿淀粉拌匀，待锅中食用油热后放入，炒至猪瘦肉变色后，立即加入蕨菜、木耳及盐、酱油、醋、白糖、泡姜，最后翻炒至熟即可。

# 豆瓣菜

【调经，防癌】研究表明，豆瓣菜有调经的作用，女性在月经前食用一些，能对痛经、月经过少等症状起到防治作用。近来发现，豆瓣菜对乳腺癌也有一定的预防作用。

【清肺润燥】中医认为，豆瓣菜性凉，味甘，入肺、膀胱经。它具有清肺润燥、化痰止咳、利尿等功效，是辅助治疗肺痨（肺结核）的理想食物。适量食用可益脑健身，属于保健蔬菜。秋天常吃些豆瓣菜，对呼吸系统十分有益。

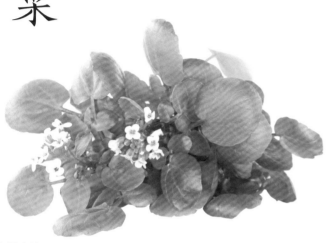

**别名：** 水生山葵菜、水芥菜、水瓮菜、西洋菜、微子薜菜、广东芥菜、水薜菜。

**主治：** 肺痨、肺燥、肺热所致的咳嗽、咯血、鼻出血及月经不调等。

**性味：** 性凉，味甘。

**功效：** 清热化痰，清心润肺，止咳平喘。

## 食用方法

豆瓣菜的吃法有多种，可以用沸水烫后凉拌、炒食，也可做汤、做馅，腌制、干制、酱制、浸泡后的豆瓣菜都很好吃。在西餐的配菜中常见。

## 食用宜忌

| ☑ 肺痨 | ☑ 咯血 | ☑ 月经不调 | ☒ 脾胃虚寒 | ☒ 肺气虚寒 | ☒ 大便溏泄 | ☒ 孕妇 | ☒ 寒性咳嗽 |
|---|---|---|---|---|---|---|---|

## 饮食搭配

 豆瓣菜 + 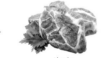 牛肉　　有增强体质的效果，适合冬季养生。

 豆瓣菜 + 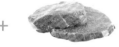 猪瘦肉　　有健脾养胃、增进食欲之效。

 豆瓣菜 +  大枣　　有润肺止咳、益气养血之效。

## 实用偏方

【口干咽痛】豆瓣菜500克，猪骨250克，煮汤饮食。

【肺热咳嗽】豆瓣菜500克，猪肺500克，南杏仁15克，煮汤食用。

【肠燥便秘】豆瓣菜50克，蜜枣6枚，用清水共煮汤，煮熟后食用。

【化痰止咳】豆瓣菜700克，猪蹄肉500克，罗汉果半个，三者与南杏仁一起加水炖汤食用即可。

# 水芹

【降压】水芹中含酸性的降压成分，是很好的降压食材。

【利尿消肿】水芹中含有一种利尿成分，可帮助人体利尿消肿。

【预防肠癌】水芹中纤维素含量较高，可抑制肠内细菌产生致癌物质。

【改善贫血】水芹的含铁量较高，能有效改善缺铁性贫血，可用于女性经期养血。

【预防痛风】水芹可以促进尿酸排泄，对预防痛风有较好效果。

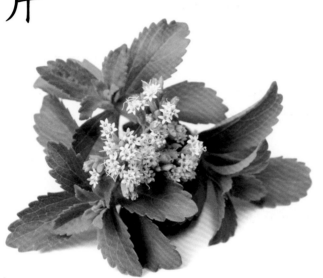

别名：香芹、蒲芹、药芹菜、楚葵、水英。

主治：高血压、头晕、暑热烦渴、黄疸、水肿、瘰疬、疔腮、小便不利，以及妇女月经不调、赤白带下等病症。

性味：性凉，味甘、辛。

功效：清热平肝，凉血止血，降糖降压，消脂减肥。

## 食用方法

　　夏季采集水芹嫩叶，洗净后用沸水烫一下，捞出后切段或末，可炒食或做配料，也可制成馅心。水芹叶中维生素 C 的含量比茎中多，可凉拌后食用或做成汤。适量食用水芹叶，可以改善睡眠，润泽肌肤。

## 食用宜忌

| ☑ 动脉硬化 | ☑ 糖尿病 | ☑ 缺铁性贫血 | ☑ 高血压 | ☒ 血压偏低 | ☒ 脾胃虚寒 |

## 饮食搭配

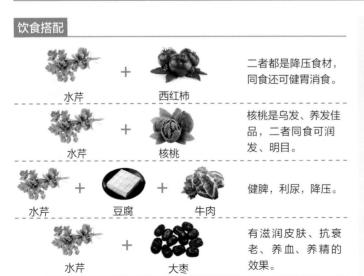

水芹 + 西红柿　　二者都是降压食材，同食还可健胃消食。

水芹 + 核桃　　核桃是乌发、养发佳品，二者同食可润发、明目。

水芹 + 豆腐 + 牛肉　　健脾，利尿，降压。

水芹 + 大枣　　有滋润皮肤、抗衰老、养血、养精的效果。

## 实用偏方

【白带异常】水芹200克，景天适量。用水煎服。

【小便淋痛，小便不利】取水芹白根者，去叶捣汁后饮服，或以水煎服。

【小儿发热】水芹、大麦芽、车前子，用水煎服。

【疔腮】取鲜水芹适量，捣烂取汁，加酸醋服，外搽患处。

【小儿霍乱吐痢】水芹叶细切，煮熟后饮汁。

# 马齿苋

【利水消肿，降低血压】马齿苋含有大量的钾盐，有良好的利水消肿作用；钾离子还可直接作用于人体的血管壁，使血管壁扩张，从而起到降低血压的作用。

【防治矽肺、溃疡】马齿苋能防止吞噬细胞变性和坏死，还可以防止淋巴管发炎并阻止纤维性变化，从而杜绝矽肺结节的形成，对白癜风也有一定的疗效；马齿苋还含有较多的胡萝卜素，能促进溃疡的愈合。

【杀菌消炎】马齿苋对痢疾杆菌、伤寒杆菌和大肠杆菌有较强的抑制作用，可用于多种炎症的辅助治疗，素有"天然抗生素"之称。

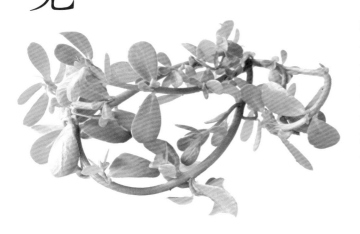

**别名：**蓬苋四、千瓣苋、长寿菜、马齿菜、马神菜、马蛇子菜、马舌菜、马齿草。

**主治：**痢疾、肠炎、肾炎、产后子宫出血、便血、乳腺炎等。

**性味：**性寒，味酸。

**功效：**宽中下气，利尿，滑肠，消积，行滞，益气，清暑热。

## 食用方法

夏季采集嫩茎叶，在沸水中焯熟后，用清水漂洗干净，以去除异味。可以凉拌，或与其他菜品一起炒食；也可以烙饼或做成馅蒸食；还可以洗干净，烫后晒干，贮为冬菜食用。

## 食用宜忌

| ☑ 肠炎、痢疾 | ☑ 便血 | ☒ 孕妇 | ☒ 习惯性流产 | ☒ 脾胃虚弱 |
| --- | --- | --- | --- | --- |

## 饮食搭配

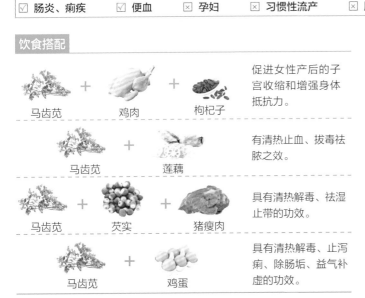

马齿苋 + 鸡肉 + 枸杞子　促进女性产后的子宫收缩和增强身体抵抗力。

马齿苋 + 莲藕　有清热止血、拔毒祛脓之效。

马齿苋 + 芡实 + 猪瘦肉　具有清热解毒、祛湿止带的功效。

马齿苋 + 鸡蛋　具有清热解毒、止泻痢、除肠垢、益气补虚的功效。

## 实用偏方

【肠炎、痢疾】50克干马齿苋，加水煎汤，每日服用2次；或用150克新鲜马齿苋，捣烂后绞汁，分2次服用。

【白带过多】将100克鲜马齿苋捣烂，取约半茶杯汁，加30毫升蜂蜜，用温开水冲服。

【尿血】100克鲜马齿苋，7根车前草，煎汤服用。

【痔疮】30克干马齿苋，30克芒硝，煎汤后分2次熏洗患处，每次约20分钟。

# 薄荷

**上榜理由**

【疏风散热】薄荷性凉，味辛，常与金银花、连翘等配伍，能疏散肌表及上焦风热，用以治疗风热侵袭肌表，或温病初起，症见发热、微恶风寒、头身疼痛等。

【清咽利喉】薄荷既能发散风热，又可清头目、利咽喉。一般可用来治疗风热上犯而致的头痛目赤、咽喉肿痛。

【解表透疹】薄荷轻宣外达，解表透疹，常与葛根、牛蒡子等配伍应用，亦可治风疹瘙痒。

【疏肝解郁】薄荷中的挥发性物质有疏肝解郁之效。

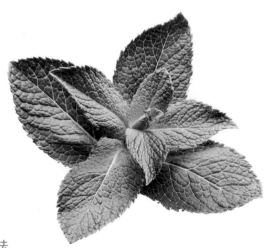

**别名**：苏薄荷、鱼香草、人丹草、蕃荷菜、野薄荷、夜息香、南薄荷。

**主治**：干咳、气喘、支气管炎、肺结核、肺炎等。

**性味**：性凉，味辛。

**功效**：具有疏散风热、清利头目、消炎止痛之效。此外，还有疏肝解郁的作用。

## 食用方法

薄荷的主要食用部位为茎和叶，也可榨汁服。在食用上，薄荷既可作为调味剂，又可作为香料，还可配酒、泡茶等。

## 食用宜忌

| ☑ 风热咳嗽 | ☑ 火毒生疮 | ☒ 表虚汗多 | ☒ 脾胃虚寒 | ☒ 腹泻便溏 | ☒ 肺虚咳嗽 | ☒ 阴虚发热 |
|---|---|---|---|---|---|---|

## 饮食搭配

 + 　　润肺、消炎、降压。

薄荷　　柠檬

 + 　　排毒、降脂、抗衰。

薄荷　　乌梅

 +  + 　　行气消食、抗感冒。

薄荷　　紫苏　　鸡肉

**实用偏方**

【感冒发热】薄荷10克，金银花15克。用沸水浸泡，代茶饮。金银花也可换成菊花。

【眼睑炎】将薄荷在生姜汁中浸一夜，取出晒干，研为末，泡水洗眼。

【鼻血不止】将薄荷汁滴入鼻孔中，或以干薄荷加水煎煮，用棉球裹汁，塞入鼻孔中。

【火毒气入内，两股生疮，汁水淋漓】将薄荷加水煎煮，滤渣取汁后频涂患处。

# 紫苏

上榜理由

【下气平喘】紫苏子具有下气、祛痰、平喘、润肠的功效。适合因肺气较虚，受寒邪而引起的胸膈烦闷、咳喘痰多、食少的人群食用，也适合心血管病患者食用。

【提高免疫力】紫苏叶含多种营养成分，尤其富含胡萝卜素、维生素 $B_2$、维生素 C。丰富的胡萝卜素、维生素 C 有助于增强人体的免疫功能。

【缓解海鲜过敏】以单味紫苏煎服，或配合生姜同用，可解由鱼虾蟹毒引起的吐泻腹痛。若食用了不新鲜的海鲜食物而产生瘙痒等过敏症状，可以生吃几片紫苏叶，能快速减轻瘙痒症状。

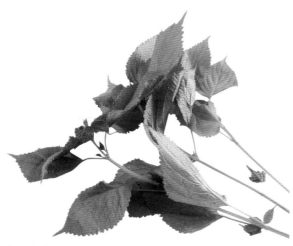

别名：白紫苏、赤苏、红苏、黑苏、野苏。

主治：用于脾胃气滞、胸闷、呕恶、恶寒、发热无汗等症。

性味：性温，味辛。

功效：行气宽中，散寒解表。

## 食用方法

　　春季采集嫩苗，洗净后用沸水烫一下，再用清水漂洗后用来炒食、凉拌、做汤或腌渍食用。紫苏的嫩根茎需在秋季采挖，洗净后可凉拌、炖食、腌渍等。

## 食用宜忌

| ☑ 外感风寒 | ☑ 脾胃气滞 | ☑ 胸闷呕吐 | ☒ 气虚 | ☒ 阴虚久咳 | ☒ 脾虚便溏 |
| --- | --- | --- | --- | --- | --- |

## 饮食搭配

鲜紫苏叶 ＋ 鸭肉　　可减轻鸭肉的寒性，起到更好的滋阴补虚之效。

鲜紫苏叶 ＋ 大蒜　　有行气健胃、帮助消化、发汗祛寒的功效。

鲜紫苏叶 ＋ 蟹 ＋ 生姜　　解蟹毒，减轻蟹的寒性。

## 实用偏方

【外感风寒，头痛咽干】紫苏叶10克，桂皮6克，葱白10克，用水煎服。

【胃肠炎】紫苏叶10克，藿香10克，陈皮6克，生姜3片，用水煎服。

【水肿】紫苏梗20克，连皮大蒜1个，老姜皮15克，冬瓜皮15克，用水煎服。

【妊娠呕吐，恶心反胃，泛酸】紫苏茎叶15克，黄连3克，用水煎服。

# 榆钱

【清热安神】榆钱中含有大量营养物质，其中钙、磷的含量较为丰富，有清热安神之效，可辅助治疗神经衰弱、失眠。

【利尿消肿】榆钱果实中的烟酸、种子油有清热解毒、杀虫消肿的作用，同时榆钱还可通利小便。

【止咳化痰】榆钱味甘、微辛，入肺经，能清肺热、降肺气，榆钱果实中的种子油有润肺、止咳、化痰之功效，可用于治疗咳嗽、痰稠等。

【健脾和胃】榆钱及其果实中含有烟酸、抗坏血酸（维生素 C）等酸性物质。同时，它含有大量矿物质，可健脾和胃、增进食欲。

别名：榆实、榆子、榆仁、榆荚仁、榆菜。

主治：失眠、食欲不振、小便不利、水肿、烧烫伤、带下异常、小儿疳积等。

性味：性平，味甘、微辛。

功效：具有健脾安神、清心降火、止咳化痰、利水、杀虫等功效。

## 食用方法

榆钱适宜生吃，鲜嫩脆甜；洗净后与粳米或小米共同熬粥，滑润馨香；拌入玉米面或普通面粉中做成窝头，上笼蒸熟后食用，香甜柔软；将榆钱切碎后加虾仁、鸡蛋等做成馅，用来包包子、蒸饺子，更是清鲜爽口。

## 食用宜忌

| ☑ 气盛而壅 | ☑ 喘嗽不眠 | ☒ 胃寒气虚 | ☒ 胃溃疡 | ☒ 十二指肠溃疡 | ☒ 孕妇 |

## 饮食搭配

 +

榆钱　　黄豆

健脾助食。适于久病体虚、脾胃虚弱、食欲不佳等。

 +

榆钱　　猪肉

健脾和胃、补虚、安神。可用于治疗食欲不振、失眠等。

 +

榆钱　　西红柿　　橙子

健脾补虚、养血安神，可用于体虚消瘦、咳嗽痰多、小便不利等病症的辅助治疗。

## 实用偏方

【堕胎后下血不止】榆白皮(刮净，锉碎)、当归(切，焙)各25克。两者捣成末，以温开水化开，每服9克。每日1次。

【身体肿胀】将榆皮树捣成屑，拌在杂米中作粥食，可利小便。

【虚劳，尿白浊】取榆白皮适量，加入水，煮取汁液，分服。

【咳嗽痰多】榆钱100克，西红柿、橙子、白糖各50克，炖汤服。

# 野菊

**上榜理由**

【清热解毒】与白菊和黄菊相比，野菊性微寒，味苦、辛，清热解毒功效卓著，一般用于治疗疔疮、痈肿、眩晕头痛、目赤肿痛等。

【解毒疗疮】《增广本草纲目》记载："处州出野菊，土人采其芯而干之，如半粒绿豆大，甚香而轻，贺黄亮。对败毒、散疔、祛风、清火、明目为第一。"在夏季，野菊可以被用来治疗热疖、皮肤湿疮溃烂，还可预防风热感冒。

【抑菌杀毒】野菊水提取物对多种病菌、病毒有杀灭作用，如对金黄色葡萄球菌、痢疾杆菌、伤寒杆菌等有抑制作用；并有抗炎、抗氧化、镇痛的作用。

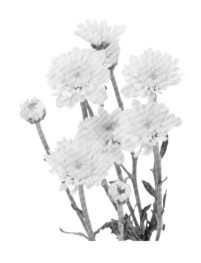

别名：野菊花、野黄菊。

主治：疔疮、痈肿、瘰疬、风热感冒、丹毒、湿疹、疥癣、咽喉肿痛、眩晕头痛、目赤热痛、高血压等。

性味：性微寒，味苦、辛。

功效：有散风清热、清肝明目、解毒消炎等功效，多用来制作茶饮。

## 食用方法

采集嫩叶及嫩茎，洗净后，用沸水浸烫3分钟左右，再用清水浸洗1~2个小时，去除苦味，用来做汤、做馅、凉拌、炒食或晒成干菜。

## 食用宜忌

| ☑ 风热感冒 | ☑ 湿疮溃烂 | ☑ 咽喉肿痛 | ☒ 胃纳欠佳 | ☒ 风寒咳嗽 | ☒ 孕妇 |
|---|---|---|---|---|---|

## 饮食搭配

野菊 + 茄子　清香味鲜，清热凉血，防癌抗癌。

野菊 + 大蒜　清热解毒，适于温病头痛、赤眼、痢疾、鼻炎、慢性支气管炎、咽喉肿痛等。

野菊 + 鸡蛋　具有美容养颜、补虚益气之效。

## 实用偏方

【湿疹，皮肤瘙痒】苦参、白鲜皮、野菊各30克，黄檗、蛇床子各15克，煎汁，倒入浴盆中，加温水至浸没患处为宜。每日1次，每次浸泡30分钟。

【痔疮】金银花50克，野菊、蒲公英、紫花地丁各25克，紫背天葵子15克。每日1剂，用水煎后分2次服。

【预防风热感冒】野菊6克，用沸水浸泡20分钟，代茶饮。

认识野菜的叶、花、果

随着城市化进程的加快，城市中越来越多的空地被利用，生活在都市中的人见到野菜的概率也变得越来越小。本书在此把植物的类型做了大致分类，方便读者认识和了解野菜。

首先是植物叶子的形状，即叶形。叶形大致有三角形、倒卵形、匙形、琵琶形、倒披针形、长椭圆形、心形、倒心形、线形、镰形、卵形、披针形、倒向羽裂形、戟形、肾形、圆形、箭头形、椭圆形、卵圆形、针形等，如下图所示。

**叶片上粗细不等的脉络叫作叶脉。叶脉分两种：**
**网状脉：** 叶脉相互交错，形成网状。大多数双子叶植物的叶片上有网状脉。
**平行脉：** 叶脉互不交错，大体上平行分布。大多数单子叶植物的叶片上有平行脉。

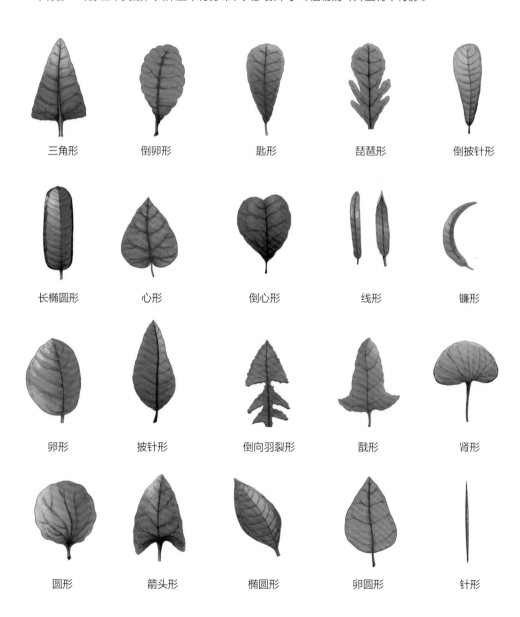

| | | | | |
|---|---|---|---|---|
| 三角形 | 倒卵形 | 匙形 | 琵琶形 | 倒披针形 |
| 长椭圆形 | 心形 | 倒心形 | 线形 | 镰形 |
| 卵形 | 披针形 | 倒向羽裂形 | 戟形 | 肾形 |
| 圆形 | 箭头形 | 椭圆形 | 卵圆形 | 针形 |

**根据叶柄上长有叶片的数目，叶子的种类可分为两种：**

单叶：每个叶柄上只生有一个叶片。

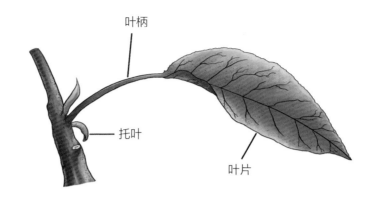

叶柄

托叶

叶片

复叶：每个叶柄上生有两片或两片以上小叶的叶子，包括很多形状。

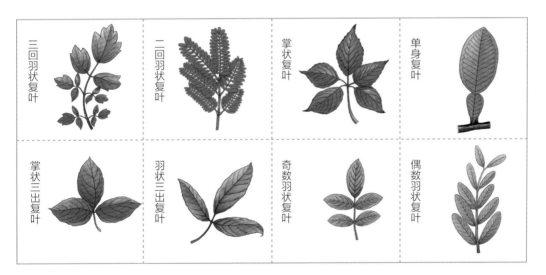

三回羽状复叶　二回羽状复叶　掌状复叶　单身复叶

掌状三出复叶　羽状三出复叶　奇数羽状复叶　偶数羽状复叶

**叶序是叶子在茎枝上排列的方式，主要包括簇生、互生、对生、轮生、基生等类型，如图：**

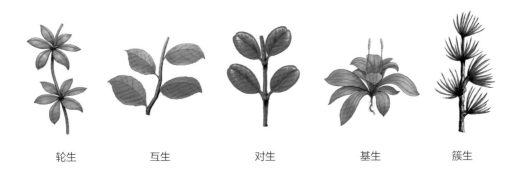

轮生　　　互生　　　对生　　　基生　　　簇生

叶缘是叶片的周边，叶片的边缘。常见的类型有：

| | |
|---|---|
| 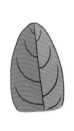 | ◀ 全缘<br>　　周边平滑或近于平滑的叶缘，如女贞叶等。<br>---<br>齿缘 ▶<br>　　周边齿状，齿尖两边相等而较粗大的叶缘，如红罂粟、苦菜等。 | 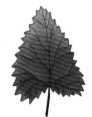 |
| 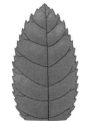 | ◀ 细锯齿缘<br>　　周边锯齿状，齿尖两边不等，通常向一侧倾斜，齿尖细锐的叶缘，如茜草、甜根子草等。<br>---<br>圆锯齿缘 ▶<br>　　周边有向外突出的圆弧形的缺刻，两弧线相连处形成一内凹尖角，如紫背草等。 | 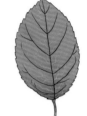 |

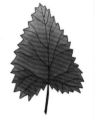
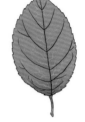

| | |
|---|---|
| 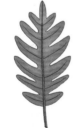 | ◀ 重锯齿缘<br>　　周边呈锯齿状，齿尖两边不等，通常向一侧倾斜，齿尖两边亦呈锯齿状的叶缘，如刺儿菜等。<br>---<br>羽状浅裂 ▶<br>　　叶片具羽状叶脉，裂片在中脉两侧，像羽毛状分裂，裂片的深度不超过 1/2，如辽东栎等。 | 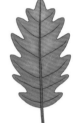 |

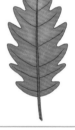

| | |
|---|---|
| 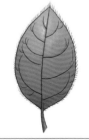 | ◀ 羽状深裂<br>　　叶片具羽状叶脉，裂片深度超过 1/2，但叶片并不因为缺刻而间断，如抱茎小苦荬、昭和草等。<br>---<br>羽状全裂 ▶<br>　　叶片具羽状叶脉，裂片深达中央，造成叶片间断，裂片之间彼此分开，如鱼尾葵、鬼针草等。 | 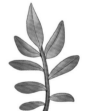 |

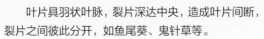
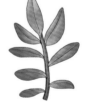

| | |
|---|---|
| | ◀ 睫状缘<br>　　周边齿状，齿尖两边相等，而有极细锐的叶缘，如石竹。<br>---<br>浅波状齿缘 ▶<br>　　周边稍显凹凸而呈波纹状的叶子，如弯花筋骨草、肉穗草、金丝木通等。 |  |

## 花的构造

花朵是种子植物的有性繁殖器官，可以为植物繁殖后代。它的各部分轮生于花托之上，4 个主要部分从外到内依次是花萼、花冠、雄蕊群、雌蕊群，如下图：

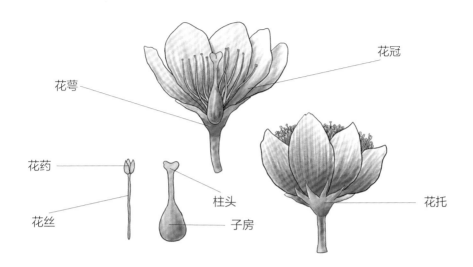

花萼：位于花朵最外层的一轮萼片，通常为绿色，但也有些植物呈其他颜色。

花冠：位于花萼的内轮，由花瓣组成，较为薄软，常有颜色，以吸引昆虫帮助授粉。

雄蕊群：一朵花内全部雄蕊的总称，花药着生于花丝顶部，是形成花粉的地方，花粉中含有雄配子。

雌蕊群：一朵花内所有雌蕊的总称，可由一个或多个雌蕊组成。组成雌蕊的繁殖器官称为"心皮"，包含子房，而子房内有胚珠（内含雌配子）。

## 花的形状

花的形状非常多，其中常见的分为以下几种：

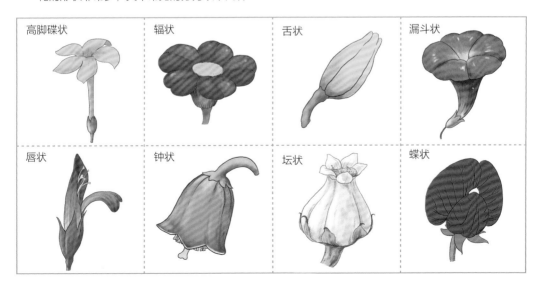

## 花序

花序是指花在花轴上排列的方式和开放次序，是植物的生长规律之一。按照在花轴上开花的顺序，花序可以分为无限花序和有限花序。常见的花序类型有以下 8 种：

### 1. 总状花序

花轴单一，较长，自下而上依次着生有柄的花朵。各花的花柄长短大致相等，开花顺序由下而上，如紫藤、荠菜、油菜的花序。

### 2. 穗状花序

花轴直立，其上着生许多无柄小花。小花为两性花。禾本科、莎草科、苋科和蓼种植物中的许多植物都有穗状花序。

### 3. 柔荑花序

花轴较软，其上着生许多无柄或具短柄的单性花（雄花或雌花）。花无花被或有花被。花序柔韧，下垂或直立，开花后常整个花序一起脱落，如杨树、柳树的花序，栎、榛等的雄花序。

### 4. 伞房花序

也称平顶总状花序，是变形的总状花序，不同于总状花序之处在于花序上各花花柄的长短不一。花位于一近似平面上，如麻叶绣线菊。如几个伞房花序排列在靠近花序总轴的顶部，则称复伞房花序。

### 5. 头状花序

花轴极度缩短而膨大成扁形，铺展，各苞片叶常集成总苞。花无梗，多数花集生于一花托上，形成状如头的花。如菊、蒲公英、向日葵等。

### 6. 圆锥花序

主花轴有分枝，每一分枝自成一总状花序。整个花序由许多小的总状花序组成，故又称复总状花序，如丁香、稻、南天竺等的花序。

### 7. 伞形花序

花轴缩短，大多数花着生在总花轴的顶端。每朵花有几乎等长的花柄，从一个花序梗顶部伸出多个花梗基本等长的花。整个花序形如伞，故称伞形花序。每一小花梗称为伞梗，如报春花，点地梅、人参、五加、常春藤等。

### 8. 二歧聚伞花序

指花序轴顶端生一朵花，而后在其下方两侧同时各产生一等长侧轴，每一侧轴再以同样的方式开花并分枝，如大叶黄杨等卫矛科植物的花序，以及石竹等石竹科植物。

## 植物的果实

植物的果实一般有以下几种类型：

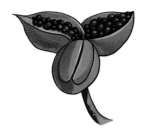

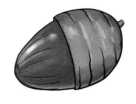

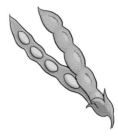

**蓇葖果**

　　果形多样，皮较厚，单室，内含种子一粒或多籽，成熟时果实仅沿一个缝隙裂开。

**坚果**

　　闭果的一个分类，果皮坚硬，内含一粒或多粒种子，成熟后与果皮分离，如板栗等的果实。

**荚果**

　　由单心皮发育而成的果实，成熟后，果皮沿背缝线和腹缝线开裂，如大豆、扁豆、黄花槐等。

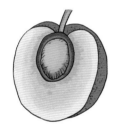

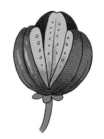

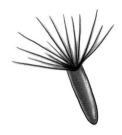

**核果**

　　由一个心皮发育而成的肉质果。一般内果皮木质化形成核，如桃、李、芒果、杏等。

**蒴果**

　　由合生心皮的复雌蕊发育成的果实，成熟后会裂开。蒴果是被子植物常见的果实类型。

**瘦果**

　　果皮坚硬，不开裂，内含一粒种子，由1~3层心皮构成的小型闭果，如白头翁、向日葵等。

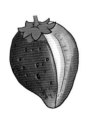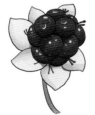

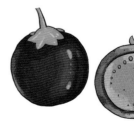

**聚合果**

　　也称花序果、复果，是指由整个花序发育成的果实，如草莓、凤梨、无花果、桑葚等。

**浆果**

　　一类多汁肉质单果的统称，由一个或几个心皮形成，含一粒至多粒种子，如香蕉、西红柿、酸果蔓等。

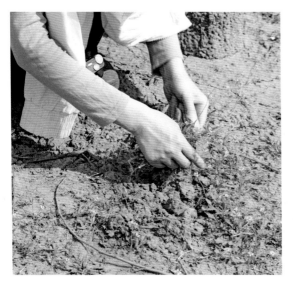

## 野菜的采摘

野菜采摘的季节性很强，野菜的采收要求决定采收时间。俗话说："当季是菜，过季是草。"说的就是野菜采摘具有季节性。野菜采收成熟度的确定及采收的一切操作是否适当，对野菜的产量、质量、贮存和加工品质都有较大的影响。各种野菜有不同的采摘季节，如榆钱在中国北方地区通常于4月上旬采摘食用。4月中旬，榆钱则成熟脱落。以采摘未展开的楤木嫩芽为宜，叶片展开后有硬刺，不能食用。刺槐花应在未开放之前采收，过早或过迟采收都会影响其产量和风味等。

生活上应根据野菜的品种、种类、特性、生长情况、气候条件等综合考虑，才能确定野菜的采摘季节，品尝到营养又美味的野菜。

## 出门前的准备（服装、工具等）

出门郊游时顺便挖点野菜，这的确是个好主意，需要注意的是出发之前要整理好装备。首先准备好利于采摘野菜的服装。可以下身穿厚质的长裤，最好是宽松的牛仔裤，上身穿棉质的长袖衬衫，这样的衣服既可以避免采摘者在树林、草丛中被刮伤，同时很透气、舒适。双手要戴上手套，以免被芒草或树枝划伤。双脚要穿上登山鞋，有利于在各种地形条件下进行采摘。头上应戴不容易掉落的帽子，以免在竹林或矮树丛间穿梭时被碰掉或勾住头发，还可避免头颈部被虫咬伤，更能起到防晒的作用。如果是去河边或者潮湿的地方，最好换上雨鞋，注意气温变化，适时调节衣物的厚度。

其次，要随身携带毛巾、急救箱、雨具等物品。毛巾用来擦汗，旧报纸可以包装野菜，丝带或尼龙绳可以捆绑野菜，还要带上食物和水。

最后，要注意采摘的工具，虽然许多幼嫩的野菜和野果都可以徒手采摘，但适当使用工具会有意想不到的好处。比如用小铁锹可以采挖野菜的根茎部分，用小剪刀可以剪取植物的某个特定食用或药用部分等。

除了随身的衣服和物品等装备之外，在正式出发前，采摘者还要了解野菜的时令性、习性，这样有助于收获更多的"战利品"。

**出门前的准备**

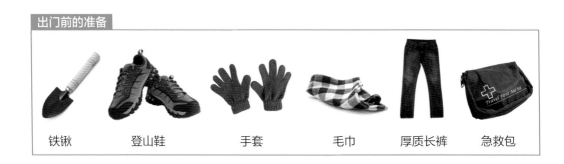

| 铁锹 | 登山鞋 | 手套 | 毛巾 | 厚质长裤 | 急救包 |

## 如何正确识别野菜

只有正确识别野菜，才能准确采摘、食用野菜，避免错采导致的误食，甚至中毒。识别野菜，可以依靠植物学形态术语及植物分类学基本知识。山区人们在采摘野菜的长期实践中积累了丰富的经验，掌握了野菜的一些共同特点，他们通过看、摸、嗅、尝的方法，综合判断，以达到准确辨认。

看：细致地观察植物外形，掌握各部分突出特征，加以判断、辨认。

摸：用手触摸或折揉植物茎叶处，发现其突出的特征来辨认野菜。

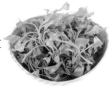

嗅：有些野菜，当人们揉其茎、叶时，它们会发出各种气味，采摘者通过鼻嗅也可辨认。

尝：各种野菜的味道不尽相同，口尝也是辨识野菜的一种方法。

## 野菜采摘技巧

食用部分为地下根茎类的野菜需要采摘者用锹或锄挖刨，也可以用犁翻出根茎。注意的是要深挖，以免伤及根部，如何首乌、板蓝根、山葵、野胡萝卜、甘露子等。

除了根茎类和一年生野菜外，多数山野菜的采摘通常以采摘者手触摸感觉，识别其老嫩后进行采摘。嫩茎叶类食用的野菜，如歪头菜从其茎干弯曲处掐断，楤木从其嫩芽基部掰断。全菜类野菜从其基部向上寻找其易折断处采摘，如鬼针草、碎米荠、诸葛菜等。食用部分为嫩叶的野菜如木防己等，选取能掐断的叶柄为佳。食用部分为花的野菜，最好是在其含苞待放时采摘，如月季、黄花菜、槐花等。食用部分为幼嫩叶柄的野菜如蕨菜等，自下往上，从易折断处采摘，采摘时避免断面接触土壤。以鲜品状态被食用的野菜，采摘时装入塑料袋内保存，防止日晒枯萎。

很多野菜长有螫毛或针刺，采摘时应该注意防护，采摘者须戴手套或用工具进行采摘。

## 采摘中的注意事项

要选择在长势好、无污染的地方采集，不要采集生长在化工厂附近的野菜，也不要采集喷洒过农药的庄稼地里的野菜。路边的野菜因为常年被汽车排放的尾气所污染，因此也不宜采食。

采下的野菜如果一直握在手中，很容易因人体体温而凋萎，因此采摘者应将野菜放在垫有青草的筐中，避免挤压。

不同种类的野菜不要混在一起。要将采下的野菜及时归类、扎把。不易扎把的野菜，采摘者可以用报纸将其卷在一起，及时放入筐中。当天采集的野菜要当天加工，存放过久会使野菜老化变质、营养降低。野菜采回来后要及时食用，即使放入冰箱冷藏，也不宜存放太久。

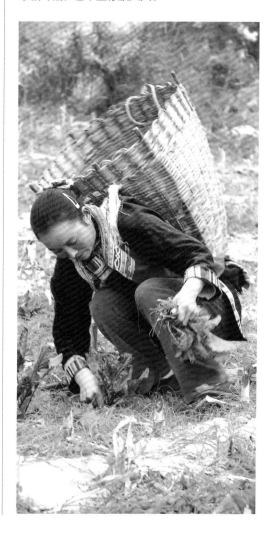

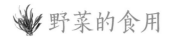 野菜的食用

## 常见食用方法

野菜的食用方法有很多种，下面介绍几种最常见的野菜食用方法。

凉拌 大多数野菜都有苦、涩、酸等特殊味道，因此采摘后都要先用沸水焯一下，然后用清水浸泡漂洗，以去除其异味。凉拌时可以根据个人口味适量调入盐、糖、醋等调味品。这种食法最有利于保留野菜中的维生素。

炒食 为了防止野菜中的维生素受到破坏，炒食时应用急火快炒。如果是与肉、蛋等食材同炒，则可以采用"双炒法"——先用旺火、热油炒其他食材，熟后起锅盛出；再用急火炒野菜，翻炒几下后将炒好的其他食材倒入野菜中，回锅同炒一下，立即出锅即可。这样炒出来的菜，色、香、味俱全，还较好地保留了原食材的营养价值。

煲汤 在锅中倒入适量油，烧热后放入葱花或蒜末，爆出香味，加入水和少量虾皮，烧沸后倒入野菜，盖上锅盖，烧2~3分钟即可出锅。如果野菜是作为配料食用的，则可以在其他食材烧好前2~3分钟加入野菜。利用这种方法可以做出野菜肉片汤、野菜豆腐汤等各种美味的营养汤品。

做馅 把野菜切碎后加入其他配料，便可以制成各种面点的馅料，如水饺、包子、馅饼等的馅料。如果嫌包子、饺子做法麻烦，也可以直接将野菜与干面粉拌匀，加入调味料后上锅蒸熟，即可直接食用，如蒸荠菜、槐花等。

制干菜 大部分野菜都可以经沸水烫煮后晒成干菜，尤其是一些采摘时间短，而产出量又大的野菜品种，如蕨菜等。

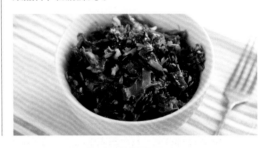

| 8 种注意事项 | |
|---|---|
| **1** 不认识的野菜不要吃 不认识的野菜最好不要吃，特别是不认识的真菌类野菜。有些野菜含有剧毒，误食后轻者出现胸闷、腹胀、呕吐，重者危及生命。 | **5** 正在服药者不宜食用 平常服止痛药、磺胺类药或吃某些食物、接触某些物质易发生过敏者，采食野菜应该慎重。此类人群首次应少量食用，食用后如出现周身发痒、浮肿、皮疹或皮下出血等过敏症状，应该立刻到医院治疗，以免造成肝、肾功能的损伤，影响身体健康。 |
| **2** 久放的野菜不能吃 野菜最好是现采现吃，久放的野菜不但不新鲜、味道差，而且可能产生有毒成分。 | **6** 苦味野菜宜少食 苦味野菜性凉，味苦，有解毒败火之效，但过量食用，则易损伤脾胃。 |
| **3** 受污染的野菜不要吃 野菜容易吸收有毒重金属等化学成分。生长在废水边、废料堆边、公路边、有毒矿渣等处的野菜均不宜食用。 | **7** 食用野菜要因人而异 有的野菜本身就是药用植物，有药性，人们要考虑自身身体状况，有选择地适量食用。 |
| **4** 野菜不可多吃 野菜的确是天然食物，营养丰富且别有风味，但也不可贪食。因多数野菜属性寒凉，过量进食，易造成脾胃虚寒。 | **8** 野菜不能代替蔬菜 偶尔吃吃野菜、尝尝鲜无可厚非，但野菜不能代替蔬菜成为常规食材。蔬菜大多数都是野菜经过长期的人工栽刻意培育出来的，相比野菜，更适合被人们长期食用。 |

## 食用野菜中毒怎么办

一旦误采了有毒野菜，食用后有头痛、头晕、恶心、腹痛、腹泻等症状，应立即对误食者进行急救治疗。

**以下方法可作为应急参考**

1. 催吐法　可用手指、鸡毛或其他替代品探触中毒者咽部，帮助中毒者将毒物吐出。

2. 洗胃法　可令中毒者饮用大量肥皂水或浓茶，可以稀释已进入肠内的毒物，起到一定的清肠作用。

3. 及时送往医院　发现食用野菜中毒严重者，务必将其及时送往医院进行抢救。

**野菜毒性鉴别**

有一些可简单判断识别野菜是否有毒的方法，可作为一定参考：

1. 品味法　将野菜烫熟后，品尝味道，若有明显的苦涩味或其他怪味，则表示很可能有毒。有涩味多证明野菜中存在单宁物质；有苦味则表示野菜多半含有生物碱、苷类等物质，不可食用。

2. 浓茶沉淀法　将煮熟后的野菜放入浓茶，观察茶汤是否出现沉淀，若产生大量沉淀，则表示野菜中含有金属盐或者生物碱，也不可食用。

3. 振摇汤水法　振摇煮过野菜的汤水，如发现有大量泡沫出现，则表示野菜中含有皂苷类物质，应忌食。

**野菜中可能含有的有毒物质引起的中毒症状**

一般引起食用者中毒的原因是野菜中含有不同的有毒物质，如生物碱、苷类和毒蛋白等，其导致的中毒症状如下：

1. 误食生物碱类物质的中毒症状　口渴、大喊大叫、瞳孔放大。

2. 误食吗啡类物质的中毒症状　呕吐、头痛、瞳孔缩小、呼吸困难。

3. 误食乌头碱类物质的中毒症状　恶心、疲乏、口舌发麻、呼吸困难、面色苍白、脉搏不规律。

4. 误食苷类物质的中毒症状　眩晕、走路摇晃、瞳孔放大、流涎、鼻黏膜红紫、肌肉痉挛。

5. 误食强心苷类物质的中毒症状　腹部剧烈疼痛、皮肤冰冷、出汗、脉搏不规律、瞳孔放大、昏迷。

6. 误食皂苷类物质的中毒症状　腹部肿胀、呕吐、尿血、痉挛、呼吸困难、窒息。

7. 误食毒蛋白物质的中毒症状　呕吐、恶心、腹痛、腹泻、呼吸困难、循环系统衰竭。

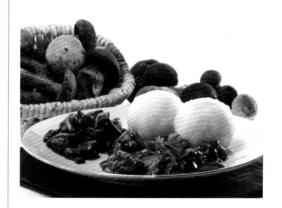

## 消除植物毒素的小窍门

1. 煮沸除毒法　将采摘的野菜择洗干净，放入沸水中稍煮片刻，捞出用清水漂洗，漂至水无色为准，这样可消除一些挥发性有毒物质。

2. 凉水浸泡法　将采摘的野菜浸泡在凉水中10分钟，然后用清水漂洗，漂至水无色为准，这样可在一定程度上除去溶于水的苷类、单宁类、生物碱类和亚硝酸盐类等有毒物质。

3. 加热除毒法　将野菜择洗干净，放入锅内加热烘炒。加热可使某些有毒物质分解，也能除去一些挥发性有毒物质。

4. 碱性浸洗除毒法　将野菜浸泡在浓度为0.1% 的碳酸氢钠（小苏打）溶液中，片刻后漂洗干净，这样可在一定程度上除去单宁类有毒物质。

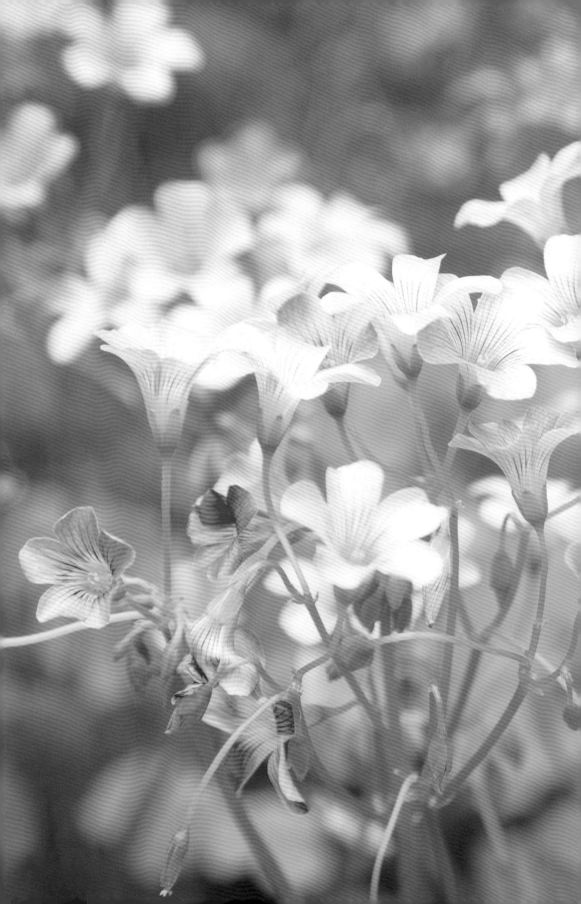

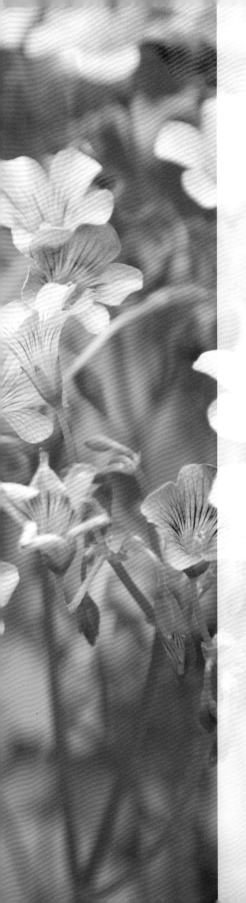

# 第一章

# 茎叶类
## 野菜

　　人们对茎叶类野菜的采集多集中在其生长季节。春季是采集茎叶类野菜的最佳季节，尤其是一些可食用部分为嫩叶的木本植物，如香椿，其叶子老后就不能再被食用。有的植物由于在整个生长期都不断萌发新叶，所以采集期较长，如大果榕、树头菜、球兰等。很多草本野菜在整个生长季节都可采集，其可食部分被人们采集食用的时间较长。而一些植物体较小的野菜，采集则是一次性的，如荠菜等。茎叶类野菜，有的可直接被人们烹调后食用，有的则需要在沸水中煮一下，以去除苦味和涩味后再行烹饪。

# 马齿苋

## 清热解毒，凉血消肿

马齿苋具有散血消肿、利肠消炎、解毒通淋之效，可用于热毒血痢、痈肿疔疮、丹毒等。但是马齿苋有滑胎的功效，孕妇应禁食。

**分布情况**

全国各地均有分布。

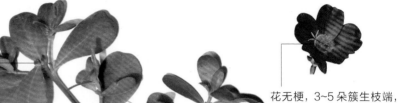

花无梗，3~5 朵簇生枝端，午时盛开。

蒴果卵球形，种子细小，多数，偏斜球形，黑褐色，有光泽，小疣状凸起。

叶互生，有时近对生，叶片扁平、肥厚、倒卵形，似马齿状，叶柄粗短。

茎平卧或斜倚，伏地铺散，多分枝，圆柱形，淡绿色或带暗红色。

**食用方法**

夏季采集马齿苋的嫩茎叶，在沸水中焯熟后，用清水漂洗干净，以去除异味，可以凉拌，或与其他菜品一起炒食，也可以烙饼或做成馅蒸食，还可以洗干净、焯烫后晒干，贮为冬菜食用。

**营养成分**

| 蛋白质 | 胡萝卜素 |
|--------|----------|
| 维生素 $B_1$ | 维生素C |
| 钙 | 磷 |

**药典精要**

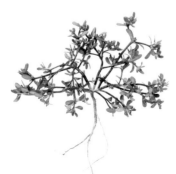

《开宝本草》："服之长年不白。治痈疮，杀诸虫。生捣汁服，当利下恶物，去白虫。"

《本草纲目》："散血消肿，利肠滑胎，解毒通淋，治产后虚汗。"

《本草拾遗》："诸肿瘘疣目，捣揩之；破壬病，止消渴。"

**小贴士**

马齿苋若清洗不干净，食用后很可能引发腹泻。想把马齿苋洗干净，最好用自来水对其不断冲洗。洗干净的马齿苋也不要马上食用，最好再用清水浸泡5分钟。

小档案

性味：性寒，味酸。

习性：中国南北各地均产。性喜肥沃土壤，耐旱耐涝，生命力强，为田间常见杂草。

繁殖方式：播种繁殖，也可以用其茎段或分枝进行扦插繁殖。

采食时间：8~9月采割。

食用部位：嫩茎叶可食，全草入药。

 马齿苋 ＋  蜂蜜

马齿苋捣烂取汁，加少许蜂蜜，以温开水冲服，每日 2~3 次，可防治痢疾。

 马齿苋 ＋  粳米

二者共熬成粥，可治急慢性痢疾。

 马齿苋 ＋  甘草

马齿苋 60 克，甘草 6 克，以水煎服，每日 1 剂，可治小便疼痛。

马齿苋 ＋ 猪瘦肉

马齿苋 30 克，炖猪瘦肉，每日服用，可用于肺结核骨蒸潮热。

## 食疗价值

**利水消肿，降低血压**

马齿苋含有大量的钾盐，具有良好的利水消肿作用；其所含的钾离子还可直接作用于人体血管壁上，促使血管壁扩张，从而起到降低血压的作用。

**防治矽肺、溃疡**

马齿苋能防止人体吞噬细胞变性和坏死，并且还可防止淋巴管发炎和纤维性变化，从而杜绝矽肺结节的形成，对白癜风也有一定的疗效；马齿苋还含有较多的胡萝卜素，能促进人体溃疡面的愈合。

**杀菌消炎**

马齿苋对痢疾杆菌、伤寒杆菌和大肠杆菌有一定的抑制作用，可用于多种炎症的辅助治疗，素有"天然抗生素"之称。

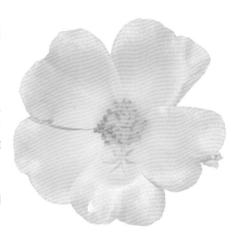

## 食用宜忌

| ☑ 痢疾 | ☑ 肠炎 | ☑ 便血 | ☑ 高血糖 | ☑ 高血压 | ☑ 带下异常 | ☒ 先兆流产 |

## 实用偏方

【赤白带下】取250克马齿苋捣烂绞汁，取2个鸡蛋清与马齿苋汁搅匀，用沸水冲开，每日分2次服用。7日为一个疗程。

【尿血、便血】将马齿苋和鲜藕分别绞汁，然后取等量的汁液混匀，每次服2匙。脾胃虚弱者慎食。

【痢疾】取250克马齿苋，60克粳米。先将马齿苋切碎备用，在粳米中加适量的水熬煮成稀粥，然后放入切碎的马齿苋，煮熟即可食用。

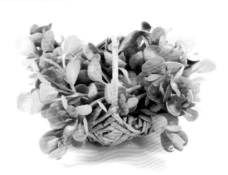

# 蕨菜

## 清热解毒，利湿润肠

蕨菜性寒，味甘，具有解毒、清热、润肠等功效，可以用于肠风、热毒、疮疡、痢疾的治疗；蕨菜的某些成分有扩张血管、降低血压的功效，适量食用可降低人体血压，缓解头晕、失眠症状；蕨菜还可以止泻、利尿，具有下气通便、清肠排毒的作用，对泄泻、小便淋漓不通有一定的治疗作用；其所含的丰富膳食纤维对麻疹、流行性感冒有一定的预防作用。

### 分布情况

蕨菜在我国分布较广，种类很多。河北、辽宁、内蒙古、吉林、贵州、湖南、山东、广西、甘肃、安徽为主产地。

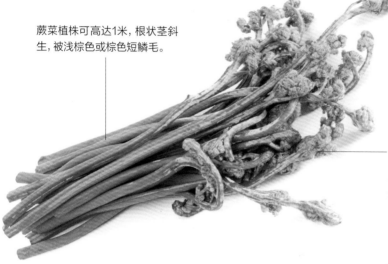

蕨菜植株可高达1米，根状茎斜生，被浅棕色或棕色短鳞毛。

早春新生叶拳卷，呈三叉状。柄叶鲜嫩，密被白色绒毛，此时为采集期。叶片呈三角形，下部羽片对生，叶缘向内卷曲。

### 营养成分

| 脂肪 | 蛋白质 |
| --- | --- |
| 碳水化合物 | 膳食纤维 |
| 维生素C | 维生素E |

### 食用方法

蕨菜可晒干菜（用沸水烫后晒干即成），吃时用温水泡发，再烹制各种菜肴；人们也喜食用鲜蕨菜，在食用前应先把蕨菜放在沸水中焯熟后过凉，清除其表面的黏质和土腥味，适量配以鸡蛋、肉类炒食。

## 药典精要

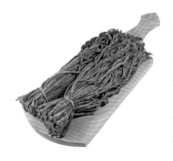

《食疗本草》："补五脏不足，气壅经络筋骨间，毒气。"

《草医草药简便验方汇编》："先将患处用水洗净，将蕨粉撒上或以甘油调擦。可治湿疹。"

《浙汇天目山药植志》："取蕨粉150~200克，先用冷水少许调匀，加红糖，开水冲服，可治泻痢腹痛。"

### 小贴士

种植一次蕨菜可持续采收15~20年，每年5~6月采收。当其苗高25~40厘米、叶柄幼嫩、小叶尚未展开时，即应采收。第一次采收后，隔10~15天可采收第二次，一年可连续采收2~3次。

**小档案**

性味：性寒，味甘。

习性：多生长在山区土质湿润、肥沃，土层较深的向阳坡上，多分布于林间、山野、松林内。

繁殖方式：孢子繁殖和根茎分株繁殖均可。

采食时间：夏季。

食用部位：未展开的幼嫩叶芽。

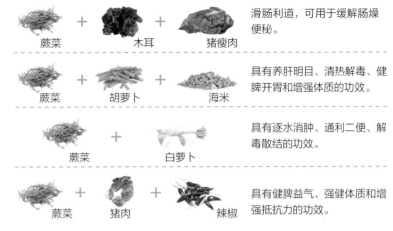

蕨菜 ＋ 木耳 ＋ 猪瘦肉　　滑肠利道，可用于缓解肠燥便秘。

蕨菜 ＋ 胡萝卜 ＋ 海米　　具有养肝明目、清热解毒、健脾开胃和增强体质的功效。

蕨菜 ＋ 白萝卜　　具有逐水消肿、通利二便、解毒散结的功效。

蕨菜 ＋ 猪肉 ＋ 辣椒　　具有健脾益气、强健体质和增强抵抗力的功效。

## 食疗价值

**抑制细菌**

蕨菜中的蕨菜素对细菌有一定的抑制作用，可用于发热不退、肠风热毒、湿疹、疮疡等病症。

**降压、通便**

蕨菜含有扩张血管的成分，能帮助人体降低血压；其所含的粗纤维能促进人体胃肠蠕动，具有通便的作用。

**清肠排毒**

蕨菜还有清肠排毒之效，对于泄泻痢疾及小便淋漓不通患者，适量食用能起到一定的辅助治疗作用。

**增强体质**

蕨菜具有补脾益气、强健机体、增强人体抗病能力的效果。

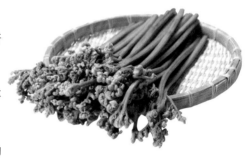

## 食用宜忌

☑ **筋骨疼痛**　　☑ **肠风热毒**　　☑ **排尿不利**　　☒ **脾胃虚寒**

## 实用偏方

【泻痢腹痛】取蕨粉200克，先加少许冷开水调匀，再加红糖，以开水冲服。

【湿疹】先用水将患处洗净，将适量蕨粉撒于患处或以甘油调和蕨粉后擦拭患处。

【肠燥便秘】蕨菜15克，以水浸漂后切段；取黑木耳6克，用水泡发好；猪瘦肉100克切片，用湿淀粉拌匀。待锅中食油热后放入猪肉片，炒至变色，立即加入蕨菜、黑木耳、盐、酱油、醋、白糖、泡姜等，翻炒至熟即可食用。

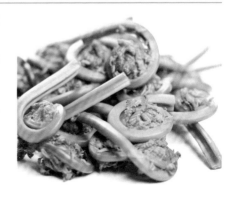

# 豆瓣菜

## 清热止咳，清心润肺

豆瓣菜性凉，味甘，适量食用能清心润肺，可以辅助治疗肺痨，对肺燥肺热所致的咳嗽、咯血、鼻出血也有一定的疗效。

**分布情况**

广东、广西、福建、上海、四川、云南等地多有分布。

**特殊用途**

可盆栽观赏，主要用于园林水景边缘和浅水区绿化等。

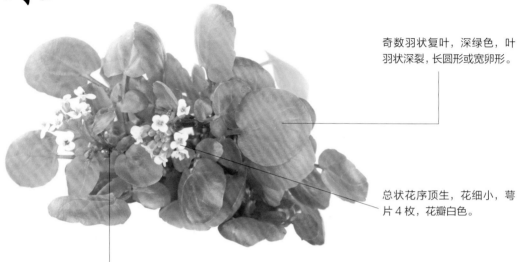

奇数羽状复叶，深绿色，叶羽状深裂，长圆形或宽卵形。

总状花序顶生，花细小，萼片4枚，花瓣白色。

全株无毛，多分枝，茎中空，匍匐或浮水生，节生不定根。

**营养成分**

| 维生素C | 蛋白质 |
|---|---|
| 钙 | 磷 |
| 铁 | 钾 |

**食用方法**

在豆瓣菜的整个生长季节，人们都可采集其嫩茎叶食用。其他季节食用豆瓣菜时，需去除其老硬的部分。食用时，可以用沸水焯熟后凉拌或炒食，也可做汤、做馅和腌渍、干制、酱制后食用。

**养生食谱**

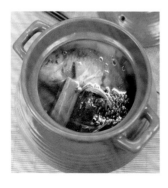

**鲫鱼豆瓣菜汤**

材料：绿豆 50 克，豆瓣菜、胡萝卜各 100 克，鲫鱼 1 条，生姜、高汤、盐各适量。

制作：1. 胡萝卜去皮切块；生姜去皮切片；鲫鱼洗净，豆瓣菜洗净；绿豆淘净。2. 砂煲置火上，将除豆瓣菜外的其余材料全放入煲内，倒入高汤，炖约 40 分钟，放入豆瓣菜稍煮，调盐入味即可。

功效：具有清热解毒、利水消肿的功效。

**小贴士**

豆瓣菜的食用方法有很多，因其鲜嫩，不宜烹饪过熟，否则既影响口感，又造成营养损失。

挑豆瓣菜时，以嫩而粗壮的为上选。如果其茎太细、太长，意味着豆瓣菜已经变老，最好不要购买。豆瓣菜不耐贮藏，宜鲜食。

小档案

性味：性凉，味甘。
习性：性喜凉爽，忌高温，常生于水中、水沟边、山涧河边、沼泽地或水田中。
繁殖方式：扦插繁殖和种子繁殖。
采食时间：春夏。
食用部位：嫩茎叶。

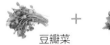 豆瓣菜 +  牛肉

搭配煲汤，有增强体质的效果，适宜冬季养生。

 豆瓣菜 +  猪瘦肉

具有健脾养胃的功效，可提振食欲。

 豆瓣菜 +  大枣

两者同食，有润肺止咳、平喘下气的功效。

茎叶类野菜

## 食疗价值

营养丰富

豆瓣菜所含的营养物质较为全面，其所含超氧化物歧化酶（即SOD）较高，还含有丰富的维生素和矿物质。

养胃、降压

豆瓣菜含芹菜素，有解痉止痛和促进人体溃疡愈合的效果，可用于辅助治疗胃及十二指肠溃疡。豆瓣菜还可降低人体内胆固醇含量，对高血压、冠心病有一定的防治作用。

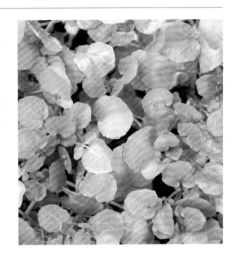

## 食用宜忌

| ☑ 肺热咳嗽 | ☑ 肺痨 | ☒ 脾胃虚寒 | ☒ 肺气虚寒 | ☒ 大便溏泄 |

## 实用偏方

【口干咽痛】豆瓣菜500克，猪骨250克。二者煮汤饮食。

【肺热咳嗽】豆瓣菜500克，猪肺500克，南杏仁15克。共煮汤食用。

【肠燥便秘】豆瓣菜50克，蜜枣6枚。加清水适量共煮汤，煮熟后食用。

【化痰止咳】猪蹄肉500克，罗汉果半个，豆瓣菜700克，南杏仁适量。炖汤服用。

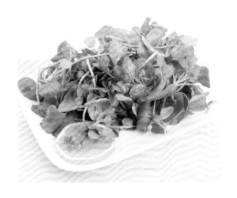

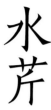

# 水芹

## 平肝清热，凉血止血

水芹可辅助治疗高血压、头晕、水肿、小便淋沥涩痛、月经不调、赤白带下、瘰疬、疟腮等病症。适量食用水芹，还对血管硬化、神经衰弱、头痛、小儿软骨症等有一定的辅助治疗作用。

**分布情况**

河南、江苏、浙江、安徽、江西、湖北、湖南、四川、广东、广西、台湾等地多有分布。

**适用人群**

一般人群均可食用，动脉硬化、糖尿病患者及高血压患者尤其适用。

全株高 15~80 厘米，茎直立或基部匍匐，秆有数条槽纹。

叶片 1~2 回羽状分裂；小叶或裂片卵圆形至菱状披针形，边缘具大小不等的尖齿或圆齿。

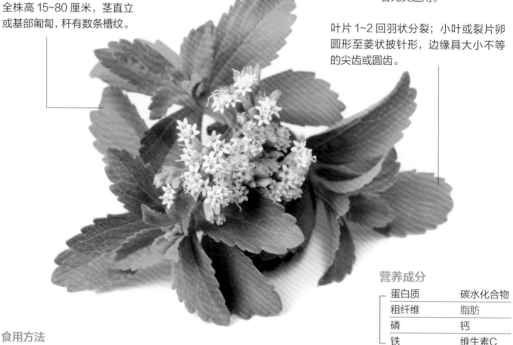

**营养成分**

| 蛋白质 | 碳水化合物 |
|---|---|
| 粗纤维 | 脂肪 |
| 磷 | 钙 |
| 铁 | 维生素C |

**食用方法**

夏季采集水芹嫩叶洗净后用沸水烫一下，捞出切段或末，可炒食或做配料，也可做馅。菜叶中维生素 C 含量比茎多，可将菜叶凉拌后或做汤食用。适量食用，还可以改善睡眠，润泽肌肤。

**药典精要**

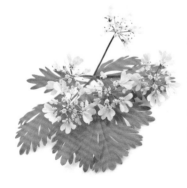

《千金·食治》："益筋力，去伏热。治五种黄病，生捣绞汁冷服一升，日二。"

《食经》："利小便，除水胀。食之养神益力，杀石药毒。"

《本草拾遗》："茎叶捣绞取汁，去小儿暴热，大人酒后热毒、鼻塞、身热，利大小肠，常服还可降血压，改善贫血。"

**小贴士**

以大小整齐，不带老梗、黄叶和泥土，叶柄无锈斑、虫伤，色泽鲜绿或洁白，叶柄充实、肥嫩为佳。另外，挑选水芹时，捏一下菜的秆部，易折断的为嫩水芹。水芹菜叶富含维生素 C，吃时不要把嫩叶扔掉。

**小档案**

性味：性凉，味甘、辛。

习性：性喜凉爽，水沟里、池塘边、溪水边多有分布。

繁殖方式：无性繁殖。

采食时间：9~10月。

食用部位：嫩茎叶可食，全株入药。

**禁忌**

水芹性凉质滑，故脾胃虚寒、肠滑不固者忌食，血压偏低者慎食。

 水芹 + 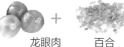 鬼针草

二者等量，以水煎服，可降压。

 水芹 + 核桃

核桃是乌发养发佳品，二者同食可润发、明目。

 水芹 + 龙眼肉 + 百合

清心安神，可有效改善睡眠。

水芹 + 大枣

有滋润皮肤、抗衰老、养血、养精的功效。

## 食疗价值

**降压降脂**

水芹中含酸性的降压成分，是非常不错的降压食材，同时可降低 $\beta$-脂蛋白、三酰甘油，特别适合高血压、高脂血症患者使用。

**利尿消肿**

水芹中含有一种利尿成分，可利尿消肿，帮助食用者改善体内水钠潴留。

**预防肠癌**

水芹中纤维素含量较高，不仅能通便排毒，还可抑制肠内细菌，抑制致癌物质的产生。

**改善贫血**

水芹含铁量较高，能在一定程度上改善缺铁性贫血症状，也适用于妇女经期补血。

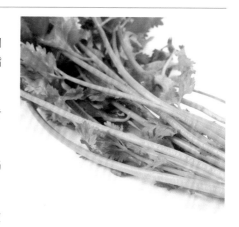

## 食用宜忌

| ☑ 血压或血脂偏高 | ☒ 肠滑不固 | ☒ 血压偏低 | ☒ 脾胃虚寒 |
| --- | --- | --- | --- |

## 实用偏方

【小便淋痛，小便不利】水芹白根者，去叶捣汁后饮服，或以水煎服。

【小便出血】水芹适量，洗净捣烂，取半碗汁，调适量红糖后服用。

【疖腮】水芹适量，捣烂取汁，加醋调匀，外搽患处。

【高血压，眩晕头痛，面红目赤，血淋，痈肿】水芹500克，捣烂取汁，以开水冲服，每日1次。

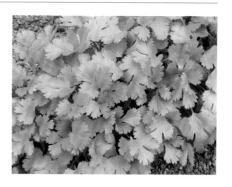

# 地笋

## 活血化瘀，益气利水

　　地笋具有降压、利尿消肿、补血益气、活血化瘀、止血、提高人体免疫力等功效。地笋对衄血、吐血、产后腹痛、黄疸、水肿、带下异常、气虚乏力等症有一定疗效。

**分布情况**

黑龙江、吉林、辽宁、河北、陕西、四川、贵州、云南等地多有分布。

**特殊用途**

植株直立整齐，可植于湿地沟边作观赏植物。

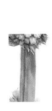
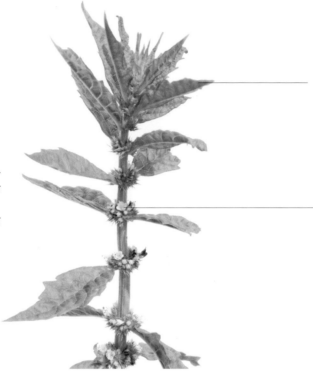

叶对生，长圆披针形，基部楔形，叶缘有深锯齿，叶背有凹腺点。

轮伞花序多花，腋生。花萼钟形，两面无毛，花冠钟形白色，外面无毛，有黄色发亮的腺点，花柱伸出于花冠外，无毛。

茎直立，不分枝，四棱形，节上多呈紫红色，无毛或在节上有毛丛。

**营养成分**

| 蛋白质 | 脂肪 |
|---|---|
| 碳水化合物 | 钙 |
| 磷 | 钾 |

**食用方法**

　　采摘其嫩茎叶，可凉拌、炒食或做汤；晚秋以后采挖出的地笋，可鲜食或与鸡肉、猪肉等肉类一起炒食，也可与枸杞子、粳米同煮成粥。

**药典精要**

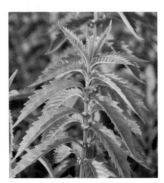

　　《本草经疏》："地笋，苦能泄热，甘能和血，酸能入肝，温通营血。佐以益脾土之药，而用防己为之使，则主大腹水肿、身面四肢浮肿、骨节中水气。"

　　《本草通玄》："地笋，芳香悦脾，可以快气，疏利悦肝，可以行血，流行营卫，畅达肤窍，遂为女科上剂。"

**小贴士**

　　可选取新鲜的地笋，采收清洗干净，蒸煮后晒成干品。晒干的地笋必须经清水泡发后才能嚼得动。可将晒干的地笋放入开水锅中煮2分钟，捞出控干水，口感会更好。

小档案

性味: 性温, 味甘、辛。

习性: 喜温暖湿润, 耐寒, 不怕水涝, 喜肥。

繁殖方式: 根茎、种子繁殖, 生产上以根茎繁殖为主。

采食时间: 春夏可采摘嫩茎叶; 晚秋以后采挖地笋。

食用部位: 嫩叶、匍匐茎。

地笋 + 枸杞子

地笋和枸杞子同食, 有补血养气的效果。

 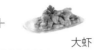

地笋 + 大虾

地笋和大虾搭配食用, 可强身健体, 且能提高食欲。

地笋 + 排骨

降血脂, 利关节, 养气血。

## 食疗价值

补充能量

新鲜地笋中含有丰富的淀粉、蛋白质及多种矿物质, 还含有泽兰糖、葡萄糖、水苏糖等多种对人体有益的糖分, 可为人体提供丰富的能量。

活血益气

地笋有活血化瘀、养气补血的作用, 女性食用后效果更为显著, 可在一定程度上改善月经不调、痛经、产后瘀血腹痛等症状。

行水消肿

地笋能清除体内毒素和多余的水分, 促进血液和水分新陈代谢, 有利尿、消肿作用, 主要是因为其含利尿成分, 能消除体内水钠潴留, 治疗全身水肿、小便不利。

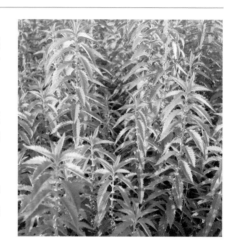

## 食用宜忌

☑ 产后腹痛    ☑ 食欲不振    ☒ 胃炎    ☒ 肠炎

## 实用偏方

【水肿】取地笋干品10~15克, 配防己煎汤服用。

【产后恶露不尽】取适量地笋, 配生姜、当归、芍药、甘草、干地黄等煎汤服用, 如泽泻汤。

【产后瘀血腹痛】地笋30克, 赤芍10克, 当归9克, 乳香9克, 没药9克, 桃仁9克, 红花6克。以水服用, 每日1剂。

【闭经】地笋30克, 赤芍10克, 熟地黄30克, 当归9克, 益母草30克, 香附9克。以水煎服, 每日2剂。

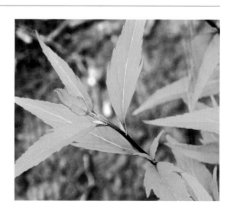

# 紫苏

## 散寒解表，理气和中

紫苏叶具有散寒解表的功效，常用于风寒表证，见恶寒、发热、无汗等症。紫苏叶还有行气安胎的功能，常与砂仁、陈皮同用，能辅助治疗妊娠恶阻、胎动不安。紫苏叶也常用于缓解脾胃气滞、胸闷、呕恶等症，效果佳。

### 分布情况
浙江、江西、湖南为主产地。

### 特殊用途
其叶、梗、果均可入药；紫苏子可榨油。

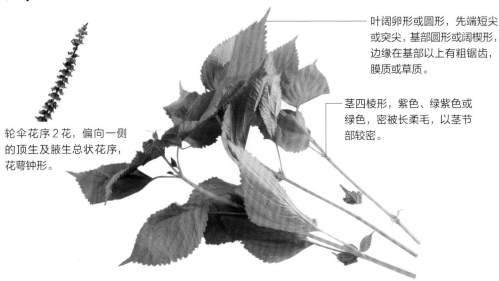

叶阔卵形或圆形，先端短尖或突尖，基部圆形或阔楔形，边缘在基部以上有粗锯齿，膜质或草质。

茎四棱形，紫色、绿紫色或绿色，密被长柔毛，以茎节部较密。

轮伞花序2花，偏向一侧的顶生及腋生总状花序，花萼钟形。

### 营养成分

| | |
|---|---|
| 脂肪 | 蛋白质 |
| 铜 | 维生素B$_1$ |
| 烟酸 | 锰 |
| 铁 | 维生素C |
| 维生素B$_2$ | 胡萝卜素 |

### 食用方法
春季采集嫩苗，洗净后用沸水烫一下，清水漂洗后用来炒食、凉拌、做汤或腌渍食用。嫩根茎需在秋季采挖，洗净去杂后，可凉拌、炖食、腌渍等。

## 养生食谱

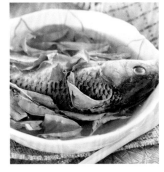

### 紫苏砂仁鲫鱼汤
材料：紫苏叶、砂仁各10克，枸杞叶50克，鲫鱼1条，生姜片、盐、香油各适量。
制作：1.枸杞叶洗净切段；鲫鱼收拾干净；砂仁洗净，装入棉布药袋中。2.将所有材料和药袋一同入锅，加水煮熟，去药袋，淋香油即可。
功效：具有和胃化湿、止呕安胎之效。

### 药典精要
《日华子本草》："补中益气。治心腹胀满，止霍乱转筋，开胃下食，止脚气。"

《本草图经》："通心经，益脾胃。"

《本草纲目》："行气宽中，消痰利肺，和血，止痛，安胎。"

## 饮食有方

**小档案**

性味：性温，味辛。
习性：喜温暖湿润，耐湿，耐涝性较强，不耐干旱。
繁殖方式：播种繁殖。
采食时间：春季。
食用部位：幼苗、嫩根茎。

**禁忌**

气虚、阴虚久咳、脾虚便溏者忌食。

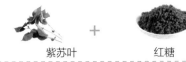

紫苏叶　＋　红糖

二者同食可治寒泻。

紫苏叶　＋　白糖

可提振食欲，助消化。

紫苏叶　＋　葱白　＋　生姜

紫苏叶研末，与葱白、生姜共捣为泥状，涂敷于脐部，以纱布固定，每日2次，每次约10分钟，可治风寒感冒。

## 食疗价值

**宽肠下气**

　　紫苏子含有丰富的脂肪、蛋白质等营养成分，脂肪多为亚麻酸、亚油酸，可用于心血管疾病的辅助治疗。紫苏子还具有下气、消痰、润肺、宽肠的功效，适用于老年人因肺脾不足，受寒邪而引起的胸膈满闷、咳喘痰多、食欲不振等症。

**提高免疫力**

　　紫苏叶含有多种营养成分，尤其是富含胡萝卜素、维生素C和维生素$B_2$，适量食用，有助于增强人体免疫功能和抗病防病的能力。

**缓解海鲜过敏**

　　单味紫苏煎服，或配合生姜同用，可缓解因食用虾蟹中毒引起的吐泻、腹痛。因食用不新鲜的海鲜食物产生过敏症状，生吃紫苏叶，可在一定程度上得到缓解。

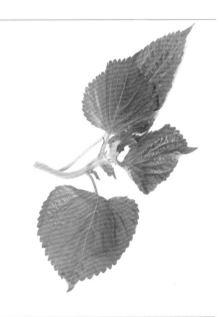

## 食用宜忌

| ☑ 外感风寒 | ☑ 肠炎 | ☑ 水肿 | ☒ 阴虚久咳 | ☒ 脾虚便溏 | ☒ 气虚 |
| --- | --- | --- | --- | --- | --- |

## 实用偏方

【外感风寒型头痛】紫苏叶10克，桂皮6克，葱白10克。以水煎服。

【胃肠炎】紫苏叶10克，藿香10克，陈皮6克，生姜3片。以水煎服。

【水肿】紫苏梗20克，连皮蒜头1个，老姜皮15克，冬瓜皮15克。以水煎服。

【妊娠呕吐】紫苏茎叶15克。以水煎服。

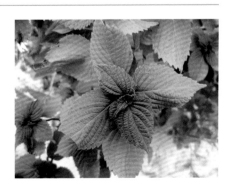

# 薄荷

## 疏散风热，清利头目

薄荷可辅助治疗干咳、气喘、支气管炎、肺炎、肺结核等病症，还可缓解消化道疾病，如胀气、胃痛及胃灼热等症。现代医学常用其治疗感冒、头痛、咽喉痛、口舌生疮、风疹、麻疹、胸腹胀闷等病症。

### 分布情况
全国大部分地区均产。

### 适用人群
适用于外感风热、头痛目赤、咽喉肿痛、口疮口臭、牙龈肿痛者。

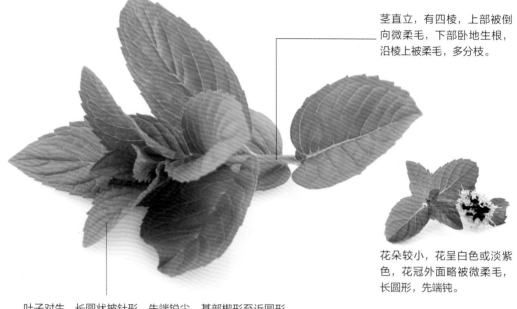

茎直立，有四棱，上部被倒向微柔毛，下部卧地生根，沿棱上被柔毛，多分枝。

花朵较小，花呈白色或淡紫色，花冠外面略被微柔毛，长圆形，先端钝。

叶子对生，长圆状披针形，先端锐尖，基部楔形至近圆形，边缘在基部以上疏生粗大的齿状锯齿。

### 营养成分

| | |
|---|---|
| 碳水化合物 | 蛋白质 |
| 纤维素 | 维生素C |
| 镁 | 钙 |
| 钾 | |

### 食用方法

薄荷主要食用部位为茎和叶。春季采集其嫩茎叶，用沸水焯熟后可凉拌，也可炒食或炖汤。薄荷既可作为调味剂，又可作香料，还可配酒、泡茶等。

## 养生食谱

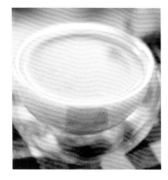

### 薄荷豆浆

材料：薄荷15克，绿豆30克，黄豆50克，白糖适量。

制法：1. 黄豆、绿豆分别洗净，泡发；薄荷洗净后用温水泡开。2. 将以上食材全部倒入豆浆机中打成豆浆，过滤后调入白糖，即可饮用。

功效：此款薄荷豆浆有醒脑消暑、疏散风热之效。

### 药典精要

《药性论》："去愤气，发毒汗，破血止痢，通利关节。"

《千金·食治》："却肾气，令人口气香洁。主辟邪毒，除劳弊。"

《唐本草》："主贼风，发汗。（治）恶气腹胀满、霍乱。"

## 饮食有方

小档案
**性味：** 性凉，味辛。
**习性：** 喜温暖、湿润气候。
**繁殖方式：** 种子、扦插、
分枝和根茎繁殖。在生
产上，一般采用根茎繁
殖法。
**采食时间：** 春季。
**食用部位：** 嫩茎叶。

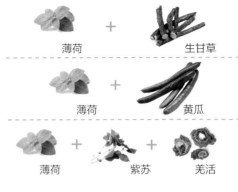

薄荷　＋　生甘草

以沸水冲泡二者，饮之有防治
咽喉痒痛的作用。

薄荷　＋　黄瓜

二者榨汁饮，可疏解风热、消
炎利喉、生津止渴。

薄荷　＋　紫苏　＋　羌活

可用于风寒感冒、身不出汗。

## 食疗价值

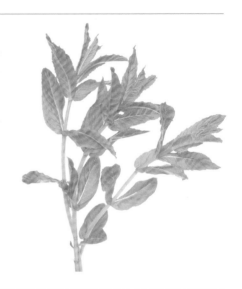

**疏散风热**

　　薄荷性凉，味辛，归肺、肝经，常与金银花、连翘等配
伍，能疏散肌表及上焦风热，用以治疗风热侵袭肌表，或温
病初起，症见发热、微恶风寒、头身疼痛等。

**清咽利喉**

　　薄荷不仅能发散风热，还可以清头目、利咽喉，用以辅
助治疗风热上犯而致的头痛目赤、咽喉肿痛。

**解表透疹**

　　薄荷轻宣外达、解表透疹，常与葛根、牛蒡子等配伍，
对风疹瘙痒有一定缓解效果。

**疏肝解郁**

　　薄荷中所含的挥发性物质，可以起到疏肝解郁之效。

## 食用宜忌

| ☑ 风热侵袭 | ☑ 咽喉肿痛 | ☑ 头痛目赤 | ☒ 表虚汗多 | ☒ 脾胃虚寒 | ☒ 腹泻便溏 |
|---|---|---|---|---|---|

## 实用偏方

【感冒发热】薄荷10克，金银花15克。以沸水浸泡，代茶
饮。此方中的金银花也可换成菊花。
【鼻血不止】以薄荷汁滴入鼻中，或以棉球裹汁后塞鼻。
【火毒入内，两股生疮】薄荷煎汁频涂。
【皮肤隐疹不透】取薄荷叶10克，荆芥10克，防风10克，
蝉蜕6克。以水煎服。

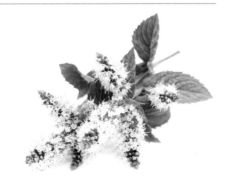

# 藿香

## 祛暑解表，化湿和胃

藿香芳香升散，具有祛暑解表、化脾湿、理气和胃的功效，主治外感暑湿、寒湿、湿温及湿阻中焦所致的头昏、胸脘痞闷、食少身困、呕吐泄泻，并可辅助治疗妊娠恶阻、胎动不安、口臭、手足癣等症。

### 分布情况
四川、江苏、浙江、湖北、云南为主产地。

### 适用人群
适宜外感暑湿、内伤湿滞、头痛昏重、呕吐腹泻、晕车者。

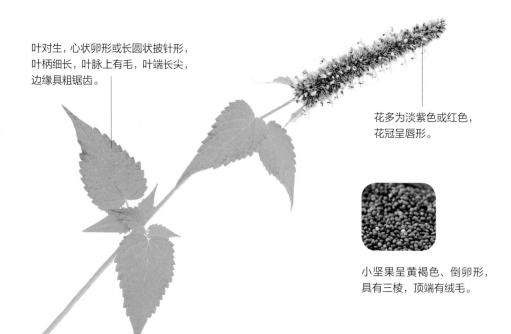

叶对生，心状卵形或长圆状披针形，叶柄细长，叶脉上有毛，叶端长尖，边缘具粗锯齿。

花多为淡紫色或红色，花冠呈唇形。

小坚果呈黄褐色、倒卵形，具有三棱，顶端有绒毛。

### 食用方法
3~6 月采集能掐断的嫩茎叶，用沸水焯烫后，清水漂净以去除异味，可与其他菜品一起炒食，或加入调料凉拌；也可作为增香调味品，烹制肉类、肉汤时加入，或直接泡水饮用。

### 营养成分

| 维生素B$_2$ | 烟酸 |
| --- | --- |
| 铁 | 钙 |
| 镁 | 锰 |

## 药典精要

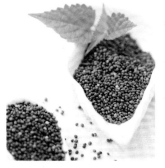

《本草图经》："治脾胃吐逆，抗病毒，养肝护胃，为最要之药。"

《汤液本草》："温中快气。肺虚有寒，上焦壅热，饮酒口臭，煎汤漱。"

《本草述》："散寒湿、暑湿、郁热、湿热。治外感寒邪、内伤饮食，或者饮食伤冷湿滞、山岚瘴气、不服水土、寒热作疟等症。"

### 小贴士
石牌藿香产期长、加工讲究，以茎壮，枝叶密被毛茸，气清香醇为优；高要藿香产期短，体形略大，叶质稍薄，气香而不醇，质尚可；海南藿香则产期较短、加工粗放，而枝条弯曲，气香而浊，质较逊。

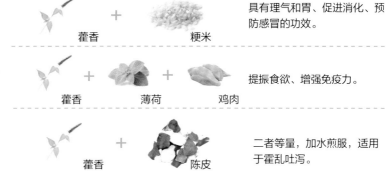

小档案

性味：性微温，味辛。

习性：喜高温、湿润。

繁殖方式：种子、扦插繁殖。

采食时间：3~6月。

食用部位：嫩茎叶。

禁忌

胃热作呕、中焦火盛热极、阴虚火旺者不宜服用藿香。

藿香 + 粳米　具有理气和胃、促进消化、预防感冒的功效。

藿香 + 薄荷 + 鸡肉　提振食欲、增强免疫力。

藿香 + 陈皮　二者等量，加水煎服，适用于霍乱吐泻。

## 食疗价值

**促进消化**

藿香全草含挥发油，可促进胃液分泌进而帮助消化；以全草入药，有解暑化湿、行气和胃的作用。

**养护肠胃**

喜欢食用麻辣食物且肠胃功能不好者，饭后饮用一些藿香汤，可养护肠胃。

**抗病毒**

藿香中的黄酮类物质有抗病毒作用，可以抑制消化道及上呼吸道病原体，起到一定的抗病毒作用。

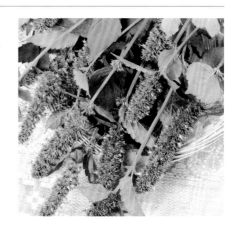

## 食用宜忌

| ☑ 中暑、晕车 | ☑ 胸脘烦闷 | ☒ 胃热作呕 | ☒ 中焦火盛热极 | ☒ 阴虚火旺 |
|---|---|---|---|---|

## 实用偏方

【防晕车、晕船】乘坐车、船前，可用药棉蘸取藿香正气水敷于肚脐内，也可在乘车前5分钟口服一支藿香正气水(儿童酌减)，可预防晕车、晕船。

【足癣】用温水洗净并擦干患足，将藿香正气水涂于患处，每日早晚各涂1次。治疗期间最好穿透气性好的棉袜、布鞋，保持足部干燥。5日为1疗程，一般1~2个疗程即可见效。

【湿疹】每日用温水清洗患处后，直接用藿香正气水外涂，每日3~5次，连用3~5日。

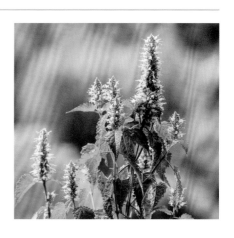

# 刺五加

## 补肾益精，养心安神

刺五加具有强筋骨、益气安神的作用，对肿瘤也有一定的抑制作用，还有镇静作用，可用来辅助治疗失眠。刺五加叶还有祛痰平喘的功效。

**分布情况**
东北地区及河北、北京、山西、河南为主产地。

**特殊用途**
刺五加种子可榨油，制肥皂。

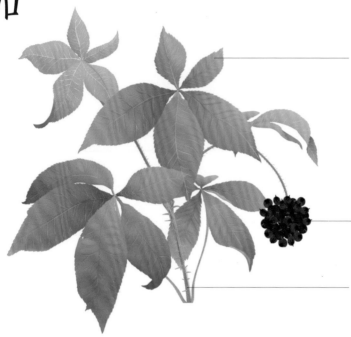

叶，有短柄，上面有细刺或无刺，椭圆状倒卵形至长圆形。

伞形花序顶生，花紫黄色，萼筒绿色，花柱细柱状。

全株分枝多，茎通常被密刺。

**食用方法**

春季采摘鲜嫩芽去杂洗净，沸水焯过后换清水浸泡一天，以去除异味，可供炒、凉拌或蘸酱食用，也可腌制成酱菜或咸菜，或裹面糊油炸后食用。

**营养成分**
┌ 胡萝卜素
└ 维生素C

## 养生食谱

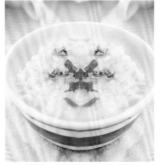

**刺五加粥**

材料：粳米80克，白糖3克，葱花、刺五加各适量。

制作：1.取粳米洗净泡发备用。2.锅中加入适量清水、粳米、刺五加同煮。3.粥将熟时调入白糖，稍煮后撒上葱花即可。

功效：刺五加、粳米合熬为粥，有补肾益精的功效。

**小贴士**

刺五加药材呈长筒状，多为双卷，少数为片状。外表灰褐色，有纵向稍扭曲的竖沟及横向长圆形皮孔，内为淡灰黄色或灰黄色，质轻而脆，易折断，断面不整齐，呈淡灰白色。

茎叶类野菜

小档案

性味：性温，味甘、微苦。
习性：喜温暖、湿润气候，耐寒。
繁殖方式：种子、扦插及分株繁殖。
采食时间：春天采集嫩枝芽。
食用部位：嫩枝芽可食，也可入药。

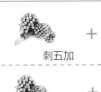 刺五加 ＋  糯米

温补脾肾，强壮筋骨，益气散寒，抗疲劳。

 刺五加 ＋  牛肉

缓解头晕目眩、手足麻木、面色少华、脉细缓等症。

 刺五加叶 ＋  鸡肉

改善呼吸道症状，辅助治疗慢性支气管炎、阻塞性肺气肿。

## 食疗价值

改善供血

刺五加中的提取物可以扩张血管，改善大脑供血，对人体血压具有双向调节作用；同时可以抗辐射、补虚弱、增强人体骨髓造血功能，具有活血的作用。

益智安神

刺五加的抗氧化能力十分突出，可提高人体对氧气的利用率，双向调节中枢神经系统，有益智安神的作用。

强身健体

刺五加能增强机体非特异性抵抗力，并有抗疲劳作用；其能双向调节大脑皮层，还有益气健脾、温补身体的功效。

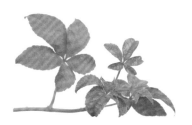

## 食用宜忌

☑ 高血压或低血压　　☑ 咳喘　　☑ 体虚乏力或食欲不振　　☒ 阴虚火旺

## 实用偏方

【肾虚阳痿】刺五加、淫羊藿各等量，用4~5倍药量的白酒浸渍。每次饮1~2杯。

【补气安神】刺五加100克，远志60克，共研为细末。每次3~5克，用温开水送服。

【利水消肿】刺五加配合茯苓皮、大腹皮、生姜皮、地骨皮等药，共煎水后服用。

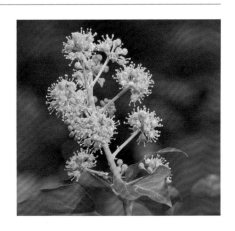

# 榆钱

## 健脾安神，清心降火

榆钱具有健脾安神、清心降火、止咳化痰、利水杀虫等功效，对失眠、食欲不振、小便不利、水肿及带下异常、小儿疳积等病症有明显作用，尤其适用于脾气虚弱、大便溏泄、肢倦乏力等症。榆钱也可辅助治疗疮癣等症。

**分布情况**

黄河流域地区最为多见。

**特殊用途**

榆木木性坚韧，纹理通达清晰，经烘干、整形、雕磨等工序后，可制成精美的雕漆工艺品。

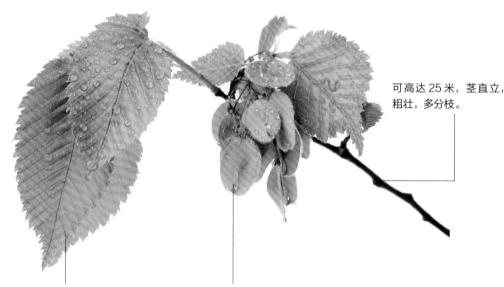

可高达 25 米，茎直立，粗壮，多分枝。

单叶互生，卵状椭圆形至椭圆披针形，缘多重锯齿。

苞片离生，近圆形，呈铜钱状，表面具网状脉纹。种子肾形，绿褐色。

**营养成分**

| 蛋白质 | 脂肪 |
|---|---|
| 碳水化合物 | 维生素B$_1$ |
| 维生素B$_2$ | 钙 |
| 磷 | 烟酸 |

## 食用方法

刚采下来的榆钱，鲜嫩脆甜，吃着极有味道，用餐时把新鲜的榆钱洗净放在盘里，蘸着白糖吃，简单方便，别具风味；将榆钱洗净备用，以葱花或蒜苗炒后加开水烧开，加小米熬成粥，粥将熬好时放入榆钱，继续煮 5~8 分钟，即成榆钱小米粥。

## 养生食谱

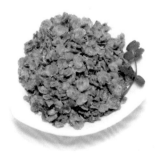

### 蒸榆钱

材料：榆钱200克，面粉20克，凉拌醋、盐、蒜泥各适量。

制法：1.榆钱洗净，放盆中，倒入面粉搅拌均匀，调入少许盐，拌匀。2.把拌好的榆钱上锅蒸10分钟左右取出。3.取小碗倒进蒜泥，调入凉拌醋、盐后拌匀，浇在蒸熟的榆钱上即可。

功效：健脾和胃，提振食欲。

**药典精要**

《本草拾遗》：

"主妇人带下，和牛肉作羹食之。"

《本草省常》：

"养肺益脾，下恶气，利水道，久食令人身轻不饥。"

小档案

性味: 性平, 味甘、微辛。
习性: 阳性树种, 喜光,
耐旱, 耐寒, 不择土壤。
生于河堤、田埂和路边;
山麓、沙地上亦有生长。
繁殖方式: 播种繁殖。
采食时间: 3 月下旬至
4 月中旬。
食用部位: 幼嫩叶、嫩果。

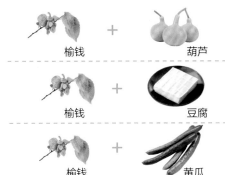

榆钱　＋　葫芦　　以水煎服, 可治小便不利。

榆钱　＋　豆腐　　有益气和中、润肺止咳之效。

榆钱　＋　黄瓜　　有利尿减肥、解毒排毒的功效。

## 食疗价值

**清热安神**

　　榆钱果实中含有大量水分、烟酸、维生素 C, 并且含有丰富的矿物质, 如钙、磷等, 有清热安神之效, 对神经衰弱、失眠有一定疗效。

**利尿消肿**

　　榆钱果实中所含的烟酸、种子油具有清热解毒、杀虫消肿的作用, 同时可通过利小便而消肿。

**止咳化痰**

　　榆钱能清肺热、降肺气, 所含的种子油有止咳化痰之功, 故可用于辅助治疗咳嗽痰稠之病症。

**和胃健脾**

　　适量食用具还有健脾和胃的功效, 可增进食欲。

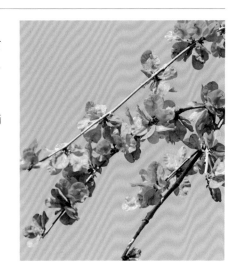

## 食用宜忌

☑ **气盛而壅**　　☑ **喘嗽不眠**　　☒ **胃寒气虚**　　☒ **十二指肠溃疡**

## 实用偏方

【食欲不振, 小便不利, 口干少津】榆钱80克, 西红柿、黄瓜各100克, 白糖40克。做成水果沙拉后食用。

【体虚羸瘦】榆钱100克, 西红柿、甜橙、白糖各50克, 湿淀粉20克, 以榆钱、西红柿、甜橙熬煮成汤, 以湿淀粉勾芡并加入白糖后食用。

【身体肿满】榆皮捣屑, 与杂米共熬成粥食用。

【小儿白秃疮】榆白皮捣末, 以醋调匀后涂抹患处。

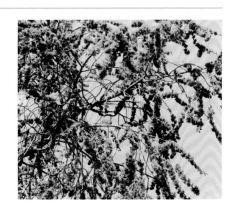

# 香椿芽

## 清热解毒，健胃理气

香椿芽可辅助治疗疮疡、脱发、目赤、肺热咳嗽等病症。因其具有燥湿清热，收敛固涩的功效，也常用于久泻久痢、肠痔便血、崩漏带下等病症。香椿芽还可调治蛔虫病、疥癞等。

**分布情况**

全国各地均有分布。

**特殊用途**

树干呈黄褐色而具红色环带，质坚硬，耐腐力强，为家具及造船的优良木材。

叶互生，为偶数羽状复叶，小叶长椭圆形，叶端锐尖，幼叶紫红色，成年叶绿色，叶背红棕色，轻披蜡质，叶柄红色。

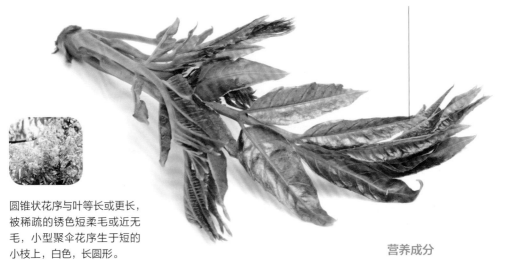

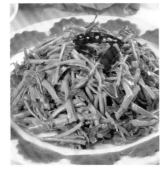

圆锥状花序与叶等长或更长，被稀疏的锈色短柔毛或近无毛，小型聚伞花序生于短的小枝上，白色，长圆形。

**营养成分**

| 钾 | 磷 |
|---|---|
| 钙 | 镁 |
| 维生素C | 蛋白质 |
| 维生素E | 胡萝卜素 |

**食用方法**

香椿芽的吃法很多，可凉拌、可炒、可煎，还能腌渍后吃。香椿芽以谷雨前为佳，应吃早、吃鲜、吃嫩；谷雨后，膳食纤维老化，口感乏味，营养价值也会大大降低。

## 养生食谱

**凉拌香椿**

材料：香椿芽300克，生抽、辣椒油、盐各适量。

制法：1.香椿芽洗净后用沸水焯烫2分钟，捞出沥干水分，放入盆中。2.拌入生抽、辣椒油、盐调匀，装盘即可。

功效：香椿芽中含维生素E和蛋白质，营养丰富；另外，其所含的芳香物质颇能增进食欲。

**小贴士**

应挑选枝叶呈红色、短壮肥嫩、香味浓厚、无老枝叶、长度在10厘米以内的香椿芽为佳。要选择质地最嫩和最新鲜的香椿芽，食用前应用沸水汆烫除去大部分的硝酸盐和亚硝酸盐。

**小档案**

性味：性平，味苦。

习性：喜温、喜光、耐湿，适宜生长于河边、宅院周围肥沃湿润的土壤中，一般以沙壤土为好。

繁殖方式：播种育苗和分株繁殖。

采食时间：春季谷雨前后采摘。

食用部位：嫩芽。

香椿芽 +  鸡蛋　　抗衰老，润滑肌肤。

香椿芽 +  豆腐　　补钙，增强免疫力。

香椿芽 +  杏仁　　润滑肌肤，增强免疫力，属养颜佳品。

## 食疗价值

**增强免疫**

香椿芽含有丰富的维生素C、胡萝卜素、钙、镁等物质，可增强机体免疫功能，并能起到润滑肌肤的作用，是提升机体免疫力的优良食品。

**健脾开胃**

香椿芽中的香椿素等挥发性芳香族有机物，可健脾开胃、增加食欲，食欲不振者可适量食用。

**清热利湿**

香椿芽具有清热利湿、利尿解毒之功效，是辅助治疗肠炎、痢疾、泌尿系统感染的良好食材。

**养颜美容**

香椿芽富含维生素E，用鲜香椿芽捣取汁液抹面，可滋润肌肤，具有较好的养颜美容功效。

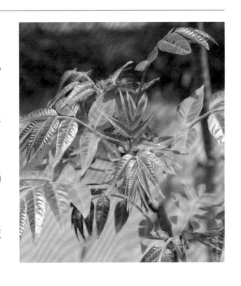

## 食用宜忌

| ☑ 食欲不振 | ☑ 肠炎 | ☑ 痢疾 | ☒ 慢性疾病 | ☒ 糖尿病 |
| --- | --- | --- | --- | --- |

## 实用偏方

【声音嘶哑】取100克香椿芽，榨汁饮用，可每日饮1剂，分2次饮用。

【疥疮】取鲜香椿芽适量，加适量水煎5~10分钟，取汤外洗患处，每日数次。

【脾胃虚弱】取嫩香椿芽、焦三仙各20克，藿香10克，莲子15克，用水煎煮后去渣取汁，每日服1剂，分2次服用。

【呕吐】香椿芽20克，生姜3片，以水煎服，每日2次。

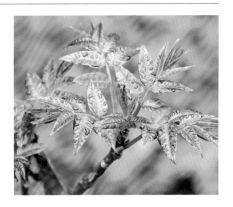

# 野菊

## 清热解毒，疏风凉肝

野菊有疏肝破血、抗病毒、祛风湿、止头痛、明目、清胆热、润肺气之效，常用于辅助治疗丹毒、湿疹、疥癣、咽喉肿痛、眩晕头痛、目赤热痛、高血压等症。

**分布情况**

江苏、四川、广西、山东、河南为主产地。

**适用人群**

野菊花茶最适合头昏、目赤热痛、咽喉肿痛、肝火旺及高血压的人饮用。

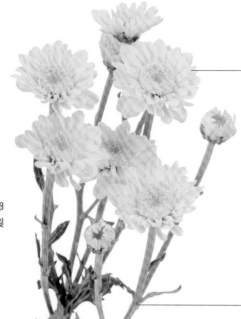

头状花序，多数在茎枝顶端排成疏松的伞房圆锥花序或少数在茎顶排成伞房花序，花小，黄色，边缘舌状。

叶互生，卵状三角形或卵状椭圆形，羽状分裂，裂片边缘有锯齿。

茎直立或铺散，分枝或仅在茎顶有伞房状花序分枝。茎枝被稀疏的毛，上部及花序枝上的毛稍多或较多。

**食用方法**

采集嫩叶及嫩茎，去杂洗净后用沸水浸烫 3 分钟左右，再用清水浸洗 1~2 个小时去除苦味，之后可用来做汤、做馅、凉拌、炒食。花朵可泡茶喝。

**营养成分**

| 蛋白质 | 碳水化合物 |
| --- | --- |
| 磷 | 钙 |

## 药典精要

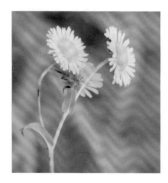

《**本草汇言**》："破血疏肝，解疔散毒。主妇人腹内宿血，解天行火毒丹疔。洗疮疥，又能去风杀虫。"

《**浙江中药手册**》："排脓解毒，消肿止痛。治痈肿疔毒、天泡湿疮。"

《**山西中药志**》："疏风热，清头目，降火解毒。治诸风眩晕、头痛、目赤、肿毒等症。"

**小贴士**

颜色发暗的野菊不要选，这种菊花是陈年菊花，可能已经受潮了甚至长霉，吃了对身体有害。选购时用手摸一摸，手感松软、顺滑的野菊比较好。花瓣不零乱，不脱落，表明是新鲜的野菊。

**小档案**

性味：性微寒，味苦、辛。
习性：适用性广、耐旱、耐贫瘠。
繁殖方式：以扦插繁殖为主。
采食时间：秋季。
食用部位：野菊的叶、花及全草均能食用，也均可入药。

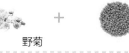 野菊 ＋  菠菜

可清肝明目，平肝降压。

 野菊 ＋ 绿豆

清热解毒，适用于温病头痛、赤眼、痢疾、鼻炎、慢性支气管炎、咽喉肿痛等病症。

野菊 ＋ 猪肉

两者同食，具有滋阴润燥、补虚益气的功效。

## 食疗价值

**清热解毒**

与白菊花和黄菊花相比，野菊的性味最为苦寒，清热解毒功效卓著，一般用于治疗疗疮痈肿、头痛眩晕、目赤肿痛。

**祛风明目**

在夏季，野菊可以用来预防风热感冒，对风火赤眼、皮肤瘙痒有一定的辅助治疗作用。

**抑菌杀毒**

野菊的水提物及以水蒸气蒸馏法提取的蓝绿色挥发油对多种致病菌、病毒有杀灭或抑制其活性的作用，常见的如金黄色葡萄球菌、痢疾杆菌、伤寒杆菌等；除此之外，野菊还有抗炎、抗氧化、镇痛的作用。

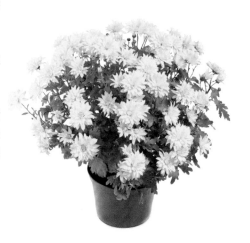

## 食用宜忌

☑ **目赤肿痛**　　☑ **风热感冒**　　☑ **疗疮痈肿**　　☒ **脾胃虚寒**　　☒ **胃纳欠佳**　　☒ **寒性体质**

## 实用偏方

【湿疹，皮肤瘙痒】苦参、白鲜皮、野菊各30克，黄檗、蛇床子各15克，共煎汁，倒入浴盆中，加温水至浸没患处为度，每日1次，每次30分钟。

【痔疮】金银花50克，野菊、蒲公英、紫花地丁各25克，紫背天葵子15克，水煎后分2次服。

【预防感冒】野菊6克，用沸水浸泡20分钟，代茶饮。

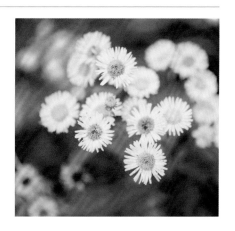

# 苦菜

## 清凉解毒，消炎利尿

苦菜有清凉解毒、消炎利尿、排脓、祛瘀消肿、凉血止血等功效，可辅助治疗产后腹痛、结肠炎、结膜炎等。苦菜还具有明显的杀菌消炎作用，对黄疸型肝炎、咽喉炎、细菌性痢疾、慢性气管炎、扁桃体炎等均有一定疗效。

### 分布情况
我国北部、东部和南部地区多有分布。

### 特殊用途
苦菜新鲜的时候没有怪味，但晒干后有强烈的臭味，如脚臭味，但其食疗效果卓越。

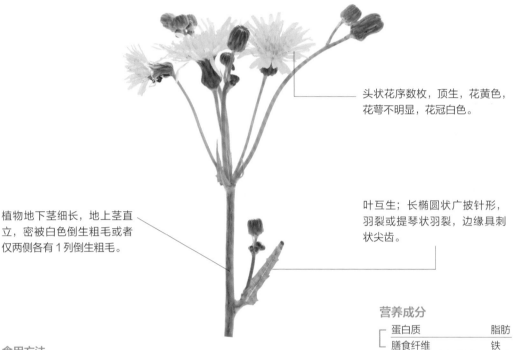

头状花序数枚，顶生，花黄色，花萼不明显，花冠白色。

植物地下茎细长，地上茎直立，密被白色倒生粗毛或者仅两侧各有1列倒生粗毛。

叶互生；长椭圆状广披针形，羽裂或提琴状羽裂，边缘具刺状尖齿。

### 营养成分

| 蛋白质 | 脂肪 |
| --- | --- |
| 膳食纤维 | 铁 |

### 食用方法

洗净，拌酱调味后可以生吃，也可用沸水漂烫片刻后，用净水浸泡1小时左右，再凉拌或炒食。由于苦菜的季节性较强，可以将其做成罐头，过季后仍可食用，但营养价值会有所降低。

## 药典精要

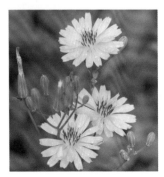

《嘉祐本草》："调十二经脉，霍乱后胃气烦逆。久服强力，虽冷甚益人。"

《滇南本草》："凉血热，寒胃，发肚腹中诸积，利小便。"

《本草纲目》："苦菜根治血痢，利小便。"

### 小贴士

苦菜与蒲公英的区别：蒲公英的花相对较大，花成球形，并且基本一个花茎上只有一朵花；苦菜花较小，花开多头。苦菜开花抽枝，而蒲公英只抽花茎。

小档案

性味：性寒，味苦。

习性：抗寒耐热，适应性广，多生长于山坡草地等地方。

繁殖方式：种子繁殖。

采食时间：初春采集嫩芽叶。

食用部位：嫩芽可食，全株入药。

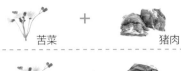

苦菜 + 猪肉

清热解毒，滋阴润燥，适用于阴虚咳嗽、痢疾、黄疸、便秘等症。

苦菜 + 猪肝

清热解毒，补肝明目，适用于面色萎黄、头面浮肿、贫血、小儿疳积等症。

苦菜 + 粳米

具有清热、凉血、解毒的功效。

## 食疗价值

**预防贫血**

苦菜营养丰富，富含铁元素，能为人体补充铁，适量食用有利于预防贫血，缓解缺铁性贫血的症状。

**增强免疫力**

适量进食苦菜，有助于增强机体免疫力，促进身体健康。

**止痱润肤**

将 3 月里的苦菜，洗净晾干，洗澡时放一两束在澡盆里，可预防痱子，还可使皮肤光滑而富有弹性。

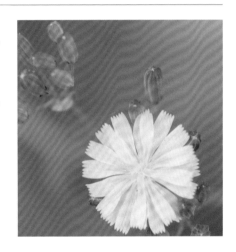

## 食用宜忌

| ☑ 慢性支气管炎 | ☑ 产后腹痛 | ☑ 结肠炎 | ☑ 眼结膜炎 | ☒ 脾胃虚寒 |
| --- | --- | --- | --- | --- |

## 实用偏方

【小儿疳积】苦菜50克，同猪肝炖服。

【乳房红肿疼痛】苦菜捣汁后以水煎之，然后涂抹患处。

【慢性气管炎】苦菜煎烂，取煎液煮大枣，待大枣皮展开后取出，余液熬成膏。每日早晚各服药膏5~10克。

【肾盂肾炎】苦菜、车前草各30克，水煎去渣后，代茶多次饮服。

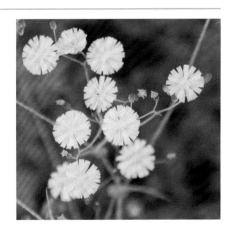

# 番薯叶

## 健脾益气，养血止血

番薯叶有生津润燥、健脾宽肠、养血止血、通乳汁、补中益气、通便等功效，可治便血、血崩、乳汁不通，同时具有提高人体免疫力、止血、降糖、解毒等功能。适量食用，可预防便秘、保护视力，保持皮肤细腻。

### 分布情况
我国各地均有栽培。

### 适用人群
糖尿病患者及心血管疾病患者宜适量多食。

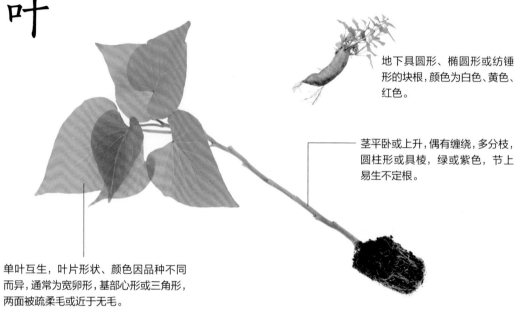

地下具圆形、椭圆形或纺锤形的块根，颜色为白色、黄色、红色。

茎平卧或上升，偶有缠绕，多分枝，圆柱形或具棱，绿或紫色，节上易生不定根。

单叶互生，叶片形状、颜色因品种不同而异，通常为宽卵形，基部心形或三角形，两面被疏柔毛或近于无毛。

### 食用方法
选取鲜嫩的叶尖，洗净，以沸水烫熟后，加调料凉拌，食之可增进食欲。还可用番薯叶煲汤或煮粥。

### 营养成分
| | |
| --- | --- |
| 膳食纤维 | 蛋白质 |
| 脂肪 | 维生素C |
| 维生素B$_1$ | 维生素B$_2$ |

## 养生食谱

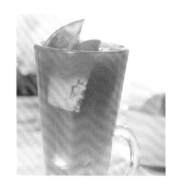

### 番薯叶苹果柳橙汁
材料：番薯叶50克，苹果、柳橙各半个，冷开水300毫升，冰块适量。
制法：1.将番薯叶洗净后以沸水烫熟；苹果、柳橙去皮去核，切成块。2.将材料全部放入榨汁机内，加冷开水搅打成汁，滤出果汁，倒入杯中，加冰块即可。
功效：适宜高血压、高胆固醇血症患者饮用。

### 药典精要
《本草求原》："虫蚊伤、痈肿毒痛、毒箭，同盐捣汁涂蜂螫。"
《岭南采药录》："治蛇虎咬、霍乱抽筋。"
《四川中药志》："治妇人乳汁不通、痈疮久不溃脓、大便中带血及红崩、腹泻。"

小档案

性味：性平，味甘。

习性：适用性广、耐旱、耐贫瘠。

繁殖方式：以扦插繁殖为主。

采食时间：秋季。

食用部位：番薯茎尖及嫩叶、叶柄。

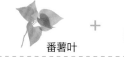 番薯叶 ＋  猪肉

猪肉可润肠胃、生津液、补肾气，与番薯叶同食可预防便秘。

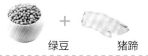 番薯叶 ＋ 绿豆 ＋ 猪蹄

能促进身体排毒，还能增强人体抵抗力。

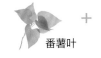 番薯叶 ＋  冬瓜

利水、消暑，补充维生素。

## 食疗价值

**轻体瘦身**

番薯叶热量低，而膳食纤维含量较高，食用后可以加快食物在肠胃中的运转，因此具有清洁肠道的作用；且食番薯叶后容易有饱腹感，加上其热量低，有轻体瘦身的效果。

**营养保健**

番薯叶含丰富的黄酮类化合物，其具有抗氧化、提高人体抗病能力、延缓衰老、抗炎防癌等多种保健作用。

**促进乳汁分泌**

番薯叶可促进产后女性激素分泌，进而促进乳汁分泌。将番薯叶炖成稀糊状后食用，或用剁碎的番薯叶与碎猪肉煮汤后饮用，也有一定的通乳功效。

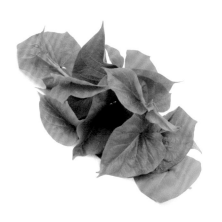

## 食用宜忌

| ☑ 产妇 | ☑ 糖尿病 | ☑ 视力不佳 | ☑ 乳汁缺乏 | ☒ 胃肠消化力不佳 | ☒ 肾功能不全 |
|---|---|---|---|---|---|

## 实用偏方

【小儿疳积，夜盲】番薯叶250克，加水煮熟后饮汤。

【病毒性肝炎】番薯叶200克，红糖60克，加水煮至熟透，食叶喝汤。

【大小便不通】番薯叶适量，捣烂，调入红糖，贴于腹脐处。

【便秘】番薯叶250克，加适量油、盐炒熟后食用，每日2次。

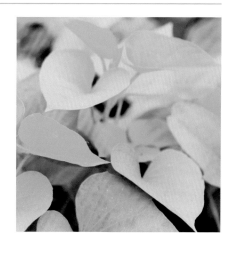

# 荚果蕨

## 清热凉血，解毒杀虫

　　荚果蕨味苦，性凉，中医认为其能治疗斑疹、痄腮、吐血、衄血、蛲虫病、绦虫病等病症。现代医学常用其治疗腺病毒、脊髓灰质炎、流行性乙型脑炎、单纯性疱疹等病症，此外，鲜荚果蕨对流感杆菌、脑膜炎双球菌、痢疾杆菌有抑制作用。

**分布情况**
分布于东北地区。

**特殊用途**
荚果蕨具有很高的观赏价值，像鹦鹉螺的壳，在欧美各国，受到人们的喜爱。

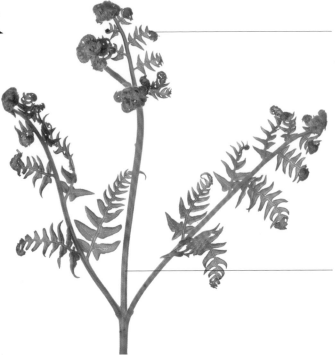

叶簇生、二型，有柄。不育叶片椭圆倒披针形；能育叶短，挺立，叶草质。

茎直立，连同叶柄基部有密披针形鳞片。

**食用方法**

　　春季采集嫩茎叶，洗净后在沸水锅中焯一下，以去除异味，可以盐渍后食用，也可加入调料凉拌食用，或与其他菜品一起炒食，或与肉类一起炖汤食用。

**营养成分**

| 脂肪 | 蛋白质 |
|------|--------|
| 碳水化合物 | 维生素C |
| 膳食纤维 | 胡萝卜素 |

**药典精要**

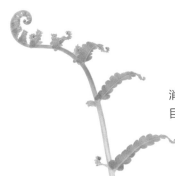

《本草再新》："滑肠，化痰。"
《本草求原》："降气。"
《千金方》："久食成瘕。"
《食疗本草》："令人脚弱不能行，消阳事，缩玉茎，多食令人发落、鼻塞目暗。冷气人食之多腹胀。"

**小贴士**

　　荚果蕨含有大量膳食纤维、多种氨基酸、维生素等，还含有人体必需的7种微量元素；荚果蕨不仅营养价值高，还有食疗作用，具有清热、滑肠、降气、祛风、化痰等功效。

# 野茼蒿

## 健脾消肿，清热解毒

野茼蒿具有健脾消肿、清热解毒、行气、利尿、消痰饮、利肠胃的功效。常用于治疗神经衰弱、记忆力减退、血压偏高、脾胃不和、便秘等症。适量食用，可防治感冒、痢疾、肠炎、尿路感染、乳腺炎等。

### 分布情况

分布于江西、福建、湖南、广东、广西、四川、云南等地。

### 适用人群

高血压、高脂血症、脾胃虚弱者。

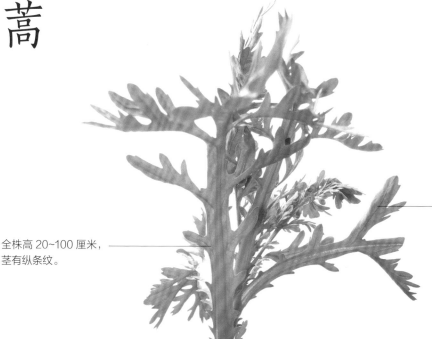

全株高 20~100 厘米，茎有纵条纹。

叶互生，呈卵形或长圆状椭圆形，先端渐尖，基部楔形，边缘有重锯齿或有时基部羽状分裂，两面近无毛。

### 食用方法

野茼蒿有一种淡淡的菊花香，每年春、夏、秋季，可摘其嫩茎叶、幼苗，去杂洗净后入沸水锅中焯熟，捞出用清水漂洗干净，可与其他菜品一起炒食，也可加入调料凉拌后食用，或与肉类一起做汤食用，也可做馅食用。

### 营养成分

| 蛋白质 | 膳食纤维 |
|--------|----------|
| 钙 | 磷 |

### 药典精要

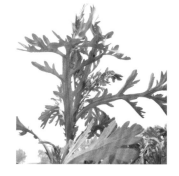

《本草汇言》："破血疏肝，解疔散毒。主妇人腹内宿血，解天行火毒丹疗。洗疥疮，又能去风杀虫。"

《本经逢原》："同蒿气浊，能助相火，禹锡言多食动风气，熏人心，令人气满。"

《千金》："安心气，养脾胃，消痰饮，利肠胃者，是指素禀火衰而言，若肾气本旺，不无助火之患。"

### 实用偏方

【目赤肿痛】野茼蒿适量，与金银花15克、密蒙花9克、夏枯草6克等配伍煎汤，内服或外用熏眼。

【高血压，冠心病】野茼蒿适量，桑叶12克，山楂10～20克，金银花15克，用沸水冲泡15分钟，代茶饮。

茎叶类野菜

# 青葙

## 清热泻火，明目退翳

青葙具有清热泻火、明耳目、祛风寒湿痹、降血脂、降血压等功效，并可辅助治疗听力不佳。青葙子配伍鱼肉、豆腐、海带等，具有一定的清火、宁神作用。

### 分布情况

分布于陕西、江苏、安徽、上海、浙江、江西、福建、台湾、湖北、湖南、海南、广东、四川、云南、西藏等地。

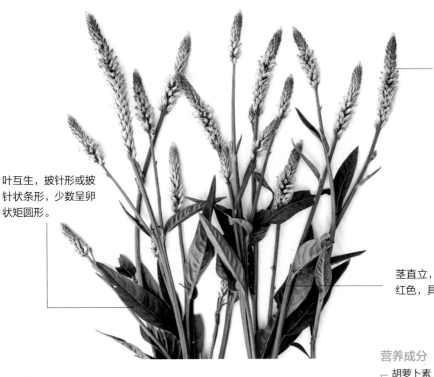

花多数，密生，在茎端或枝端，为单一、无分枝的塔状或者圆柱状穗状花序。

叶互生，披针形或披针状条形，少数呈卵状矩圆形。

茎直立，有分枝，绿色或红色，具有明显条纹。

### 营养成分

| 胡萝卜素 | 维生素B$_2$ |
| --- | --- |
| 维生素C | 膳食纤维 |

## 食用方法

春季采集嫩茎叶，入沸水锅中焯熟后，捞出以清水漂洗干净，可与其他菜品一起炒食，也可加入调料凉拌后食用，或与肉类一起做汤食用。青葙性寒，不宜长期食用。

## 药典精要

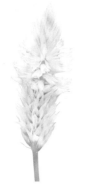

《药性论》："治肝脏热毒冲眼、赤障、青盲、翳肿。"

《日华子本草》："治五脏邪气，益脑髓，明耳目，坚筋骨，去风寒湿痹。"

《滇南本草》："明目。治泪涩难开、白翳遮睛。"

《泉州本草》："青葙子五钱，乌枣50克。治夜盲、目翳。"

### 实用偏方

【风热泪眼】青葙子25克，同鸡肝一起炖服。

【夜盲，目翳】青葙子25克，乌枣50克，以开水冲炖，饭前服之。

【高血压】青葙子50克，以水煎2次，滤液混合后分服，每日3次。

# 地肤

## 清热利湿，祛风止痒

地肤嫩苗有利尿消炎、清热明目作用，内服能利水、通淋，除湿热，外用可祛风止痒，辅助治疗皮癣及阴囊湿疹。地肤也适用于辅助治疗尿酸过多的疾病，如尿路结石、尿酸性痛风等，并可用于改善夜盲症。

**分布情况**

分布在我国大部分地区。

**特殊用途**

用于布置花篱，花境，或数株丛植于花坛中央，可修剪成各种造型。

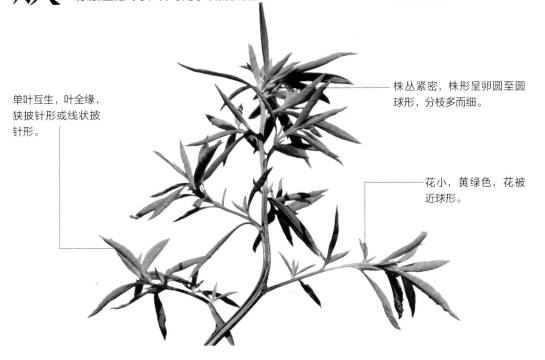

单叶互生，叶全缘，狭披针形或线状披针形。

株丛紧密，株形呈卵圆至圆球形，分枝多而细。

花小，黄绿色，花被近球形。

## 食用方法

4~5月采集嫩茎叶，可与其他菜品一起炒食，也可蒸食、凉拌、做汤等，还可焯熟后晒成干菜贮备，食用前宜用水泡发。其嫩茎叶、果实、种子都可入药。

## 营养成分

| 烟酸 | 蛋白质 |
|------|--------|
| 脂肪 | 膳食纤维 |
| 维生素C | 碳水化合物 |

## 药典精要

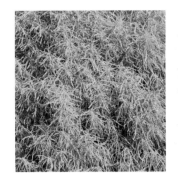

《本经》："主膀胱热，利小便。补中，益精气。"

《药性论》："与阳起石同服，主丈夫阴痿不起，补气益力；治阴卵癀疾，去热风，可作汤沐浴。"

《滇南本草》："利膀胱，洗皮肤之风，疗妇人诸经客热，清利胎热，湿热带下。"

## 实用偏方

【疝气】将地肤子炒后研细。每服5克，以酒送下。

【小便不通】用地肤草榨汁服；或用地肤草一把，加水煎服。

【血痢不止】地肤子250克，地榆、黄芩各50克，共研为末。每服5克，以温开水调下。

# 蔊菜

## 清热利尿，活血通经

蔊菜性微温，味辛、苦，可清热利尿，活血通经，主治感冒、热咳、咽痛、风湿性关节炎、跌打损伤等病症。其所含的蔊菜素具有镇咳、祛痰、平喘的作用，对痰热咳嗽，支气管哮喘有一定辅助治疗作用。蔊菜素还有杀菌消炎的功效，对肺炎球菌、金黄色葡萄球菌、绿脓杆菌及大肠杆菌均有一定的抑制作用。

**分布情况**
全国分布较广。
**适用人群**
适宜热咳、咽痛、风湿性关节炎、黄疸、水肿、跌打损伤等症患者。

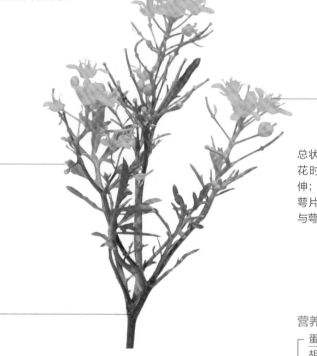

叶形变化较大，叶片卵形或者大头状羽裂，边缘具疏齿。

一年生或两年生草本，基部有毛或具疏毛。茎直立或斜升，分枝，有纵条纹，有时带紫色。

总状花序顶生或侧生，开花时花序轴逐渐向上延伸；花小，黄色或白色；萼片长圆形；花瓣匙形，与萼片近等长。

**营养成分**

| 蛋白质 | 膳食纤维 |
| --- | --- |
| 胡萝卜素 | 维生素B$_2$ |
| 维生素C | 钙 |

## 食用方法

春季采摘嫩茎叶后洗净，入沸水焯烫后捞出，可凉拌食用，也可炒食、做汤，还可榨汁食用。蔊菜与鸡蛋同炒食，有滋阴清热、活血通络的作用。

**药典精要**

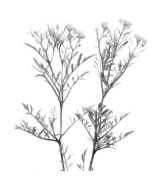

《全国中草药汇编》："清热解毒，镇咳，利尿。用于感冒发热、咽喉肿痛、肺热咳嗽、慢性气管炎、急性风湿性关节炎、肝炎、小便不利；外用治漆疮、蛇咬伤、疔疮痈肿。"

《上海常用中草药》："本品不能与黄荆叶同用，同用则使人肢体麻木。"

**实用偏方**
【肺热咳嗽】蔊菜60克，白萝卜10克。二者捣烂绞取汁液，一次服完。
【湿热黄疸，痢疾】蔊菜60克（切碎），鲜玉米须30克。二者加水煎汤，分2~3次服或代茶饮。

# 景天三七

## 消肿止痛，祛瘀止血

全草入药，具有止血止痛、散瘀消肿的功效，能治疗吐血、衄血、便血、尿血、崩漏、乳痈、跌打损伤等病症。取其汁液涂敷被蜂、蝎等毒虫刺伤处，也有较明显的消肿止痛效果。

**分布情况**

分布于我国东北、华北、西北及长江流域。

**适用人群**

适宜外伤出血、尿血、吐血、咯血、消化道出血等患者食用。

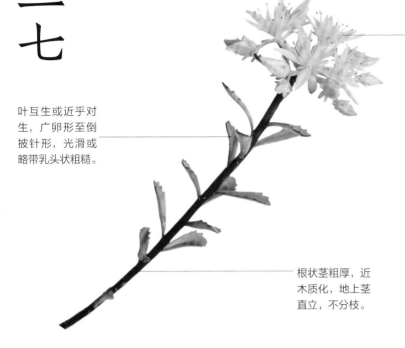

伞房状聚伞花序顶生；无柄或近乎无柄；花黄色，长圆披针形，先端具短尖。

叶互生或近乎对生，广卵形至倒披针形，光滑或略带乳头状粗糙。

种子平滑，边缘具窄翼，顶端较宽。

根状茎粗厚，近木质化，地上茎直立，不分枝。

**营养成分**

| | |
|---|---|
| 生物碱 | 钙 |
| 蛋白质 | 维生素B$_2$ |
| 脂肪 | 烟酸 |

## 食用方法

景天三七无苦味，口感好，营养丰富。春季采集其嫩茎叶，入沸水锅中焯熟，捞出用清水漂洗干净，可与其他菜品一起炒食，也可加入调料凉拌后食用；或与肉类一起做汤食用，也可做成馅食用。

## 药典精要

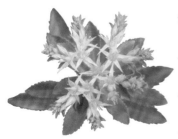

《山西中药志》："止血。治崩漏、便血。"

《浙江民间常用草药》："安神补血，止血化瘀。"

《山西中草药》："止血散瘀，消肿止痛。"

《贵州民间方药集》："止血镇痛。止吐血、衄血、肺病咯血，镇咳。外用止刀伤出血。"

**实用偏方**

【吐血、咯血】景天三七100克，以水煎或捣汁，连服数日。

【跌打损伤】景天三七适量，捣烂后外敷。

【蝎子蜇伤】景天三七适量，加盐少许，捣烂后敷患处。

# 朱槿

## 调经活血，清热利湿

朱槿味甘，性寒，全株入药，具有调经活血、清肺化痰、凉血解毒、利尿消肿的功效。其根多用于腮腺炎、支气管炎、尿路感染、子宫颈炎、白带异常、月经不调、闭经、肺热咳嗽、结膜炎等。叶和花则多外用于辅助治疗疮痈肿。

### 分布情况

原产自我国南部，广东、云南、广西、福建等地多有种植。

### 特殊用途

在南方多散植于池畔、亭前、道旁和墙边，盆栽朱槿适用于客厅和入口处摆设。

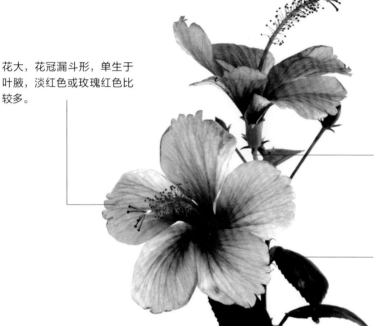

花大，花冠漏斗形，单生于叶腋，淡红色或玫瑰红色比较多。

常绿灌木，枝干皮多青褐色，小枝呈圆柱形，嫩枝上被有柔毛。

叶互生，宽卵形或狭卵形，基部近圆形，边缘有不整齐粗齿或缺刻。

### 营养成分

| | |
|---|---|
| 山奈醇 | 醋类 |
| 棉花素 | 槲皮苷 |
| 黏液质 | 维生素 |

### 食用方法

朱槿的叶颇有营养价值，在欧美地区，其嫩叶有时候会被人们当成菠菜的代替品。朱槿花也时常被制成腌菜，或用于染色蜜饯等食物。其根部也可食用，但因为纤维多且带黏液，较少被人食用。

## 药典精要

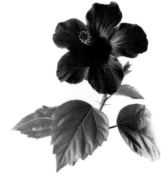

《本草纲目》："朱槿，产南方，乃木槿别种，其枝柯柔弱，叶深绿，微涩如桑，其花有红、黄、白三色，红色者尤贵，呼为朱槿。"

《广东新语》："佛桑，枝叶类桑，花丹色者名朱槿，白者曰白槿。"

《南越笔记》："佛桑一名花上花。花上复花，重台也，即朱槿。"

### 实用偏方

【咳嗽，咽喉干痛】粳米80克淘净，加水，朱槿250克，撕碎，一同煮粥即可。

【湿热带下】扁豆60克，粳米100克，加水煮粥，将熟时放入朱槿250克，煮熟即可。

# 酢浆草

## 清热利湿，解毒消肿

酢浆草全株可入药，多用于治疗风湿、跌打损伤、尿路感染、神经衰弱、细菌性痢疾、丹毒、痈肿疮疖等症；捣烂外敷，还可用于毒蛇咬伤、湿疹、烧烫伤等。

**分布情况**

全国广布。

**特殊用途**

在园林绿化中，布置花坛、花槽等；酢浆草株丛稳定，线条清晰，也是极好的分栽和地被植物。

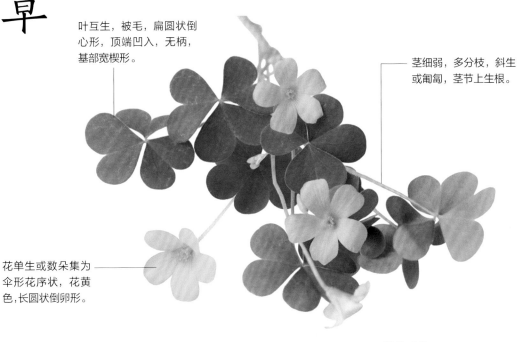

叶互生，被毛，扁圆状倒心形，顶端凹入，无柄，基部宽楔形。

茎细弱，多分枝，斜生或匍匐，茎节上生根。

花单生或数朵集为伞形花序状，花黄色,长圆状倒卵形。

## 食用方法

春季采集嫩茎叶，去杂洗净，入沸水锅中焯熟，捞出用清水漂洗干净，可与其他菜品一起炒食，可加入调料凉拌后食用，或与肉类一起做汤食用，也可做成馅后食用。孕妇忌用。

**营养成分**

| 蛋白质 | 钙 |
|---|---|
| 铁 | 维生素C |

## 药典精要

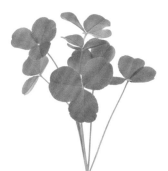

《本草图经》："治妇人血结不通，净洗细研，暖酒调服之。"

《滇南本草》："治久泻肠滑、久痢赤白，用砂糖同煎服。"

《本草纲目》："主小便诸淋、赤白带下，同地钱、地龙治砂石淋；煎汤洗痔痛脱肛；捣敷治汤火蛇蝎伤。"

**实用偏方**

【痢疾】酢浆草晒干研末，每次服25克，以开水送服。

【湿热黄疸】酢浆草50克，以水煎后分2次服用。

【尿路感染，尿路结石】酢浆草100克，甜酒100毫升，二者共同煎水服，日服3次。

# 红花酢浆草

## 清热解毒，散瘀消肿

红花酢浆草内服，可用来调理肾盂肾炎、痢疾、咽炎、牙痛、月经不调、白带异常等症；外用可治毒蛇咬伤，各种跌打损伤和烧、烫伤。另外，红花酢浆草叶子中含有柠檬酸和大量酒石酸，茎含苹果酸，食之有增进食欲之效。

**分布情况**

分布于华北、华东、华中、华南、四川、云南等地。

**特殊用途**

可盆栽后摆放在广场花坛等公共场所。

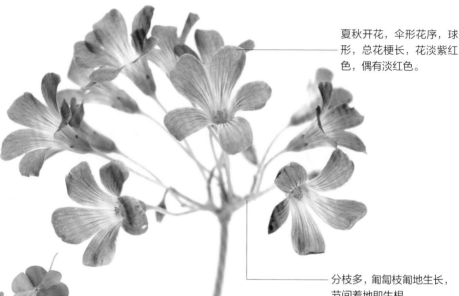

夏秋开花，伞形花序，球形，总花梗长，花淡紫红色，偶有淡红色。

分枝多，匍匐枝匍地生长，节间着地即生根。

复叶，具三小叶，小叶倒卵状或倒心形。

## 食用方法

秋冬时采集嫩叶，去杂洗净后用沸水稍浸烫，换清水浸泡以去除异味，可凉拌、炒食、做汤。秋季时可直接挖掘肉质根食用，或加入调料凉拌后食用，也可和肉类一起做汤。

**营养成分**

| 钙 | 蛋白质 |
| --- | --- |
| 维生素B$_1$ | 铁 |

## 药典精要

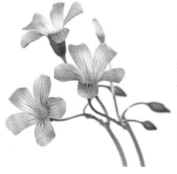

《贵州民间药物》："行气活血。治金疮跌损、月经不调、赤白痢。"

《四川中药志》："散瘀血。治跌打损伤瘀血、妇女白带、砂淋、脱肛及痔疮；外用可治毒蛇咬伤、烧烫伤。"

《常用中草药手册》："散瘀消肿，清热解毒。治跌打损伤、白浊白带、水泻、毒蛇咬伤、烫火伤。"

**实用偏方**

【小儿惊风】红花酢浆草50克，小锯齿藤25克，二者拌酒糟，包敷患处即可。

【咽喉肿痛，牙痛】红花酢浆草150克，以水煎，慢慢咽服。

【蛇头疔】红花酢浆草捣烂，和蜜后外敷。

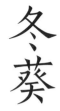

# 冬葵

## 清热解毒，润肠下乳

冬葵所含的维生素 A 具有明目的作用，可以辅助治疗多种眼疾，增强人体免疫力，并能保护胃、呼吸道黏膜。冬葵性寒，味甘，具有清心泻火、清热除烦、利水、滑肠的功效，可治肺热咳嗽、热毒、黄疸、二便不通、丹毒等病症。

**分布情况**

分布于湖北、湖南、贵州、四川、江西等地。

**适用人群**

尤其适宜有夜盲症、粉刺、疥疮、肺气肿的患者食用。

茎叶类野菜

叶圆形，基部心形，裂片三角状圆形，边缘具细锯齿，并极皱缩扭曲。

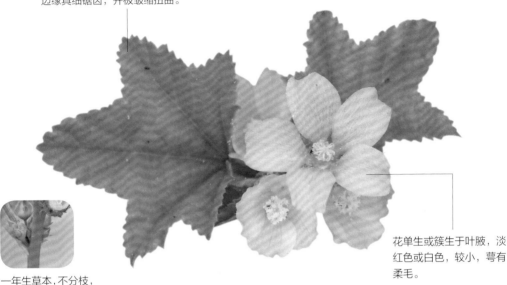

花单生或簇生于叶腋，淡红色或白色，较小，萼有柔毛。

一年生草本，不分枝，茎被柔毛。

## 食用方法

春季采集嫩茎叶，去杂洗净后，用沸水稍烫一下，换清水漂洗以去除异味，可加入调料凉拌后食用，或与其他菜品一起炒食，也可与肉类一起炖汤食用。冬葵性寒，脾胃虚寒、腹泻者忌食，孕妇慎食。

**营养成分**

| 钙 | 蛋白质 |
|---|---|
| 维生素B$_1$ | 铁 |

## 药典精要

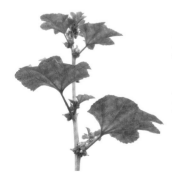

《农书》："葵为百菜之主，备四时之馔，可防荒俭，可以菹腊（咸干菜），其根可疗疾。"

《本草纲目》："葵菜滑窍，能利二便。用于小便不利者，单饮汤即可。苦大便秘难通者，又当以吃菜为主。"

《植物名实图考·蔬一·冬葵》："冬葵，《本经》上品，为百菜之主。"

**实用偏方**

【咽喉肿痛】冬葵叶、花阴干后，以水煎之，含漱，每日数次。

【泌尿系统结石】冬葵子、当归、王不留行、陈皮、石韦、滑石各15克，以水煎服。

# 珍珠菜

## 活血调经，利水消肿

　　珍珠菜味辛、涩，性平，具有活血调经、利水消肿的功效，内服可治疗月经不调、白带过多、水肿、痢疾、风湿痹痛、乳痛等症。另外，珍珠菜还有解毒消肿的作用，外用可治疗痈疖、蛇咬伤等症。适量食用，有助于增强人体免疫功能。

**分布情况**

分布于东北、华北、华南、西南及长江中下游地区。广东潮汕地区和台湾北部地区为主产地。

总状花序顶生，花密集，花冠白色，裂片倒卵形。

单叶互生，叶呈卵状椭圆形或阔披针形，先端渐尖，基部渐狭。

茎基部平卧，淡红色，节上生根，上部上升，多分枝。

**营养成分**

| 维生素C | 钾 |
| --- | --- |
| 钙 | 镁 |

**食用方法**

　　春季采集嫩茎叶，去杂洗净，入沸水锅中焯熟，捞出用清水漂洗干净，可与其他菜品一起炒食，也可加入调料凉拌后食用，或与肉类、蛋类一起做汤，味道清爽可口。

## 药典精要

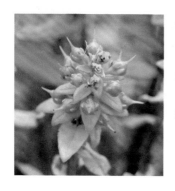

《植物名实图考》："散血。"
《四川武隆药植图志》："开胃。"
《贵州民间方药集》："利尿。治水肿、小儿疳积。"
《中草药手册》："清热解毒。治蛇咬伤、乳腺炎、白带过多、痈疖、鼻出血、水肿、痢疾、喉痛、乳痛。"

**实用偏方**

【月经不调】珍珠菜、小血藤、大血藤、当归、牛膝、红花、紫草各10克，以白酒500毫升浸泡。每次服药酒25毫升。

【跌打损伤】马兰根、珍珠菜根各25克。调入酒、水各一半后煎服。

# 山芹菜

## 散寒解表，降压益气

山芹菜味甘，性寒，具有清热、祛风除湿、散瘀破结、消肿解毒、降压、清肝火之效。适量食用，能够对机体起到一定的镇静和扩张血管的作用，有助于改善中老年高血压及神经衰弱等症。

**分布情况**

分布于东北及内蒙古、山东等地。

**适用人群**

高血压、睡眠不佳的中老年人等。

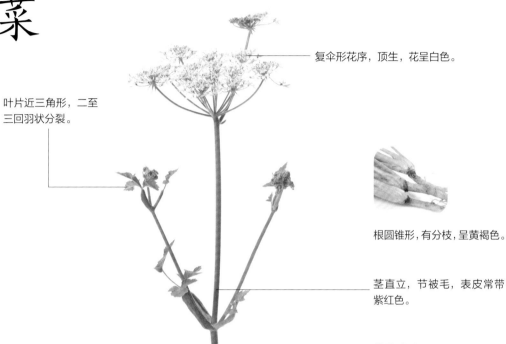

复伞形花序，顶生，花呈白色。

叶片近三角形，二至三回羽状分裂。

根圆锥形，有分枝，呈黄褐色。

茎直立，节被毛，表皮常带紫红色。

## 食用方法

山芹菜叶中所含的胡萝卜素和维生素 C 比茎多，因此吃时不要把山芹菜叶丢掉。山芹菜去杂洗净后可直接炒食，如山芹菜炒肉丝。叶片可用来做汤，如山芹菜蛋花汤。

**营养成分**

| 脂肪 | 碳水化合物 |
| --- | --- |
| 蛋白质 | 维生素C |

## 药典精要

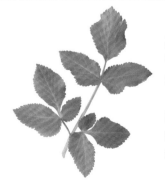

《本草求真》："芹菜地出，有水有旱，其味有苦有甘、有辛有酸之类。考之张璐有言，旱芹得青阳之气而生，气味辛窜，能理脾胃中湿浊。"

《本草纲目》："旱芹性味甘寒，无毒。捣汁，洗马毒疮，并服之。又涂蛇蝎毒及痈肿。唐本久食，除心下烦热。主生疮、结核聚气，下瘀血，止霍乱。"

**小贴士**

山芹菜质松而软，易折断，皮部黄棕色有裂隙，呈放射状。气微香，味甘。以条粗壮、皮细而紧、无毛头、断面有棕色环、中心色淡黄者为佳。外皮粗糙、有毛头，带硬苗者质次。

# 罗勒

## 疏风解表，化湿和中

罗勒的叶子有去恶气、清水气、祛风健胃的功效。其叶还可用来提取精油，所提精油有杀菌、健胃、强身、助消化等作用。罗勒全株入药，可疏风行气、活血解毒，可辅助治疗脘痛、月经不调、皮炎湿疹、跌打损伤、蛇虫咬伤等。

### 分布情况
主要分布于长江以南一带。

### 特殊用途
茎叶为中医产科的重要药物，种子名光明子，可清热、明目。

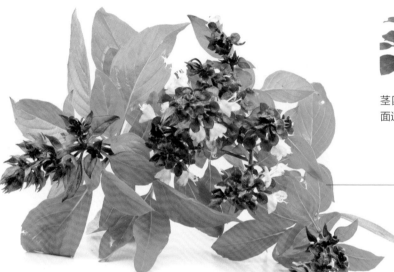

茎四方形，上部多分枝，表面通常为紫绿色，被柔毛。

叶对生，呈淡绿色，卵圆形至卵状披针形。

### 营养成分

| 维生素C | 蛋白质 |
| --- | --- |
| 膳食纤维 | 脂肪 |
| 碳水化合物 | 胡萝卜素 |

### 食用方法

春季采集嫩茎叶，去杂洗净，入沸水锅中焯熟，捞出用清水漂洗干净，可与其他菜品一起炒食，也可加入调料凉拌后食用，或与肉类一起做汤食用。罗勒干叶常用在卤制品中提味、增香。

## 养生食谱

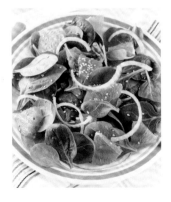

### 罗勒香橙沙拉

材料：香橙100克，罗勒叶30克，洋葱、白芝麻、盐、白糖、白醋、橄榄油各适量。

制法：1.罗勒叶洗净；洋葱洗净，切丝；香橙洗净，切片。2.将处理好的材料放在盘中，加盐、白糖、白醋、橄榄油，搅拌均匀。3.均匀地撒上白芝麻即可。

功效：此菜有疏风散热、化湿开胃之效。

### 药典精要

《嘉祐本草》："调中消食，去恶气，消水气，宜生食。又动风，发脚气，取汁服半合定，冬月用干者煮。"

《岭南采药录》："治毒蛇伤，又可作跌打伤敷药。"

# 打碗花

## 健脾益气，调经止带

打碗花性平，味甘、淡，根状茎及花皆可入药。根状茎中含一定量的淀粉，入药可以健脾益气、利尿、调经止带，月经不调、白带异常者适宜食用。打碗花还可以辅助治疗消化不良等脾虚症状，产后乳汁分泌不足者也可酌情使用。

**分布情况**
分布于全国各地。

**适用人群**
女性月经不调者、白带多且黄者可多食。一般人群皆可食用。

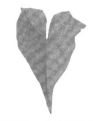

叶互生，叶片三角状戟形或者三角状卵形，侧裂片展开。

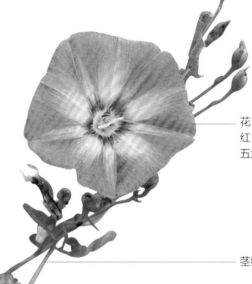

花冠漏斗形（喇叭状），粉红色或白色，口近圆形微呈五角形。

茎细弱，匍匐或攀缘。

**营养成分**

| 磷 | 钙 |
| --- | --- |
| 铁 | 胡萝卜素 |

**食用方法**

打碗花的嫩叶经沸水焯烫后可用来炒食，与肉、鸡蛋等同食则滋味鲜美。其根部洗净后可以煮食，如做汤食用。

## 药典精要

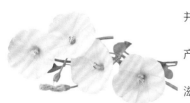

《分类草药性》："治白带，通月经并五淋，治小儿呕吐乳症。"

《民间常用草药汇编》："治疳积和产后感冒。"

《陕西植药调查》："调经，活血，滋阴，补虚。"

**小贴士**

人们一般在春秋季节采花鲜用，秋季则挖打碗花的根状茎，洗净晒干入药或鲜用。其根有补脾益气之功效，花则有止痛的功效。

# 香薷

## 发汗解表，祛暑化湿

香薷多用于夏季贪凉、风寒感冒所引起的发热、恶寒、头痛、无汗等症，也可辅助治疗霍乱、水肿、鼻衄、口臭等症，其有祛除暑湿、利小便、消水肿、除口臭的功效，功似麻黄而力弱，故有"夏月麻黄"之称。

**分布情况**

多分布于江西、河北、河南等地，以江西产量大、质量好。

**特殊用途**

香薷为蜜源植物，茎叶可提取芳香油。

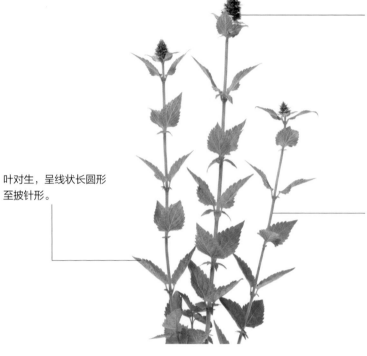

穗状花序，由多花的轮伞状花序组成，花梗纤细。

叶对生，呈线状长圆形至披针形。

茎方柱形，多分枝，被灰白色卷曲柔毛。

**营养成分**

| 挥发油 | 香薷酮 |
| --- | --- |
| 苯乙酮 | 谷甾醇 |
| 葡萄糖苷 | 棕榈酸 |
| 亚油酸 | 亚麻酸 |

**食用方法**

采集能掐断的嫩茎叶，用沸水焯烫后，以清水漂净，可炒食、凉拌。可作增香调味品，烹制肉类时加入或直接泡水饮用。

## 药典精要

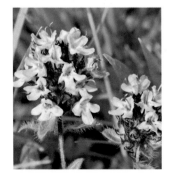

《得配本草》："火盛气虚、阴虚有热者禁用。"

《食疗本草》："去热风，卒转筋，煮汁顿服。又干末止鼻衄，以水服之。"

《日华子本草》："下气，除烦热，疗呕逆冷气。"

《食物本草》："夏月煮饮代茶，可无热病，调中温胃；含汁漱口，去臭气。"

**实用偏方**

【霍乱，腹痛，吐痢】

香薷500克（切碎），小蒜500克（切碎），厚朴100克（炙），生姜150克，以上四味加1000毫升水，煮取800毫升，分3次服用，需温服。

# 马兰头

## 凉血止血，清热利湿

马兰头性凉，味辛，食之可清热去火，增强人体免疫力。马兰头具有凉血止血、清热利湿、解毒消肿的功效，主治吐血、衄血、崩漏、创伤出血、黄疸、泻痢、水肿、咽痛喉痹、痈肿痔疮、丹毒、小儿疳积等症。

茎叶类野菜

### 分布情况

分布范围广，全国大部分地区有分布。

### 食用宜忌

一般人群均可食用，孕妇不宜食用。

茎圆柱形，表面黄绿色，有细纵纹。

叶互生，长椭圆状披针形，被短毛头状花序，花淡紫色。

### 营养成分

|  |  |
| --- | --- |
| 蛋白质 | 脂肪 |
| 碳水化合物 | 膳食纤维 |
| 烟酸 | 维生素B$_1$ |

### 食用方法

择洗干净，用沸水烫后，浸凉水去辛味，加油、盐调食。操作中尽量挤去水分，凉拌时可与多种荤料、素料搭配。若炒食，则加热时间不宜过长，大火速成最佳。

### 药典精要

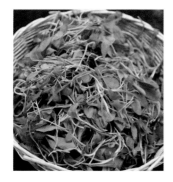

《日华子本草》："根、叶，破宿血，养新血，止鼻衄、吐血，合金疮，断血痢，解酒疸及诸菌毒；生捣敷蛇咬。"

《本经逢原》："治妇人淋浊、痔漏、吐血、衄血、紫癜、创伤出血、黄疸。"

《医林纂要》："补肾命，除寒湿，暖子宫，杀虫。治小儿疳积。"

### 实用偏方

【大便下血】马兰头、荔枝草各30克，以水煎服，每日1次。

【小便刺痛】马兰头30~60克，金丝草30克，土丁桂、胖大海各15克，以水煎服。

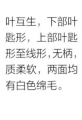

# 鼠曲草

## 除风利湿，化痰止咳

　　鼠曲草富含 B 族维生素、胡萝卜素等，具有化痰、止咳、祛风寒之功效，主治咳嗽痰多、风寒气喘、腹泻等，其润肺化痰效果显著；还可祛风湿、解毒，用于辅助治疗风湿痹痛、泄泻、水肿、赤白带下、痈肿疔疮、阴囊湿痒、荨麻疹等。

**分布情况**

全国大部分地区有分布。主产区在江苏、浙江、福建。

**适用人群**

常年风湿、咳嗽、痰多者，妇女白带量多且色黄者。

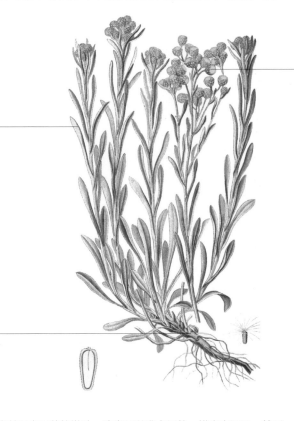

叶互生，下部叶匙形，上部叶匙形至线形，无柄，质柔软，两面均有白色绵毛。

头状花序顶生，排列呈伞房状，花全部管状，黄色，雌花多数，花冠顶端扩大，裂片无毛。

茎直立或基部发出的枝下部斜升，上部不分枝，有沟纹，密生白色厚绵毛。

**营养成分**

| B族维生素 | 胡萝卜素 |
| --- | --- |
| 木樨草素 | 挥发油 |
| 微量生物碱 | 甾醇 |

## 食用方法

　　采春季刚长出来并且未开花的嫩叶，洗净后以沸水烫熟，捞出来沥干，然后凉拌、炒菜、做汤均可，还可以掺面蒸熟后食用。

### 药典精要

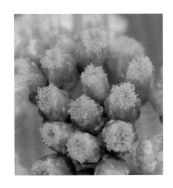

　　《日华子本草》："调中益气，止泄，除痰，压时气，去热嗽。"

　　《药类法象》："治寒嗽及痰，除肺中寒，大升肺气。"

　　《品汇精要》："治形寒饮冷、咳嗽，经年久不瘥者。"

**实用偏方**

【风湿痹痛】鼠曲草60克，用水和白酒少许，煎汤，每日1剂。

【湿热下痢】鼠曲草60克，凤尾草30克，车前草、茵陈蒿各15克。四者加水煎煮，取汁，加白糖，代茶饮。

# 蒲公英

## 清热解毒，消肿散结

蒲公英具有利尿、退黄疸、利胆、助消化的功效，可用来辅助治疗胃及十二指肠溃疡，还可辅助防治胃癌、食管癌等。蒲公英叶子有改善湿疹，舒缓皮炎、关节不适的功效；其根则有消炎作用，可以辅助治疗胆结石、风湿痹痛。

### 分布情况
全国大部地区均有分布。

### 适用人群
适宜咽喉疼痛者、肿毒者，也适宜热毒上攻引起的目赤咽肿、口舌生疮者食用。

舌状花黄色，边缘花舌片背面具紫红色条纹，花药和柱头呈暗绿色。

植物的根茎呈圆柱状，比较粗壮，单一或分枝，根部外皮呈黄棕色，茎部为青黄色。

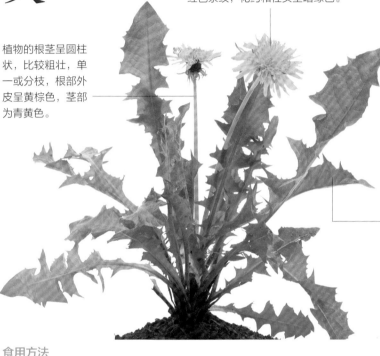

瘦果倒卵状披针形，暗褐色，上部具小刺，下部具有成行排列的小瘤，顶端是圆锥至圆柱形的喙基。

叶根生，排成莲座状，狭倒披针形，大头羽裂，裂片三角形。

### 营养成分

| 维生素B$_2$ | 镁 |
| --- | --- |
| 维生素C | 钙 |

### 食用方法
蒲公英可炒食、做汤、炝拌，风味独特；还可将蒲公英鲜嫩茎叶洗净，沥干蘸酱食用；也可将洗净的蒲公英用沸水烫1分钟，沥出后用冷水冲一下，佐以各种调料，作配菜。

## 药典精要

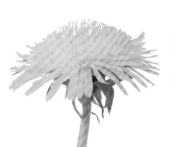

《唐本草》："主妇人乳痈肿。"

《本草衍义补遗》："化热毒，消恶肿结核，解食毒，散滞气。"

《本草经疏》："蒲公英味甘平，其性无毒。当是入肝入胃、解热凉血之要药。"

### 实用偏方
【乳房肿痛】蒲公英30克，粳米100克，二者共煮成粥，食之可消肿散结。

【小便短赤】蒲公英、玉米蕊各60克，二者加水煎服或代茶饮。

# 蒌蒿

## 开胃利膈，行水解毒

蒌蒿性温，味苦、辛，有利膈、开胃、行水、解毒等功效，可辅助治疗胃气虚弱、浮肿及河豚中毒等症。蒌蒿中含有的侧柏莲酮芳香油使其独具特色，可用来辅助治疗高血压、高脂血症、心血管疾病。

### 分布情况
野生种广泛分布于东北、华北、华中。

### 食用宜忌
一般人皆可食用。糖尿病、肥胖患者慎食。

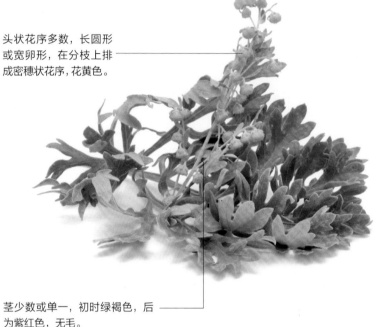

头状花序多数，长圆形或宽卵形，在分枝上排成密穗状花序，花黄色。

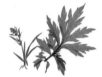

叶互生，正面绿色，无毛或近无毛，背面密被灰白色蛛丝网状绵毛，多呈网状深裂。

茎少数或单一，初时绿褐色，后为紫红色，无毛。

### 营养成分

| | |
| --- | --- |
| 蛋白质 | 胡萝卜素 |
| 维生素C | 铁 |
| 钙 | 桉子酸 |

### 食用方法

采嫩茎叶，用沸水烫熟后与肉类炒食，味道鲜美；或烫熟后再用清水漂洗，挤干水分后炒食或凉拌。蒌蒿还是法国菜中常用的香料，多用于鸡肉、鱼肉和法国蜗牛等菜品的烹制。

### 药典精要

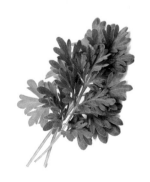

《本草纲目》："蒌蒿，无毒，主治五脏邪气、风寒湿痹，补中益气，长毛发，久服轻身、耳聪目明、不老。"

《本草纲目》："利隔开胃，杀河豚毒。"

《医林纂要》："开胃，行水。"

### 小贴士

蒌蒿不仅能做成菜肴，也可泡成茶，老少皆宜。而且饮用完蒌蒿茶，喝剩的茶叶可直接食用，人食之能补充多种营养素。适量饮用蒌蒿茶，能明目、生发、乌发、降压、降脂、消炎、解热。

# 酸模

## 清热凉血，利尿通便

　　酸模凉血止血，主治咯血、子宫出血、痈肿、癣疮、烫伤、烧伤、跌打损伤、外伤出血等。酸模有清热利尿的作用，内服可治热痢、目赤、小便不通、淋浊等；此外还有一定的通便作用。

### 分布情况

几乎遍布全国，河北、四川、云南、广西为主产地。

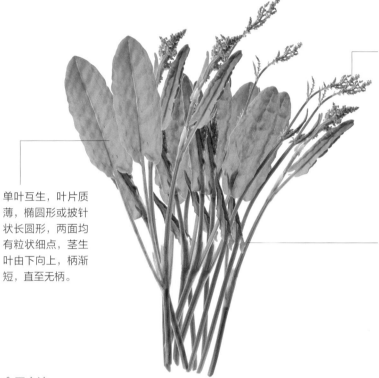

花单性异株，花梗短，中部具关节。雄花外花被片小，内花被片椭圆形；雌花外花被片果期反折，内花被片近圆形，果期增大。

单叶互生，叶片质薄，椭圆形或披针状长圆形，两面均有粒状细点，茎生叶由下向上，柄渐短，直至无柄。

蓼科多年生草本植物，茎直立，通常不分枝，无毛，或稍有毛，具沟槽，中空。

### 营养成分

| 蛋白质 | 膳食纤维 |
| --- | --- |
| 维生素C | 胡萝卜素 |

### 食用方法

　　春季采摘嫩茎叶，去杂洗净，入沸水锅焯一下，捞出洗净，挤干水分后切段放入盘内，加入盐、味精、酱油、白糖、香油，拌匀即成。也可洗净焯烫后炖汤食用，味道鲜美。

### 药典精要

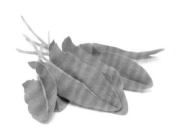

　　《本草拾遗》："主暴热腹胀，生捣绞汁服，当下痢。杀皮肤小虫。"

　　《本草纲目》："去汗斑，同紫萍捣汁擦数日即消除。"

　　《贵州民间方药集》："利便，解热，利尿，治五淋。"

　　《本草推陈》："治痢疾初起、里急后重，排便不畅时作轻泻剂。"

### 实用偏方

【小便不通】酸模根15~20克，以水煎服。

【吐血，便血，咯血】酸模7.5克，小蓟、地榆炭各20克，黄芩（炒）15克，四者以水煎服。

81

# 凤眼莲

## 疏散风热，利水通淋

凤眼莲入药可以利水通淋、清热解毒，主治风热感冒、水肿、热淋、尿路结石、风疹、湿疮、疖肿等；外敷可缓解热疮不适。凤眼莲还能提高人体免疫力，促进消化吸收，预防心脑血管疾病。

**分布情况**

全国各地都有所分布。

**特殊用途**

凤眼莲可清洁水域，吸附水中的重金属元素，同时可净化室内空气；还可用于制作功能饮料、造纸等。

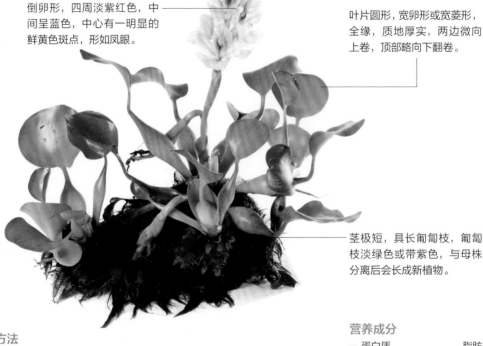

穗状花序，卵形、长圆形或倒卵形，四周淡紫红色，中间呈蓝色，中心有一明显的鲜黄色斑点，形如凤眼。

叶片圆形，宽卵形或宽菱形，全缘，质地厚实，两边微向上卷，顶部略向下翻卷。

茎极短，具长葡匐枝，匍匐枝淡绿色或带紫色，与母株分离后会长成新植物。

**食用方法**

春季采集嫩茎叶，去杂洗净，入沸水锅中焯熟，捞出用清水漂洗干净，可与其他菜品一起炒食，也可加入调料凉拌后食用，或与肉类一起做汤食用。夏季采其花洗净后，可凉拌或炒食。

**营养成分**

| 蛋白质 | 脂肪 |
|---|---|
| 钙 | 磷 |

## 药典精要

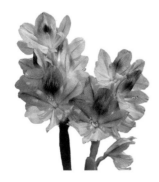

《广西药植名录》："清凉解毒，除湿，祛风热。外敷热疮。"

《南方青草药实用全书》："水浮莲、猫毛草、车前草各 15~30 克，水煎服。治肾炎水肿、小便不利。"

《南方青草药实用全书》："水浮莲、牛吃埔、冬瓜皮、莲叶各 15~30 克，水煎服。治中暑烦渴。"

**小贴士**

凤眼莲是一种监测环境污染的良好植物，它对砷敏感。当水中含有砷 0.06mg/L，经 2 小时，其叶片便会出现受损状态。凤眼莲可用来净化水体中的锌、砷、汞、镉、铅等有毒物质。

# 龙葵

## 清热解毒，活血消肿

龙葵有很强的活血和解毒功能，可以降低人体血液黏稠度，提高血液中的含氧量；龙葵还是很好的清热解毒药，对痔疮、尿路感染、肝炎、皮肤炎症等都有一定的缓解和治疗作用。

### 分布情况

我国各地均有分布。

### 适用人群

精神萎靡、嗜睡者，有湿疹等皮肤炎症患者，均可适当食用。

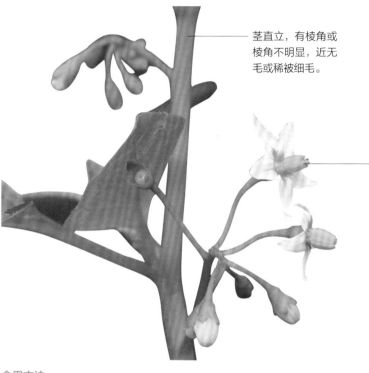

茎直立，有棱角或棱角不明显，近无毛或稀被细毛。

花冠较小，淡紫色或白色，花药黄色，顶孔内向，花冠裂片三角形，顶端渐尖。

叶互生，叶片呈卵形或近菱形，叶缘有波状粗锯齿，叶片大小差异比较大。

### 营养成分

| | |
| --- | --- |
| 胡萝卜素 | 多糖 |
| 维生素C | 维生素A |
| B族维生素 | 脂肪 |
| 甾类 | 生物碱 |

### 食用方法

3~4月采摘龙葵的嫩茎叶，用沸水烫熟后，挤干水分，凉拌或者切碎做包子、饺子的馅，也可与其他菜品一起炒食或加调料凉拌后食用。龙葵的嫩果可以拌糖生食。

### 药典精要

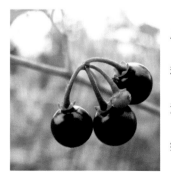

《唐本草》："食之解劳少睡，去虚热肿，清热解毒。"

《食疗本草》："主疔肿。患火丹疮，和土杵，敷之。"

《本草图经》："叶，入醋细研，治小儿火焰丹，消赤肿。"

《滇南本草》："治小儿风热，攻疮毒，洗疔癣痛，祛皮肤风。"

### 实用偏方

【痈疖疔疮】鲜龙葵60克，鲜木芙蓉嫩叶30克，鲜紫花地丁15克，三者分别洗净后捣烂，敷患处，每日2次。

【跌打扭伤、肿痛】鲜龙葵叶200克，连须葱白7个，二者分别洗净后切碎，加酒酿糟适量，同捣烂后敷患处，每日换1~2次。

# 绞股蓝

## 降压降脂，延缓衰老

绞股蓝的食疗功效堪比人参，其具有消除疲劳、延缓衰老、镇静助眠、降低血脂等功效，患高血压、高脂血症、心脑血管病、胃溃疡的人可适量食用绞股蓝。此外，其所含的皂苷还能防止正常细胞癌变，适量食用可增强人体免疫力。

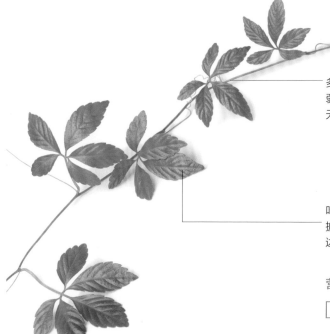

**分布情况**

我国长江流域以南各省区市均有出产。

**特殊用途**

绞股蓝可制成茶，适量饮用对人体有很多益处，无任何毒副作用。

多年生草质攀缘植物，茎细弱，具分枝，具纵棱及沟槽，无毛或疏被短柔毛。

叶鸟足状，小叶片长椭圆状披针形至卵形，有小叶柄，边缘有锯齿。

**营养成分**

| 膳食纤维 | 蛋白质 |
| --- | --- |
| 钙 | 磷 |

**食用方法**

春夏季节采摘其嫩茎叶，用沸水焯熟后再用清水漂洗，将其苦味去除，之后可与其他菜品一起炒食，也可加入调料凉拌后食用。绞股蓝也可调配入汤饮、菜肴之中食用。

## 实用偏方

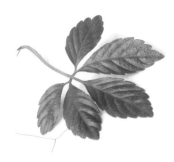

【消脂防癌】取适量绞股蓝，加水1000毫升，共煎15分钟。取汁饮用。

【病毒性肝炎】绞股蓝15克，金钱草50克，红糖适量，三者共煎水饮。

【降压安神】绞股蓝15克，杜仲叶10克，二者以沸水浸泡饮。

【降血糖】绞股蓝3克，用沸水冲泡10分钟后饮用。

**小贴士**

正确泡饮绞股蓝的注意事项。

1. 水要沸水。因为绞股蓝的有效成分在高温下才能溶解。

2. 不要倒掉第一泡绞股蓝。第一泡茶中含有皂苷，可清热解毒。

3. 绞股蓝茶包可多次冲泡，一般续泡一日，其有效成分才会尽数析出。

# 野韭菜

## 温中下气，补肾益阳

野韭菜富含多种营养素，具有温中下气、补肾助阳、暖胃、散瘀行血等作用，有阳痿遗精、腰膝酸软、胃虚寒、反胃、便秘、尿频、痔漏、脱肛、痢疾等症的患者宜食。

### 分布情况

多分布于黑龙江、吉林、辽宁、河北、山东、山西、内蒙古、陕西、宁夏、甘肃、青海、新疆。

### 适用人群

一般人群皆可食用。

植物叶基生，呈条形至宽条形，具明显中脉，在叶背突起。

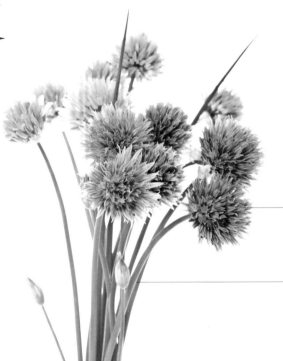

花紫色、粉红色、红色，偶为白色或黄色，花披针形至长三角状条形，内外轮等长。

根状茎，鳞茎圆柱形，外皮膜质，霜白色，弦状须根，分布浅。

### 营养成分

| 膳食纤维 | 蛋白质 |
|---|---|
| 维生素C | 维生素B$_1$ |
| 维生素B$_2$ | 烟酸 |

## 食用方法

野韭菜可直接炒食、做汤，也可用作饺子、包子馅。野韭菜在沸水中焯熟后可盐渍或糖渍，受到很多人的喜爱。野韭菜炒鸡蛋，男性可以适量多吃。

## 实用偏方

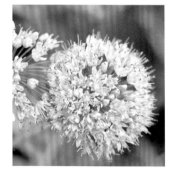

【跌打损伤】野韭菜15克，葱白、生姜各9克，白胡椒10粒，红糖30克，栀子5枚，面粉60克，共捣烂摊成饼状，敷伤处包扎之。

【阳虚易汗】野韭菜根60克，以水煎服。

【扭伤腰痛】野韭菜或韭菜根30克，切细，黄酒90毫升，二者共煮沸后，趁热饮服，每日1~2剂。

### 小贴士

1. 野韭菜可作为调料，多用于荤、腥、膻及其他有异味的菜肴、汤羹中；放入没有异味的菜肴、汤羹中，也能起增味、增香的作用。

2. 根据主料的不同，可将野韭菜切成段或末后使用，但均不宜久煎、久炸。

# 落葵

## 润肠通便，清热利湿

落葵全株都可入药，其花可治乳头破裂、水痘；根可治营养不良性水肿等症；种子和叶片入药，有散热、利尿、润泽皮肤、清热凉血之功效；食用全株，有清热、滑肠、凉血、解毒之效；适量食用可治大便秘结、小便短涩、痢疾、便血、斑疹、疔疮等。

**分布情况**
我国长江流域以南各地均有栽培。

**特殊用途**
落葵攀缘生长，可作篱笆式栽培，有立体绿化的效果。

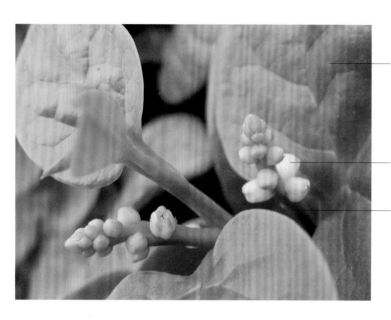

单叶互生，叶片宽卵形、心形至长椭圆形，顶端渐尖，基部心形，全缘。

穗状花序腋生或顶生，淡紫色或淡红色，下部白色，连合成管；无花瓣。

全株肉质，光滑无毛。茎分枝明显，绿色或淡紫色。

**营养成分**

| 蛋白质 | 膳食纤维 |
| --- | --- |
| 磷 | 钙 |

## 食用方法

春季采集其嫩苗，去杂洗净，入沸水锅中焯熟，捞出用清水漂洗干净，可与其他菜品一起炒食，也可加入调料凉拌后食用，或与肉类一起做汤食用。其味清香，清脆爽口，食之如木耳一般，别有风味。

## 药典精要

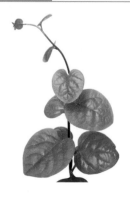

《别录》："主滑中，散热。"

《福建民间草药》："泻热，滑肠，消痈，解毒。"

《江苏植药志》："为妇科止血药。"

《陆川本草》："凉血，解毒，消炎，生肌。治热毒、火疮、血瘕、斑疹。"

《泉州本草》："治大便秘结、小便短涩、胸脯郁闷。"

**实用偏方**
【大便燥结】落葵500克，加水煮熟后，以盐、酱油、醋等调味，食菜饮汤。

【外伤出血】鲜落葵叶和冰糖共捣烂，敷患处。

【小便短涩】鲜落葵100克，煎汤，代茶频服。

# 苎麻

## 清热利尿，安胎止血

苎麻根部为其主要药用部位，可用来辅助治疗感冒、麻疹、尿路感染、肾炎性水肿、妊娠腹痛、胎动不安、先兆流产、跌打损伤、骨折、疮疡肿痛等。常吃苎麻制成的食品能耐饥渴、长力气，还能除皮肤疾患，强身健骨。

### 分布情况

主产于长江流域，全国均有分布。

### 适用人群

苎麻适合上火人群食用，为安胎良药，孕妇可适当食用。

雄花花序在茎的中下部，雌花花序在上部。

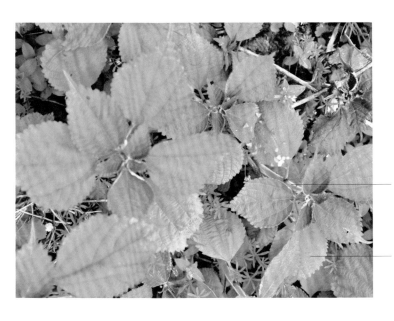

茎直立，分枝，绿色，有短糙毛或长硬毛。

叶互生，宽卵形或近圆形，表面粗糙，背面密生交织的白色柔毛。

### 食用方法

摘取新鲜嫩苎叶，和适量粳米、糯米于石臼中捣烂至黏合状，即成青翠欲滴的饭团，把饭团捏成小块，放在蒸笼中蒸熟即可食用。

### 营养成分

| 蛋白质 | 膳食纤维 |
| --- | --- |
| 大黄素 | 维生素B$_1$ |
| 绿原酸 | 葡萄糖苷 |

## 药典精要

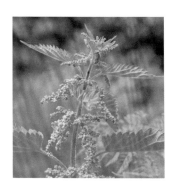

《医林纂要·药性》："孕妇两三月后，相火日盛，血益热，胎多不安。苎根甘咸入心，能布散其光明，而不为郁热，此安胎良药也。"

《本草便读》："苎麻根长于滑窍凉血，血分有湿热者亦属相宜。大抵胎动因为血热者多，或因伤血瘀者亦有之。"

### 实用偏方

【习惯性流产】苎麻干根50克，莲子25克，怀山药25克，三者共水煎服。

【吐血不止】苎麻根、人参、白垩、蛤蚧粉各10克，捣为散状，每服2克，以糯米汤调服，不拘时候。

茎叶类野菜

# 三叶木通

## 理气止痛，活血通络

三叶木通的药用部位是根茎，可行气、活血、祛风通络。其果实有疏肝补肾、理气止痛的功效，可辅助治疗肝癌、肺癌、乳腺癌，还可缓解头痛、痛经、泄泻、白带异常、疝气、脘腹胀闷等症，也可辅助治疗跌打损伤、蛇虫咬伤。

**分布情况**

华北至长江流域各省区市，以及华南、西南地区均有分布。

**特殊用途**

可作为花架绿化材料。果、茎蔓、根均可入药。

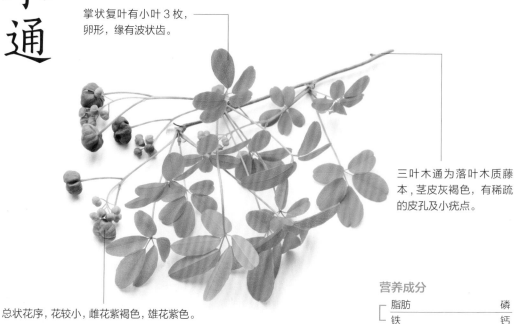

掌状复叶有小叶 3 枚，卵形，缘有波状齿。

三叶木通为落叶木质藤本，茎皮灰褐色，有稀疏的皮孔及小疣点。

总状花序，花较小，雌花紫褐色，雄花紫色。

**营养成分**

| 脂肪 | 磷 |
|---|---|
| 铁 | 钙 |

**食用方法**

春季采集幼嫩茎叶，去杂洗净后用沸水稍烫，再用清水反复冲洗以去除异味，可与其他菜品一起炒食，也可加入调料凉拌后食用。8 月采集鲜果，可直接食用。

## 药典精要

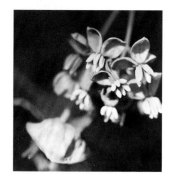

《草木便方》："补肾益精，强阴。治劳伤、疝气、腰脚肿疼、损伤。"

《分类草药性》："治风湿腰痛、膀胱疝气、咳嗽。"

《重庆草药》："治痨伤吐血、闭经、腰背痛、痔漏、带浊、跌打损伤。"

《浙江民间常用草药》："祛风止痛，行气活血，利尿解毒。"

**实用偏方**

【关节风痛】三叶木通藤茎25克，以水煎服，或以黄酒冲服。

【尿闭】三叶木通根20克，以水煎服。

【胃脘胀闷】三叶木通根、红木香各25克，加水煎服。

# 地榆

## 凉血止血，解毒敛疮

地榆的嫩茎叶可食，入药部位是其根茎，煎剂内服可辅助治疗吐血、咯血、衄血、尿血、便血、痔血、血痢、崩漏、赤白带下、疮痈肿痛、湿疹、水火烫伤、蛇虫咬伤等症。以鲜根入药，则疗效较好。

**分布情况**

主产于江苏、安徽、河南、河北、浙江等地。

**特殊用途**

叶片可用于制作沙拉或调制鸡尾酒。

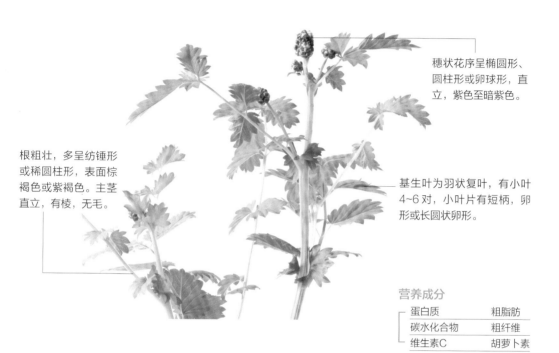

穗状花序呈椭圆形、圆柱形或卵球形，直立，紫色至暗紫色。

根粗壮，多呈纺锤形或稀圆柱形，表面棕褐色或紫褐色。主茎直立，有棱，无毛。

基生叶为羽状复叶，有小叶4~6对，小叶片有短柄，卵形或长圆状卵形。

**营养成分**

| 蛋白质 | 粗脂肪 |
| --- | --- |
| 碳水化合物 | 粗纤维 |
| 维生素C | 胡萝卜素 |

## 食用方法

春季采幼苗，夏季采嫩叶、嫩花穗，洗净后用沸水烫熟，再用凉水浸去苦味，挤干水分后可凉拌、炒食、做馅。地榆的叶子因为味似琉璃苣而被广泛用于法国菜品、意大利菜品中。

## 药典精要

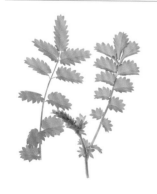

《本草选旨》："地榆，以之止血，取上截炒用。以之行血，取下截生用。以之敛血，则同归、芍。以之清热，则同归、连。以之治湿，则同归、芩。以之治血中之痛，则同归、萸。以之温经而益血，则同归、姜。大抵酸敛寒收之剂，得补则守，得寒则凝，得温暖而益血归经，在善用者自得之而已。"

**实用偏方**

【血痢不止】地榆100克，炙甘草25克，两者粗捣筛，混合后每次取25克，以水1000毫升煎煮，煎至剩700毫升时，去渣温服，白天服2次，夜间服1次。

# 野西瓜苗

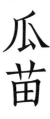

## 清热解毒，利咽止咳

野西瓜苗可清热解毒、祛风除湿、止咳、利尿，多用于辅助治疗感冒、咳嗽、肠炎、痢疾等症；其对风湿性关节炎、腰腿痛、关节肿大、四肢发麻等也有一定的疗效。其种子可润肺止咳。

**分布情况**
分布于江苏、安徽、河北、贵州及东北等地。

**适用人群**
一般人群皆可食用。

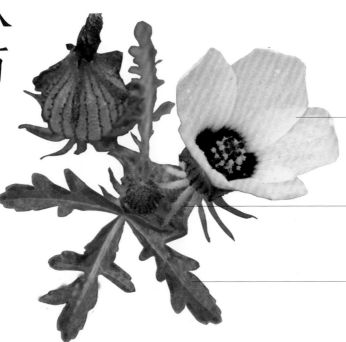

花单生于叶腋，萼钟状，裂片三角形；花冠淡黄色，有紫心。

茎柔软，直立或者稍微卧生。

叶近圆形，边缘锯齿裂，中间裂齿较大，裂片倒卵状长圆形，先端钝，边缘具有羽状缺刻或大锯齿。

**营养成分**

| 粗蛋白 | 碳水化合物 |
|---|---|
| 粗脂肪 | 氨基酸 |
| 粗纤维 | 多肽 |
| 生物碱 | 黄酮类 |
| 萜类 | 甾体类 |

**食用方法**
将其嫩茎叶洗净，以沸水焯熟后，换凉水浸泡 2~3 小时，以去除异味，后加入调料，凉拌、做汤均可，也可与肉类炖食。食之味道鲜美，清爽可口。

## 药典精要

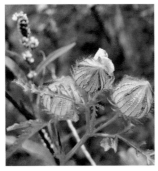

《江苏植药志》："治腹痛。"

《东北常用中草药手册》："清热去湿，润肺止咳。"

《怒江药》："全草治急性关节炎、感冒咳嗽、痢疾、肺结核咳嗽。"

《蒙植药志》："全草治风湿痹痛、风热咳嗽、腰腿痛、关节肿大、肠炎、泄泻、痢疾，外用治烫火伤、疮毒。"

**实用偏方**
【风热咳嗽】野西瓜苗25克，白糖15克，以水煎服。
【风湿性关节炎】野西瓜苗（鲜品）100克，以水煎服。
【烫火伤】取适量野西瓜苗泡香油，或将适量野西瓜苗晒干研末，调桐油后外敷患处。

# 柳树芽

## 清热解毒，利尿降压

柳树芽味苦，具有清热解毒、利尿降压的功效，常用来辅助治疗咽炎、支气管炎、肺炎、病毒性肝炎、腮腺炎、乳腺炎、膀胱炎、尿道炎、丹毒等多种病症；老年人适量食用，还可防治高血压、高脂血症等。

**分布情况**

以西南高山地区和东北分布最多，其次是华北和西北。

**特殊用途**

可做绿化树种。

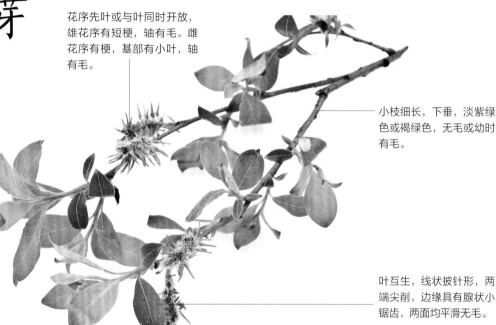

花序先叶或与叶同时开放，雄花序有短梗，轴有毛。雌花序有梗，基部有小叶，轴有毛。

小枝细长，下垂，淡紫绿色或褐绿色，无毛或幼时有毛。

叶互生，线状披针形，两端尖削，边缘具有腺状小锯齿，两面均平滑无毛。

**食用方法**

春季将摘来的新鲜柳芽洗净，放入沸水中煮 2 ~ 3 分钟，捞出沥干水，再放入冷水中浸一夜，以去除异味；次日捞出并沥干水后凉拌着吃，也可与其他菜品一起炒食。

**营养成分**

| | |
|---|---|
| 蛋白质 | 脂肪 |
| 维生素 | 鞣酸 |
| 水杨酸糖苷 | 柳酸 |
| 碳水化合物 | 碘 |

**实用偏方**

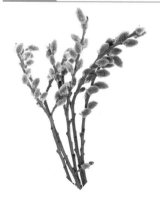

【咯血】将柳树芽与茶叶一起冲泡，做成茶饮，长期饮用。

【风湿性关节炎】鲜柳树芽3克，以水煎服。

【黄疸型肝炎】带叶的柳树枝60克，加水500毫升，煎至300毫升，分2次服。

**小贴士**

柳树芽焯水时间不可过长，以不变色为佳。另外，食用前一定要多次换水浸泡，充分释去柳树芽的苦涩味。喜甜食者可加糖调味后食用。

# 刺龙芽

## 益气补肾，祛风利湿

刺龙芽中含有多种维生素和胡萝卜素，还含有谷氨酸等多种氨基酸及人体必需的微量元素。适量食用刺龙芽，可以改善气虚乏力、胃脘痛、消渴等症状。另外，其对失眠多梦、风湿骨痹、腰膝无力、跌打损伤、骨折、水肿、脱肛、疥癣等症有一定辅助治疗作用。

### 小档案

性味：性平，味辛、微苦。
习性：喜偏酸性土壤。
繁殖方式：种子繁殖和扦插繁殖。
采食时间：4~6月。
食用部位：嫩芽。

### 食用方法

采其未展开、长度不超过 15 厘米的嫩芽，洗净后用沸水浸烫 5~7 分钟，清水浸泡后炒食、做汤、蘸酱或腌渍后食用。

### 分布情况

生长于海拔 1000 米左右的山地森林中，多分布于黑龙江、吉林、辽宁。

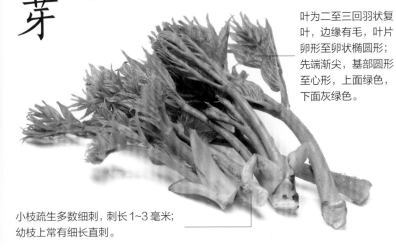

叶为二至三回羽状复叶，边缘有毛，叶片卵形至卵状椭圆形；先端渐尖，基部圆形至心形，上面绿色，下面灰绿色。

小枝疏生多数细刺，刺长 1~3 毫米；幼枝上常有细长直刺。

---

# 牡荆

## 祛风解表，除湿解毒

牡荆的叶可入药，可辅助治疗风寒感冒、腹痛吐泻、痢疾、风湿痛、脚气、痈肿、喉痹肿痛、足癣等症。根据中药典籍记载，牡荆内服可治感冒；外用煎水洗可治皮肤病，能消疮肿及风湿肿痛。

### 小档案

性味：性平，味辛、苦。
习性：喜光，耐寒，对土壤要求不高，适应性强。
繁殖方式：播种、扦插、压条。
采食时间：春夏季采集嫩芽叶和花朵。
食用部位：嫩芽叶可食，花朵可泡茶。

### 食用方法

将采集到的嫩芽叶洗净，用开水浸烫后，再用冷水漂去异味，炒熟后食用。

### 分布情况

分布于华东及河北、湖南、湖北、广东、广西、四川、贵州。

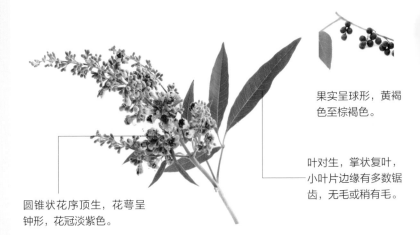

果实呈球形，黄褐色至棕褐色。

叶对生，掌状复叶，小叶片边缘有多数锯齿，无毛或稍有毛。

圆锥状花序顶生，花萼呈钟形，花冠淡紫色。

# 野芝麻

## 活血调经，凉血止血

　　野芝麻的花具有调经、利湿的功效，可用于月经不调、子宫颈炎、小便不利等。全草入药，可凉血止血、利尿通淋、渗湿止带、散瘀消肿、调经利湿，可辅助治疗肺热咯血、血淋、痛经、月经不调、膀胱炎、跌打损伤、肿毒等症。

### 分布情况
分布于东北、华北、华东各地。陕西、甘肃、湖北、湖南、四川、贵州等地均有之。

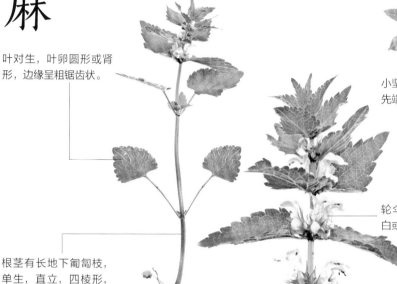

叶对生，叶卵圆形或肾形，边缘呈粗锯齿状。

小坚果呈倒卵圆形，黄褐色，先端截形，基部渐狭。

轮伞花序着生于茎端，花冠白或浅黄色。

根茎有长地下匍匐枝，单生，直立，四棱形，具浅槽，中空，几无毛。

### 食用方法
　　春夏季采集其幼苗及嫩茎叶，洗净后用沸水浸烫，再用清水漂洗，挤干水分后，可配菜、配汤或凉拌食用，独具风味且有一定的抗炎作用。做成野芝麻酱菜是非常经典的吃法。适量食用，可调理肝肾。

### 营养成分

| | |
|---|---|
| 胡萝卜素 | 维生素C |
| 挥发油 | 鞣酸 |
| 山柰酚 | 皂苷 |
| 葡萄糖苷 | 野芝麻苷 |

## 药典精要

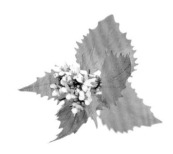

　　《东北药植志》："花，治白带及月经不调。清热凉血。"

　　《黑龙江中药》："花，清血止血，治月经不调和月经前后腹痛。"

　　《草药手册》："野芝麻、山莴苣、萱草，共捣烂敷患处。治肿毒、毒虫咬伤。用于月经不调、白带、子宫颈炎。"

### 实用偏方
【咯血咳嗽】野芝麻25克，鹿衔草25克，一同以水煎服。

【月经不调】野芝麻25克，以水煎，日服2次。

【小儿虚热】野芝麻15克，地骨皮15克，石斛20克，三者以水煎服。

# 薤白

## 通阳散结，行气导滞

薤白含大蒜氨酸、甲基大蒜氨酸、大蒜糖等成分，入药具有辛散苦降、行气导滞、通阳散结的作用，是治疗胸痹的重要药物。薤白还有温中补阳、行气止痛的作用，其与砂仁、木香等同用，可治寒气犯胃所致之胃痛。

**分布情况**

主产于东北、河北、江苏、湖北等地。

**适用人群**

适宜冠心病、胸闷不舒、肠炎、痢疾者食用。

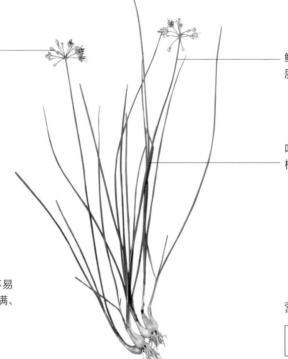

伞形花序半球状至球状，具多而密集的花，间具珠芽或有时全为珠芽。

鳞茎近球形，外有白色膜质鳞被，后变黑色。

叶片互生，苍绿色，半圆柱状狭线形，中空。

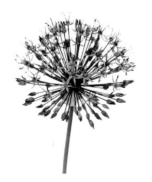

蒴果质坚硬，角质，不易破碎，以个大、质坚、饱满、黄白色、半透明为佳。

**营养成分**

| | |
| --- | --- |
| 脂肪 | 蛋白质 |
| 膳食纤维 | 碳水化合物 |
| 维生素C | 钙 |

## 食用方法

秋季采集其嫩叶或鳞茎，可炒食，也可焯熟，盐渍或糖渍后食用。薤白也可加入各类菜肴中以调味。薤白炒鸡蛋、薤白肉丝都是常见菜谱，受到人们的喜爱。须注意，薤白不宜与韭菜同食，不耐蒜味者则应少食薤白。

## 药典精要

《别录》："归于骨。除寒热，去水气，温中散结。诸疮中风寒水肿，以涂之。"

《千金·食治》："能生肌肉，利产妇。骨鲠在咽不下者，食之则去。"

《陆川本草》："薤白、木瓜华各9克，猪鼻管120克。水煎服。方中薤白下气散结，为臣药。治鼻渊。"

**实用偏方**

【心绞痛】薤白、瓜蒌仁各9克，半夏4.5克，三者以水共煎去渣，以黄酒冲入温服，每日2次。

# 歪头菜

## 解痉止痛，止咳化痰

歪头菜全株入药，具有解痉止痛和促进溃疡愈合的作用。可辅助治疗胃及十二指肠溃疡。其所含的木樨草素对咳痰、气喘均有一定疗效，还能降低血中胆固醇的含量，也适合高血压、冠心病患者食用。

**分布情况**

我国东北、华北、西北、华东、华中、西南地区为主产地。

**适用人群**

适合胃及十二指肠溃疡、咳痰、气喘、高血压、冠心病患者食用。

花冠紫色或紫红色，旗瓣倒提琴形。

荚果狭矩形，两侧扁，无毛，种子扁圆形，棕褐色。

羽状复叶，互生；小叶2枚，大小和形状变化很大，卵形至菱形，叶柄短。

根茎粗壮，近木质。茎直立，常数茎丛生，有棱，无毛或疏生柔毛。

**营养成分**

| 蛋白质 | 碳水化合物 |
|---|---|
| 粗纤维 | 胡萝卜素 |
| B族维生素 | 钙 |

**食用方法**

歪头菜采摘后去杂洗净，入沸水锅焯一下捞出，凉拌、炝炒、烩食均可。

## 药典精要

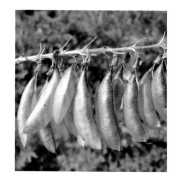

《贵州民间药物》："可滋补虚损，治痨伤、头晕。"

《长白山植物药志》："补虚调肝，理气止痛，主治胃痛、体虚浮肿。内服煎剂用量为15～25克；外用适量，捣烂敷患处。"

**实用偏方**

【头晕】歪头菜嫩叶15克，切碎拌入鸡蛋液中蒸食。

【虚劳】歪头菜250克，洗净焯烫好，取蒜泥10克，两者加调料拌匀，即可食用。

# 酸模叶蓼

## 利湿解毒，散瘀消肿

全草入中药，具利湿解毒、散瘀消肿、止痒、利尿、止痛、止呕功效。其果实为利尿药，主治水肿；用其鲜茎叶混盐后捣汁，对霍乱有一定疗效；外敷可治疮肿和蛇咬伤。

### 小档案

性味：性凉，味酸、苦。
习性：生于路旁湿地和沟边。
繁殖方式：种子繁殖。
采食时间：春季。
食用部位：嫩叶。

### 食用方法

去杂洗净，水烧开后将酸模叶蓼嫩叶放入沸水中焯熟，捞出泡清水中1小时以去除苦味，洗净后凉拌或炒食均可，也可炖汤。

### 分布情况

分布于黑龙江、辽宁、河北、山西、山东、安徽、湖北、广东。

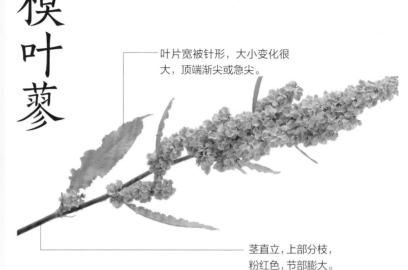

叶片宽被针形，大小变化很大，顶端渐尖或急尖。

茎直立，上部分枝，粉红色，节部膨大。

---

# 刺苋

## 解毒消肿，凉血止血

刺苋原产美洲热带地区，现广泛分布于我国大部分地区。刺苋性凉，可解毒消肿、凉血止血，除春夏采集其嫩茎叶食用外，刺苋全草可入药，有清肝明目、祛风止痒、杀虫疗伤的功效，可辅助治疗痢疾、目赤、乳痈、痔疮、上消化道出血、小便涩痛、湿疹、蛇咬伤等病症。

### 小档案

性味：性凉，味苦、甘。
习性：好生长于荒野、路边、墙角等湿润处。
繁殖方式：种子繁殖。
采食时间：春夏季。
食用部位：嫩茎叶。

### 饮食宜忌

咽喉肿痛、内痔便血者可适量食用刺苋，因其能清热解毒、祛湿止痢。

### 食用方法

取嫩茎叶洗净后，以沸水烫熟，再凉拌、制馅、做汤均可。

### 分布情况

我国大部分地区均有分布。

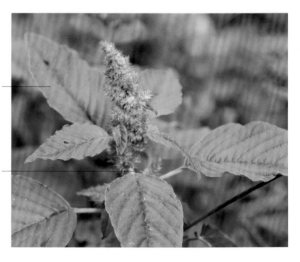

叶片菱状卵形或卵状披针形。

茎直立，圆柱形或钝棱形，多分枝，有纵条纹，绿色或带紫色，无毛或稍有柔毛。

别名：西风谷、野苋菜、粗穗绿苋。

# 反枝苋

**茎叶类野菜**

## 收敛消肿，解毒止痢

反枝苋具有收敛消肿、解毒止痢、抗炎、止血等功效，可辅助治疗尿血、内痔出血、扁桃体炎等症。其含有多种氨基酸，尤其含赖氨酸，都是人体所必需的。因此适量食用反枝苋，对人体的健康很有益。

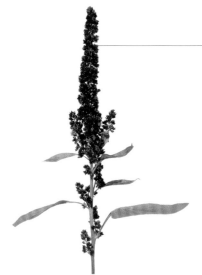

圆锥花序顶生及腋生，直立；苞片及小苞片钻形，白色。

叶片呈菱状卵形或椭圆状卵形，全缘或波状缘。

**小档案**

性味：性凉，味甘。
习性：喜湿润环境，亦耐旱。
繁殖方式：种子繁殖。
采食时间：春夏季。
食用部位：嫩茎叶。

**饮食宜忌**

脾虚便溏者慎用。

**食用方法**

取嫩茎叶洗净，放入沸水焯后捞出，可凉拌、热炒、制馅、做汤等。

**分布情况**

分布于黑龙江、吉林、辽宁、内蒙古、河北、山东、山西、河南、陕西、甘肃、宁夏。

---

别名：诸葛菜。

# 二月兰

## 软化血管，预防血栓

二月兰嫩叶和茎均可食用，营养丰富。其种子中的亚油酸含量较高，对人体极为有利。亚油酸具有降低人体内血清胆固醇和甘油三酯的功能，并可软化血管、阻止血栓形成。适量食用二月兰，对心血管病患者有一定的食疗作用。

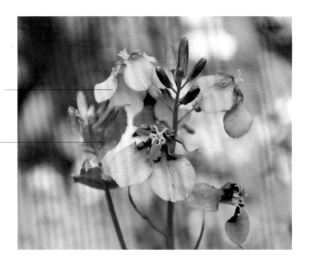

总状花序顶生，花朵多为蓝紫色或白紫色。

基生叶和下部茎生叶羽状深裂，叶基心形，叶缘钝齿。

**小档案**

性味：性平，味甘、辛。
习性：对土壤、光照条件要求较低，耐寒旱。
繁殖方式：种子繁殖。
采食时间：3~4月。
食用部位：嫩茎叶。

**特殊用途**

二月兰可用于园林绿化，栽于住宅小区、高架桥下，既可独立成片种植，也可与各种灌木混栽。

**食用方法**

采其嫩叶或茎后只需用开水焯一下，去掉苦味即可炒食或凉拌。

**分布情况**

常见于我国东北、华北等地区。

# 小藜

### 疏风清热，解毒杀虫

全草入药，具有清热解毒、杀虫、缓泻之效，能有效缓解疥癣、痔疮、便秘等症，也适用于风热感冒、肺热咳嗽、腹泻、细菌性痢疾、荨麻疹、湿疹、虫咬伤、湿毒、皮肤瘙痒等病症的辅助治疗。

## 小档案

性味：性凉，味甘、苦。
习性：喜欢生长于温润具轻度盐碱的沙性土壤上。
繁殖方式：种子繁殖。
采食时间：春夏季。
食用部位：幼苗、嫩茎叶。

## 食用方法

幼苗、嫩茎叶和花穗均是可口的野菜，采摘后用清水冲洗干净，放入沸水锅中焯烫1分钟，捞出过凉洗净，可凉拌、炒食，或者煮汤、腌渍均可。

## 分布情况

全国各地均有分布。

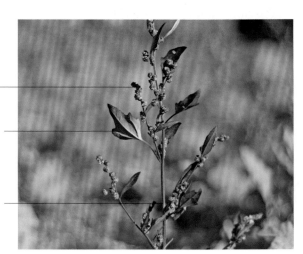

花两性，花序腋生或顶生，花簇细而疏，花被近球形。

叶互生，呈椭圆形或三角形，边缘具波状，先端钝，基部楔形。

茎直立，分枝，有角棱及条纹。

---

# 宝盖草

### 清热利湿，活血祛风

宝盖草全草入药，有养筋、活血、止疼的功效，其鲜品可清热利湿、活血祛风、消肿解毒，可治筋骨疼痛、手足麻木、半身不遂等。适用于淋巴结结核、高血压、面神经麻痹的辅助治疗。外用可治跌打伤痛、骨折、黄水疮等。

## 小档案

性味：性平，味辛、苦。
习性：喜欢阴湿、温暖气候，生于路边、荒地。
繁殖方式：种子繁殖。
采食时间：3~4月。
食用部位：嫩茎叶。

## 食用方法

春夏季采其幼苗及未开花的嫩茎叶，洗净后用沸水浸烫，再用清水漂洗以去苦味，凉拌、炒食、做汤均可。

## 分布情况

分布于我国东北、西北、华东、华中和西南等地。

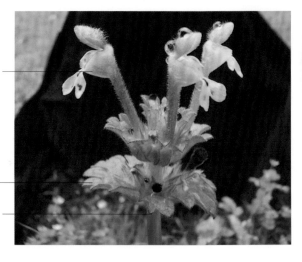

花无柄，腋生，无苞片，花萼管状，花冠紫红色。

叶呈肾形或圆形，基部心形或圆形，边缘有圆齿和小裂。

茎软弱，方形，常带紫色，被有倒生的稀疏毛。

# 中华秋海棠

## 清热解毒，活血散瘀

中华秋海棠嫩茎叶可食，花苞亦可食，内服主要用于痢疾、肠炎、疝气、腹痛、崩漏、痛经、赤白带下等，外用可辅助治疗跌打肿痛、疮疖。全草均可入药，有活血散瘀、清热止痛之效。

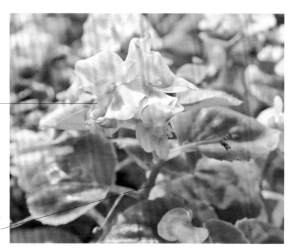

### 小档案

性味：性凉，味酸、涩。

习性：喜温暖、湿润气候，喜光。耐寒性极强，稍耐阴。

繁殖方式：种子繁殖。

采食时间：4月采花，12月采果。

食用部位：嫩叶芽及花苞。

### 食用方法

未开花的花苞可作蔬菜食用，先用沸水浸烫，再用清水漂去异味，炒、煎、蒸、炸、腌、凉拌、做汤均可。

### 分布情况

多见于我国秦岭、长江流域以南的温暖、湿润、多雨地区。

花单性，花序梗长，花粉红色。

全株光滑无毛，茎上部有分枝。有块根。叶较大，斜卵形。

# 毛罗勒

## 健脾化湿，祛风活血

毛罗勒挥发油中含有的芳樟醇等有效物质，具有止咳平喘、祛痰、抑菌的作用。毛罗勒能健脾化湿，祛风活血，可辅助治疗腹痛、呕吐、腹泻、外感发热、月经不调、跌打损伤、皮肤湿疹等症。

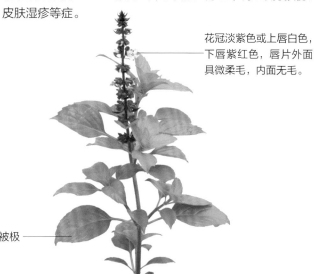

### 小档案

性味：性温，味辛。

习性：喜光，稍耐半阴，不耐寒，不耐干旱。

繁殖方式：种子繁殖。

采食时间：夏秋季节。

食用部位：嫩芽、花朵可鲜食，根、叶可入药。

### 食用方法

花朵晒干，可泡茶饮，也可用沸水将嫩芽焯熟后凉拌或做汤。

### 分布情况

分布于广东、广西、江西、湖南、浙江、湖北、四川、贵州、云南。

花冠淡紫色或上唇白色，下唇紫红色，唇片外面具微柔毛，内面无毛。

叶对生；叶柄被极多疏柔毛。

# 朝天委陵菜

## 清热解毒，凉血止痢

朝天委陵菜性寒，味苦，6~9月枝叶繁茂时可割取全草入药。全草含黄酮类化合物，有清热解毒、凉血止痢之效，可辅助治疗感冒、发热、肠炎、热毒泄泻、痢疾、血热等症。鲜品外用，可辅助治疗疮毒痈肿及蛇虫咬伤。

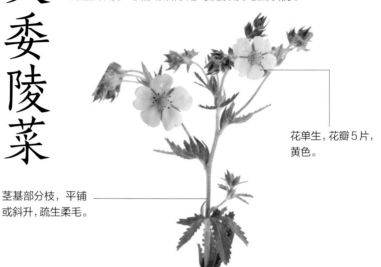

花单生，花瓣5片，黄色。

茎基部分枝，平铺或斜升，疏生柔毛。

### 小档案

性味：性寒，味苦。
习性：生长于田边、路旁、河边、沟边或沙滩等湿润草地。
繁殖方式：种子繁殖。
采食时间：3~6月。
食用部位：嫩茎叶和块根。

### 食用方法

摘其嫩茎叶，洗净后先用沸水烫过，冷水浸泡以去涩味，然后炒食；秋季或早春挖块根煮稀饭，味香甜。

### 分布情况

分布于东北、华北、西南及西北。

---

# 刺芹

## 疏风除热，芳香健胃

刺芹性温，可行气、健胃，治腹胀、食滞。中医药理记载，其对风寒感冒、咳喘、麻疹不透、咽痛、脘腹胀痛、泄泻、肠痈、小便淋痛、水肿、疮疖、烫伤、跌打肿痛、蛇咬伤均有一定疗效。

头状花序生于茎的分叉处及上部枝条的短枝上，呈圆柱形。

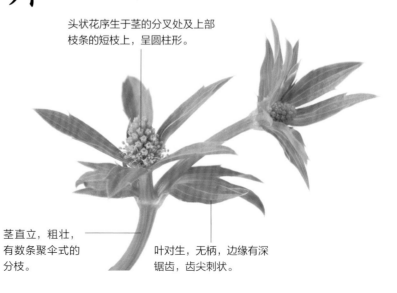

茎直立，粗壮，有数条聚伞式的分枝。

叶对生，无柄，边缘有深锯齿，齿尖刺状。

### 小档案

性味：性温，味辛、微苦。
习性：喜湿。生于林边、路旁。
繁殖方式：种子繁殖。
采食时间：一年四季均可。
食用部位：嫩茎叶。

### 饮食宜忌

对水芹、茴香等过敏者禁食。

### 食用方法

采摘其嫩茎并洗净后，用沸水烫去苦味，捞出后凉拌、炒食皆可。

### 分布情况

分布于广东、广西、云南等地。

# 野艾蒿

## 调理气血，温经逐湿

　　艾叶有理气血、逐寒湿、温经、止血、安胎、杀虫等作用。全草入药，具有抗菌、抗病毒、镇咳、祛痰、止血、抗过敏及护肝利胆的作用。野艾蒿也用于辅助治疗虫病、炭疽病、皮肤病等症。

### 小档案

性味：性温，味苦、辛。
习性：喜阳光充足的湿润之地，多生于平原及丘陵地带。
繁殖方式：播种繁殖。
采食时间：夏秋季节。
食用部位：嫩芽和嫩枝头。

### 食用方法

将野艾蒿嫩苗用清水洗净后，用沸水煮 3~5 分钟，捞起去水，再用清水洗净；然后挤干水分，加入糯米粉揉成团，做剂子，可做成饼、饺子、艾青团等糕点食用。

### 分布情况

分布范围广，全国大部分地区都有。

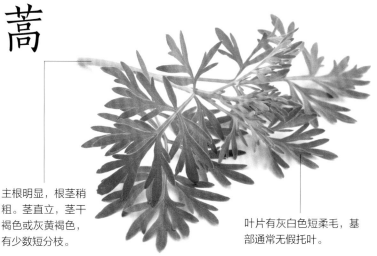

主根明显，根茎稍粗。茎直立，茎干褐色或灰黄褐色，有少数短分枝。

叶片有灰白色短柔毛，基部通常无假托叶。

---

# 泥胡菜

## 清热解毒，消肿祛瘀

　　泥胡菜具有清热解毒、消肿祛瘀、健脾和胃的作用，可改善痔漏、痈肿疔疮等症，还可止外伤出血，促进骨折痊愈。全草入药，可抗菌消炎、消肿解毒，辅助治疗乳腺炎、淋巴炎、牙痛、牙龈炎等病症。

### 小档案

性味：性平，味辛。
习性：喜湿、耐微碱。
繁殖方式：种子繁殖。
采食时间：夏秋季节。
食用部位：嫩茎叶。

### 饮食宜忌

一般人群均可食用，孕妇慎用。

### 食用方法

取其嫩茎叶用沸水浸烫后，在清水中浸泡 1~2 天，捞出沥水后炒食或凉拌；还可以用沸水烫熟，切碎后加糯米粉揉成团，做糕点食用。

### 分布情况

全国各地均有分布。

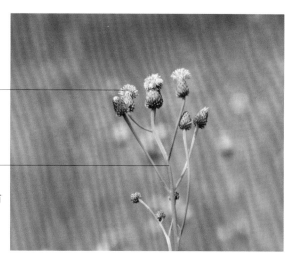

头状花序多数，总苞球形，背面顶端下有紫红色鸡冠状附片，花紫红色，全部为管状花。

茎直立，光滑或者有白色蛛丝形绵毛。

# 抱茎小苦荬

## 清热解毒，消肿止痛

抱茎小苦荬全草入药，清热解毒、消肿止痛，在药理上具有镇静和镇痛作用。以其鲜品捣敷或煎水熏洗患处，可辅助治疗头痛、牙痛、胸腹痛、痈疮肿毒、外伤肿痛等。

### 小档案

**性味：** 性寒，味苦、辛。
**习性：** 适应性较强，多生于路边、山坡、荒野。
**繁殖方式：** 种子繁殖。
**采食时间：** 春夏季节。
**食用部位：** 嫩茎叶可食，全株入药。

### 食用方法

将采摘来的嫩茎叶洗净，用沸水焯烫2分钟左右，再用清水浸泡以去除苦味，捞出沥干后凉拌、炒食，也可炖汤。

### 分布情况

分布于东北、华北、华东和华南等地。

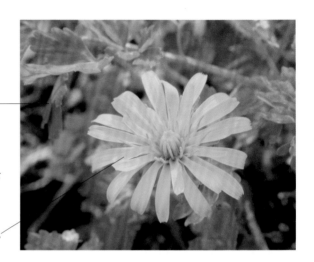

中部叶无柄，中下部叶线状披针形。

舌状花多数，黄色。

# 山韭

## 健脾养血，强筋壮骨

山韭作菜食，有健脾养血、强筋壮骨的功效。将其连根捣汁，敷至患处，可治跌打损伤。把其根和赤石脂捣烂，晒干为末，涂抹在刀斧伤口处，可加速创口肌肉生长。山韭还可活血散瘀、祛风止痒，辅助治疗荨麻疹、牛皮癣、漆疮等。

### 小档案

**性味：** 性寒，味咸、涩。
**习性：** 生于湿润草坡、林缘、灌丛下或沟边。
**繁殖方式：** 种子繁殖。
**采食时间：** 春夏季节。
**食用部位：** 嫩茎叶、花序。

### 饮食宜忌

一般人群皆可食用，尤适于外伤患者。

### 食用方法

春夏季节采其嫩叶，洗净后炒食、凉拌或腌渍。

### 分布情况

分布于东北、华北及内蒙古、甘肃等地。

叶呈狭条形至宽条形，肥厚，基部近半圆柱状，上部扁平，有时略呈镰状弯曲。

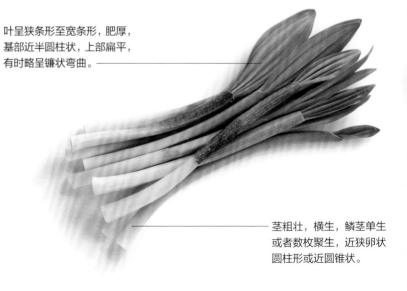

茎粗壮，横生，鳞茎单生或者数枚聚生，近狭卵状圆柱形或近圆锥状。

# 连翘

## 清热解毒，消肿散结

连翘是清热解毒的良药，适用于热病初起、风热感冒、发热、心烦、咽喉肿痛、肾炎、痈肿疮毒等症，其抑菌作用与金银花相似。其叶对治疗高血压、痢疾、咽喉肿痛，效果较好。

### 分布情况

辽宁、河北、河南、山东、江苏、湖北、江西、云南、山西、陕西、甘肃。

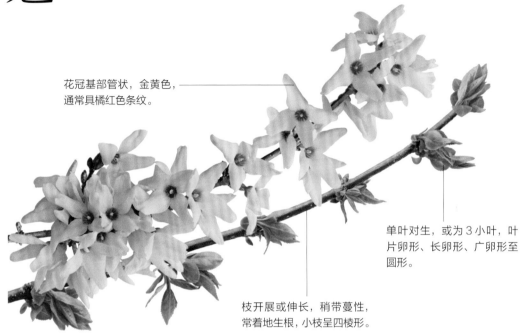

花冠基部管状，金黄色，通常具橘红色条纹。

单叶对生，或为3小叶，叶片卵形、长卵形、广卵形至圆形。

枝开展或伸长，稍带蔓性，常着地生根，小枝呈四棱形。

### 食用方法

春季采集其嫩茎叶，去杂洗净，入沸水锅中焯熟，捞出用清水漂洗，可与其他菜品一起炒食；也可加入调料凉拌后食用，或与肉类一起做汤，也可做馅。

### 营养成分

| | |
|---|---|
| 白桦脂酸 | 矿物质 |
| 维生素 | 熊果酸 |
| 齐墩果酸 | 牛蒡子苷 |
| 蛋白质 | 罗汉松脂 |

### 实用偏方

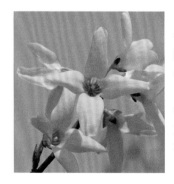

【初起热但不恶寒而渴】连翘、金银花各50克，牛蒡子、桔梗、薄荷各30克，荆芥穗、竹叶各20克，生甘草、淡豆豉各25克，以水煎汤服，勿过煮。

【痈疖肿，恶疮，大便溏泄】连翘、山栀子、生甘草、防风各等份，碾为粗末，每取15克，以水煎，去滓后温服，不拘时候。

### 小贴士

"青翘"在9月上旬，趁其果皮呈青色尚未成熟时采下，置沸水中稍煮片刻，或放蒸笼内蒸约半小时，取出晒干，以色青绿为佳。

"黄翘"于10月上旬其果实熟透变黄、果壳裂开时采收，筛去种子后可用。

# 黄荆

## 清热止咳，化痰利湿

黄荆根茎的主要功效是清热止咳、化痰截疟，可用以治疗支气管炎、疟疾、肝炎。其叶可化湿截疟，用于辅助治疗感冒、肠炎、疟疾、泌尿系统感染，外用可治湿疹、皮炎，煎汤外洗可治脚癣。其果实可止咳平喘、理气止痛，用于咳嗽哮喘、消化不良、肠炎痢疾等。

### 小档案

性味：性温，味苦、辛。

习性：生于向阳山坡、原野，耐旱、耐贫瘠。

繁殖方式：播种、扦插、压条繁殖均可。

采食时间：春夏季。

食用部位：嫩芽叶。

### 食用方法

将采集到的嫩芽叶洗净，用沸水浸烫几分钟后，再用冷水漂清去除异味，然后炒食。

### 分布情况

分布于华东、华南、西南及西北。

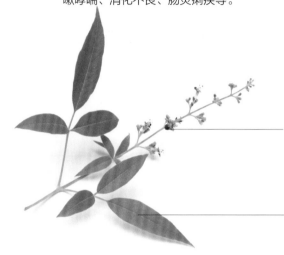

聚伞花序成对组成穗状圆锥花序，花萼钟状，花冠淡紫色、紫红色或偶带粉白色。

掌状复叶、对生，小叶 3~5 枚，前端长尖，小叶边缘有缺刻状锯齿。

# 五叶木通

## 清热利尿，通经活络

五叶木通是一种珍贵的中药材，果、茎蔓、根均可入药，具有清热利尿、通经活络、镇痛、排脓、通乳等功效，多用于泌尿系统感染、风湿关节痛、月经不调、白带异常、乳汁不下等。

### 小档案

性味：性寒，味苦。

习性：喜半阴环境，稍畏寒。

繁殖方式：播种或压条繁殖。

采食时间：春秋季节。

食用部位：幼嫩茎叶、果实。

### 食用方法

春季采集其幼嫩茎叶，洗净后用沸水稍烫，再用清水反复冲洗后炒食或凉拌；8 月时采集其鲜果，可直接食用或用来酿酒。

### 分布情况

原产于我国东部，现广布于长江流域各省区市。

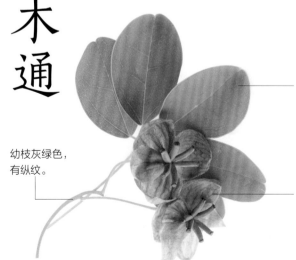

掌状复叶互生，常簇生短枝顶端，叶柄细长，小叶 5 片，倒卵至长倒卵形。

幼枝灰绿色，有纵纹。

总状花序，花较小，夏季开淡紫色花，短总状花序腋生。

别名：水田荠、水芥菜。

## 水田碎米荠

**小档案**

性味：性平，味甘、辛。

习性：喜水田边、溪边或浅水处。

繁殖方式：种子繁殖。

采食时间：春季。

食用部位：嫩茎叶。

**食用方法**

春季采其嫩茎叶，洗净后用开水烫一下，再用清水浸洗后炒食，可凉拌或做汤。

**分布情况**

分布于东北及内蒙古、河北、江苏、安徽、浙江、江西、河南、湖北、湖南等地。

### 清热利湿，凉血调经

夏季采水田碎米荠全草，洗净、晒干后入药，可主治痢疾、吐血、崩漏、月经不调、目赤、云翳等。

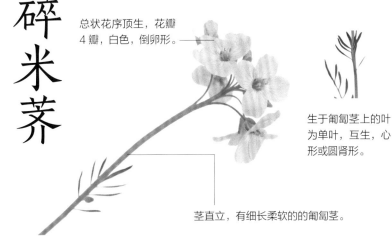

总状花序顶生，花瓣4瓣，白色，倒卵形。

生于匍匐茎上的叶为单叶，互生，心形或圆肾形。

茎直立，有细长柔软的的匍匐茎。

---

别名：石格菜、普贤菜。

## 大叶碎米荠

**小档案**

性味：性平，味甘。

习性：生长于海拔1600~4200米的山坡灌木林下、沟边、石隙、高山草坡水湿处。

繁殖方式：种子繁殖。

采食时间：春季。

食用部位：嫩茎叶、嫩苗。

**食用方法**

春季采其嫩茎叶洗净后用沸水烫一下，再用清水浸泡冲洗，可用来炒食，凉拌或煮粥。

**分布情况**

主要分布在四川、云南、贵州等地。

### 疏风清热，利尿解毒

大叶碎米荠为十字花科多年生草本植物，适量食用具有疏风清热、利尿解毒、消肿、补虚的功效，主治虚劳内伤、头晕、体倦乏力、红崩、白带异常等症。全草入药，可利小便、止痛，治疗脾虚水肿、小便不利。

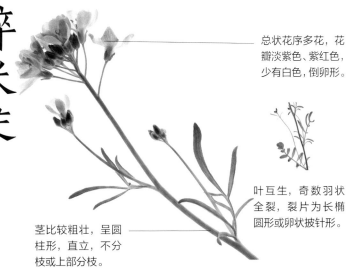

总状花序多花，花瓣淡紫色、紫红色，少有白色，倒卵形。

叶互生，奇数羽状全裂，裂片为长椭圆形或卵状披针形。

茎比较粗壮，呈圆柱形，直立，不分枝或上部分枝。

# 碎米荠

## 清热利湿，止痢止血

碎米荠中含蛋白质、脂肪、维生素 A 等物质。全草药用可疏风清热、止痢止血，辅助治疗痢疾、肠炎及各种出血。治痢疾腹痛时，可使用全草（干品）3~15 克，加扁豆花 2~9 克，水煎后去渣，每日分 2 次服饮。

### 小档案

性味：性平，味甘。
习性：适宜温度范围为 10℃ ~25℃，稍喜弱光，喜疏松土壤。
繁殖方式：种子繁殖。
采食时间：春季。
食用部位：嫩叶。

### 食用方法

采集还未开花的嫩叶，洗净后用开水烫一下，再用清水浸洗，可炒食、凉拌、做汤或晒成干菜。

### 分布情况

主要生长于长江流域和福建、台湾，以及华北、西北等地。

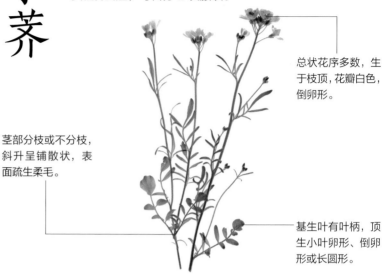

总状花序多数，生于枝顶，花瓣白色，倒卵形。

茎部分枝或不分枝，斜升呈铺散状，表面疏生柔毛。

基生叶有叶柄，顶生小叶卵形、倒卵形或长圆形。

---

# 垂盆草

## 清热解毒，利湿退黄

垂盆草可清热解毒、消肿利尿。使用垂盆草 100~200 克，加适量红糖后以水煎服，可辅助治疗慢性肝炎，并且可缓解口苦、食欲淡退、小便黄赤等湿热症状；垂盆草还可辅助治疗乳腺炎、丹毒、咽喉肿痛、口腔溃疡、湿疹、带状疱疹等。

### 小档案

性味：性凉，味甘、淡。
习性：喜阴湿，喜肥，抗寒性强、耐湿、耐盐碱、耐贫瘠。
繁殖方式：分株、扦插繁殖。
采食时间：春夏季。
食用部位：嫩茎叶可食，全草入药。

### 饮食宜忌

脾胃虚寒者慎用。

### 食用方法

采未开花的嫩茎叶，洗净后用沸水烫熟，再以清水漂洗，可凉拌、炒食或做腌菜。

### 分布情况

我国南北方均有分布。

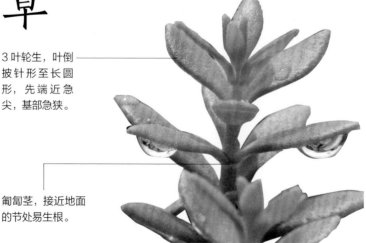

3 叶轮生，叶倒披针形至长圆形，先端近急尖，基部急狭。

匍匐茎，接近地面的节处易生根。

别名：盐灰菜。

# 灰绿藜

## 清热利湿，解毒杀虫

全草可入药，能清热利湿，解毒消肿，杀虫止痒。适用于腹泻、痢疾、湿疮痒疹、毒虫咬伤。把茎叶洗净，煎汤饮服即可；也可以把灰绿藜捣烂，外涂治各种虫咬伤、白癜风。此外，也能将其烧成灰，加入荻灰、蒿灰各等份，再加水调和，蒸后取汁煎成膏，涂抹患处。

### 小档案

性味：性平，味甘。
习性：多生长在田间、路边、荒地、宅边。
繁殖方式：种子繁殖。
采食时间：春夏季。
食用部位：嫩茎叶。

### 饮食宜忌

若食用后裸露皮肤部位出现浮肿等现象，局部有刺痒、麻木感时，应立刻停止进食，并去医院诊治。

### 食用方法

可炒食、凉拌、做汤。

### 分布情况

分布于东北、华北、西北，以及浙江、湖南等地。

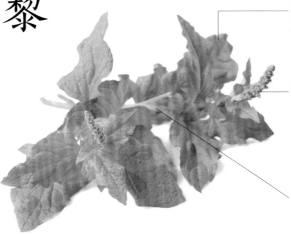

叶互生，叶片厚，肉质，椭圆状卵形至卵状披针形。

籽实团伞花序排列成穗状或圆锥状，腋生或顶生；花被裂片3~4片，少为5片。

成株茎通常由基部分枝，斜上或平卧，有沟槽与条纹。

---

别名：滂藤、小藤仲。

# 扶芳藤

## 舒筋活络，散瘀止血

扶芳藤能够活血通经，止血消瘀。其主治腰肌劳损、风湿痹痛、关节酸痛、咯血、血崩、月经不调、跌打骨折、创伤出血等。将扶芳藤根皮加水煎服，可祛风湿、止疼痛，浸酒服用，可帮助调治跌打损伤。

### 小档案

性味：性微温，味苦、甘、微辛。
习性：喜湿润，喜温暖，较耐寒，耐阴。
繁殖方式：扦插繁殖。
采食时间：春季。
食用部位：嫩茎叶。

### 饮食宜忌

适用于女性月经不调者，孕妇忌服。

### 食用方法

春季采集其嫩茎叶洗净后用沸水烫一下，以清水漂净，凉拌、炒食、做汤皆可。

### 分布情况

分布于华北、华东、中南、西南。

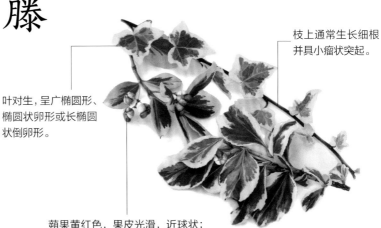

枝上通常生长细根并具小瘤状突起。

叶对生，呈广椭圆形、椭圆状卵形或长椭圆状倒卵形。

蒴果黄红色，果皮光滑，近球状；种子被橙红色种皮。

## 卫矛

### 通经破结，散瘀止痛

卫矛既善破瘀散结，又善活血、消肿、止痛，常与大黄、红花等配伍，有很好的化瘀消肿之效，常用于辅助治疗闭经、痛经、产后瘀阻腹痛、瘀滞崩中等；又可用于辅助治疗疝气痛、风湿关节痛、虫积腹痛等，还可辅助治疗疹毒瘙痒、蛇咬伤。

**小档案**

性味：性寒，味苦。
习性：耐寒，耐阴，耐干旱。
繁殖方式：种子繁殖。
采食时间：春季。
食用部位：嫩茎叶。

**饮食宜忌**

孕妇忌用。

**食用方法**

春季采集其嫩茎叶洗净后用沸水烫一下，后以清水漂净，凉拌、炒食、做汤皆可。

**分布情况**

产于东北、华北、西北及长江流域各地。

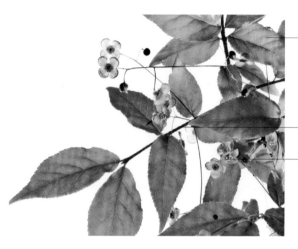

叶对生，叶片近革质或厚纸质，边缘有锯齿。

小枝四棱形，有约4排木栓质的阔翅。

聚伞花序，腋生，花黄绿色。

## 白车轴草

### 清热凉血，宁心安神

白车轴草能清热、凉血、宁心，用于治疗癫痫、痔疮出血、硬结肿块。药理研究表明，白车轴草可有效地帮助人体抵抗细菌、病毒所引发的传染病。

**小档案**

性味：性平，味微甘。
习性：适应性广，抗热、抗寒性强，可在酸性土壤中生长。
繁殖方式：种子繁殖。
采食时间：春季。
食用部位：嫩茎叶。

**饮食宜忌**

更年期女性宜多食。

**食用方法**

春季采摘其嫩茎叶，洗净后用沸水浸烫，以清水漂净后可凉拌、炒食、做汤、拌面蒸食等。

**分布情况**

产于东北、华东、西南。

复叶有3小叶，呈倒卵形或倒心形。

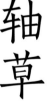
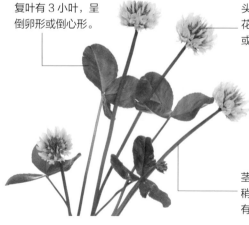

头状花序，顶生，花冠白色、淡红色或乳黄色，具香气。

茎匍匐蔓生，上部稍微上升，节上生有根，全株无毛。

# 鳢肠

## 收敛止血，补肝益肾

鳢肠具有滋养收敛之效，有收敛止血、补肝益肾的功效，主治肝肾不足、眩晕耳鸣、视物昏花、腰膝酸软、发白齿摇、咯血、尿血、血痢、崩漏、外伤出血等。以鳢肠捣汁涂眉毛、头发，能促进毛发生长；内服则有乌发、黑发的功效。

### 小档案

性味：性凉，味甘、酸。
习性：喜生于潮湿环境中。
繁殖方式：种子繁殖。
采食时间：9月。
食用部位：嫩苗、嫩茎叶。

### 饮食宜忌

脾肾虚寒者慎服。

### 食用方法

采未开花的嫩茎叶，洗净后用沸水浸烫，再用清水漂洗以去除酸味，可炒食或做汤，也可凉拌。

### 分布情况

全国各地均有分布。

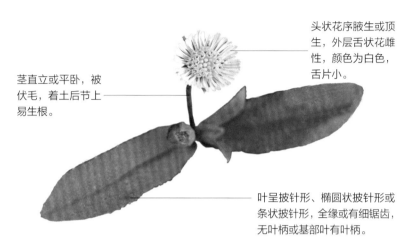

头状花序腋生或顶生，外层舌状花雌性，颜色为白色，舌片小。

茎直立或平卧，被伏毛，着土后节上易生根。

叶呈披针形、椭圆状披针形或条状披针形，全缘或有细锯齿，无叶柄或基部叶有叶柄。

---

# 千屈菜

## 清热解毒，凉血止血

千屈菜所含千屈菜苷、鞣酸及胆碱等物质，煎服后对人体内的葡萄球菌、伤寒杆菌和痢疾杆菌均有较强的抑制作用；其所含鞣酸有抗出血作用，故千屈菜适用于肠炎、痢疾、便血，也可外用，治外伤出血。

### 小档案

性味：性寒，味苦。
习性：喜温暖，喜水湿，耐寒。
繁殖方式：以扦插、分株繁殖为主。
采食时间：春季。
食用部位：嫩茎叶。

### 饮食宜忌

一般人群皆可食用。

### 食用方法

采其嫩茎叶洗净后拌面蒸食，或入沸水浸烫后，用来凉拌、炒食或做汤。将千屈菜与马齿苋共同煮粥，可清热凉血、解毒利湿。

### 分布情况

我国南北方均有野生。

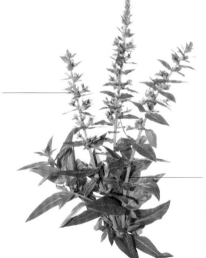

长穗状花序顶生，多而小的花朵密生于叶状苞腋中，花玫瑰红或蓝紫色。

根茎横卧于地下，主茎粗壮、直立，多分枝，全株青绿色，略被粗毛或密被绒毛。

# 过路黄

## 清热利湿，消肿解毒

过路黄可散风、清热、解毒，主治风热咳嗽、咽喉疼痛、热毒疗疮。过路黄有收敛止血和强心的作用，可用于肺病咯血、肠出血、胃溃疡出血、子宫出血、牙龈出血、痔疮出血、肝脓肿等症。外用可治蛇咬伤。

### 小档案

性味：性凉，味甘、微苦。
习性：喜阴湿环境。
繁殖方式：种子或分根繁殖。
采食时间：春季。
食用部位：嫩苗叶、嫩茎叶。

### 饮食宜忌

一般人群皆可食用。

### 食用方法

采集其嫩苗及未开花嫩叶，洗净用沸水稍浸烫后，换清水浸泡去涩，可炒食或做汤。

### 分布情况

分布于江西、浙江、湖北、湖南、广西、贵州、四川、云南。

花单生叶腋，花柄短于叶柄，花冠黄色。

叶对生，呈肾圆形或近圆形，基部阔心形，密被柔毛。

茎下部常匍匐，节上生根，上部曲折上升。

# 錾菜

## 活血调经，解毒消肿

錾菜具有活血调经、解毒消肿的功效，主治月经不调、闭经、痛经、产后瘀血腹痛、崩漏、跌打损伤、疮痈等病症。錾菜的叶烧灰后服用，可辅助治疗小儿黑痘。

### 小档案

性味：性平，味甘、辛。
习性：喜阴，生于山坡、路边、荒地上。
繁殖方式：种子繁殖。
采食时间：春季。
食用部位：嫩茎叶。

### 饮食宜忌

月经不调者宜用。孕妇忌用。

### 食用方法

3~5月采集其嫩茎叶，洗净后用沸水浸烫，然后用清水漂洗以去异味，凉拌、炒食、做汤皆可。

### 分布情况

分布于东北、华北、华中、华东及西南。

叶厚，带革质，对生，两面均有灰白色毛。

花多数，腋生成轮状，花冠白色，常带紫纹。

茎直立，方形，具4棱，有节，密被倒生的粗毛。

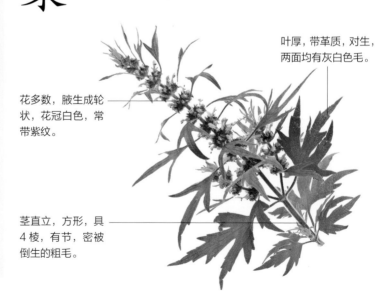

# 饭包草

## 清热解毒，利水消肿

饭包草全草入药，可清热解毒、利水消肿，主治水肿、小便短赤涩痛、血痢、小儿肺炎、疔疮肿毒等症。饭包草还能辅助治疗流行性感冒、尿少色赤、扁桃体炎、口渴烦热等。

### 小档案

性味：性寒，味苦。
习性：喜高温多湿，宜湿润、肥沃的低地。
繁殖方式：播种、扦插繁殖。
采食时间：春季。
食用部位：嫩茎叶。

### 饮食宜忌

一般人群均可食用。

### 食用方法

采其嫩茎叶用沸水焯烫后，再用清水浸泡，之后用以炒食或者做汤均可。

### 分布情况

河北及秦岭、淮河以南地区，长江流域以南地区。

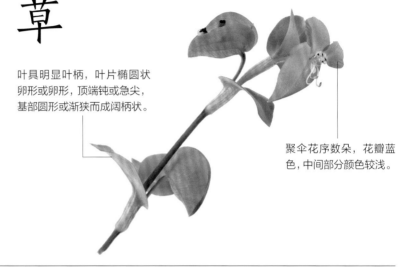

叶具明显叶柄，叶片椭圆状卵形或卵形，顶端钝或急尖，基部圆形或渐狭而成阔柄状。

聚伞花序数朵，花瓣蓝色，中间部分颜色较浅。

---

# 直立婆婆纳

## 补肾强腰，解毒消肿

全草入药，具有凉血止血、理气止痛、补肾强腰、解毒消肿的功效，用于治疗吐血、疝气、睾丸炎、肾虚腰痛。干燥后的直立婆婆纳具有治疗咳嗽、皮肤炎、感冒的作用。动物实验发现，直立婆婆纳还有抗疟疾的效果。

### 小档案

性味：性寒，味苦。
习性：生于高山草甸，喜光，耐半阴。
繁殖方式：种子、分株繁殖。
采食时间：3月。
食用部位：嫩苗。

### 饮食宜忌

一般人群皆可食用，脾胃虚寒者忌食。

### 食用方法

采集未开花的嫩苗，洗净，用沸水烫熟后，再用清水浸泡去苦味，之后可炒食或做汤。

### 分布情况

产于青海、甘肃、西藏、云南。

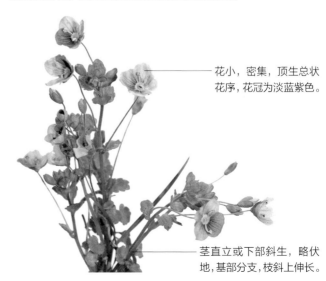

花小，密集，顶生总状花序，花冠为淡蓝紫色。

茎直立或下部斜生，略伏地，基部分支，枝斜上伸长。

# 猪殃殃

## 清热解毒，利尿消肿

全草入药，可治牙龈出血、泌尿系统感染、水肿、闭经、痛经、崩漏、疔肿等。外用可治乳腺炎初起。用其鲜草捣烂外敷并煎汁内服，可治虫蛇咬伤、痈疖肿痛、跌打损伤等。

### 小档案

性味：性凉，味辛、苦。
习性：喜湿润、土壤肥沃的环境。
繁殖方式：种子繁殖。
采食时间：春夏季。
食用部位：嫩茎叶。

### 饮食宜忌

一般人群皆可食用。

### 食用方法

取其嫩茎叶洗净后切段，用开水烫熟后，再用清水浸泡一会儿，捞出挤干水分后凉拌、炒食或做汤均可。

### 分布情况

长江流域和黄河中下游地区。

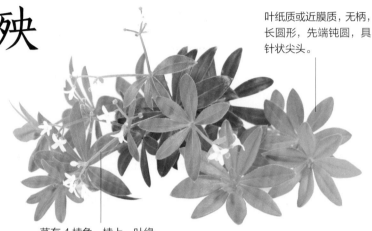

叶纸质或近膜质，无柄，长圆形，先端钝圆，具针状尖头。

茎有4棱角，棱上、叶缘、叶脉上均有倒生的小刺毛。

---

# 接骨草

## 祛瘀生新，舒筋活络

接骨草能祛风消肿、舒筋活络，可治风湿性关节炎、跌打损伤。其茎、叶有发汗利尿、通经活血的作用，可治肾性水肿。接骨草单用可治疗扭伤、挫伤、流行性腮腺炎；与其他药物共用，可治骨折、肺结核发热、咳嗽；其对闭经也有一定的改善作用。

### 小档案

性味：性平，味甘、苦。
习性：喜温暖、湿润气候，耐阴。
繁殖方式：种子繁殖。
采食时间：3~5月。
食用部位：幼芽、嫩茎叶。

### 饮食宜忌

多食易引起腹泻。

### 食用方法

早春时采其未开花的幼芽、嫩叶，洗净后用沸水烫一下，再用清水漂洗干净去除苦味，用来炒食、凉拌、做汤。

### 分布情况

分布于华东及华中大部分地区。

高大草本或半灌木，茎有棱条，髓部呈白色。

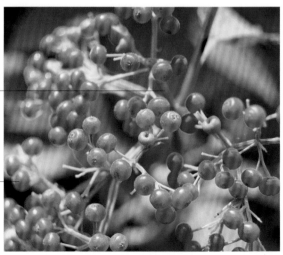

果实红色，近圆形，卵形，表面有小疣状突起。

# 一点红

茎叶类野菜

## 清热解毒，散瘀消肿

一点红味苦，性凉，具有清热解毒、散瘀消肿的功效，适用于扁桃体炎、咽喉肿痛、口腔溃疡、肺炎、肠炎、细菌性痢疾、泌尿系统感染、睾丸炎、乳腺炎、疖肿疮疡、跌打扭伤等症。

**小档案**

性味：性凉，味苦。
习性：喜温暖、阴凉、潮湿的环境，耐旱。
繁殖方式：根状茎繁殖，种子繁殖。
采食时间：春季。
食用部位：嫩叶。

**饮食宜忌**

一般人皆可食用。

**食用方法**

春季采一点红嫩梢叶，用沸水烫熟后，以清水漂去苦味，再加蒜蓉炒食或做汤。食之柔滑，清香可口。

**分布情况**

分布于江西、福建、湖南、广西、广东。

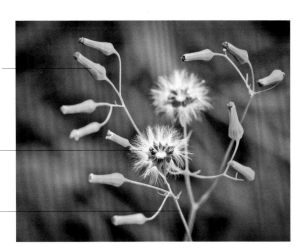

头状花序，有长梗，管状花，紫色。

瘦果呈圆柱形，有棱，冠毛白色，柔软。

茎分枝，枝柔弱，粉绿色。

---

# 秋英

## 清热解毒，利尿化湿

秋英具有清热解毒、化湿、明目的功效。主治细菌性痢疾、目赤肿痛，外用可治痈疮肿毒。内服可取全草 50~100 克，以水煎服；外用时以鲜全草加红糖适量，捣烂外敷患处即可。

**小档案**

性味：性平，味甘。
习性：喜光，耐贫瘠，忌炎热，忌积水。
繁殖方式：播种、扦插繁殖。
采食时间：夏秋季节。
食用部位：花朵、嫩茎叶可食，全草可入药。

**饮食宜忌**

脾胃虚寒者忌服，不可久服。

**食用方法**

取其嫩茎叶洗净后焯熟，再用清水浸洗以去除异味，用来做汤、做馅、凉拌、炒食。

**分布情况**

全国各地均有分布。

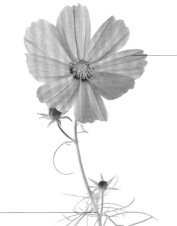

细茎直立，分枝较多，无毛或稍被柔毛，根纺锤状，多须根，或近茎基部有不定根。

头状花序着生在细长的花梗上，顶生或腋生；花瓣尖端呈齿状，颜色有白、粉、深红色；筒状花占据花盘中央部分均为黄色。

# 半边莲

## 清热解毒，利水消肿

半边莲全草入药，具有清热解毒、利水消肿、散结消瘀、祛湿的功效，可治毒蛇咬伤、痈肿疔疮、咽痛喉痹、湿热黄疸、泻痢、风湿痹痛、湿疹足癣、跌打损伤、水肿、腹水等症。半边莲还可用于晚期血吸虫病腹水的辅助治疗。

### 小档案

性味：性寒，味甘、淡。

习性：喜温暖、湿润气候，怕旱，耐寒，耐涝。

繁殖方式：分株、扦插繁殖。

采食时间：春季。

食用部位：嫩茎叶。

### 饮食宜忌

一般人群皆可食用。

### 食用方法

取其嫩茎叶洗净后用沸水浸烫，再用清水漂洗后炒食或做汤。

### 分布情况

产于安徽、江苏、浙江、广东、广西、江西、四川。

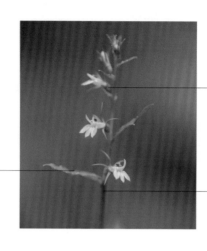

花单生，有细长的花柄；花萼绿色，花冠浅紫色。

叶互生，无柄，叶片多皱缩，绿褐色，展平后叶片呈狭披针形。

茎细长，直立或匍匐，折断时有黏性乳汁渗出。

---

# 锦葵

## 清热利湿，理气通便

锦葵具有清热利湿、理气通便之效，其根部入药具有益气、止汗、利尿、通乳的作用，可治大便不畅、乳汁缺少、自汗、盗汗、肾性水肿、小便不利、崩漏、脱肛、子宫脱垂、疮疡溃后脓稀不易愈合等。

### 小档案

性味：性寒，味咸。

习性：耐寒，耐干旱，不择土壤。

繁殖方式：扦插、压条繁殖。

采食时间：春季。

食用部位：嫩茎叶。

### 饮食宜忌

适用于泌尿系统疾病患者及产后恶露不止、腹痛者。

### 食用方法

取其嫩茎叶洗净，用沸水烫熟后过冷水漂洗，用以凉拌、炒食。

### 分布情况

我国各地均有分布。

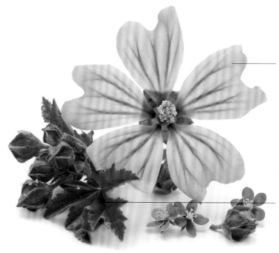

花簇生，无毛或疏被粗毛，萼杯状，花紫红色或白色，花匙形。

叶互生，近无毛，托叶偏斜，先端渐尖，叶圆心形或肾形，基部近心形至圆形，边缘呈圆锯齿状。

别名：珍珠草、铜锤草。

# 辣子草

## 清热解毒，止咳平喘

辣子草可全草入药，辅助治疗扁桃体炎、咽喉炎、黄疸型肝炎、咳喘、肺结核等。另外，其止血效果也是极为突出的，可外用辅助治疗外伤出血。

### 小档案

性味：性平，味淡。
习性：喜温，喜水，喜肥。
繁殖方式：种子繁殖。
采食时间：春夏季。
食用部位：嫩茎叶。

### 饮食宜忌

一般人群均可食用。

### 食用方法

取其嫩茎叶洗净后，用沸水浸烫3分钟左右，再用凉水浸泡。食用时可素炒，也可拌肉炒食，凉拌或做汤均可。

### 分布情况

分布于浙江、江西、四川、贵州等地。

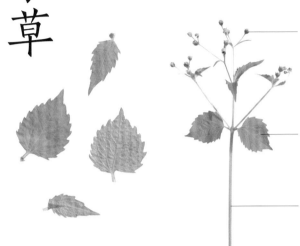

头状花序小，顶生或腋生，有长柄，外围有少数白色舌状花，筒状花黄色。

单叶对生，草质，卵圆形或披针状卵圆形至披针形。

茎圆形，有细条纹，略被毛，节膨大。

---

别名：金佛花、金佛草、六月菊、金钱花。

# 旋覆花

## 祛痰止咳，降逆止呕

旋覆花可用于风寒咳嗽、痰饮蓄结、胸膈痞满、喘咳痰多、呕吐嗳气、心下痞硬，是中药中的祛痰佳品。旋覆花对免疫性肝损伤有调治作用，其所含的天人菊内酯有抗癌作用；其根茎叶入药，治刀伤、疔毒；煎服可平喘镇咳。

### 小档案

性味：性微温，味苦、辛、咸。
习性：最适宜温暖、湿润的气候。
繁殖方式：种子、分株繁殖。
采食时间：4~6月。
食用部位：嫩茎叶。

### 饮食宜忌

阴虚劳嗽、风热燥咳者禁服。

### 食用方法

取其嫩茎叶洗净后用沸水浸烫，再用清水漂洗后炒食或做汤。

### 分布情况

分布于河南、河北、江苏、浙江、安徽等地。

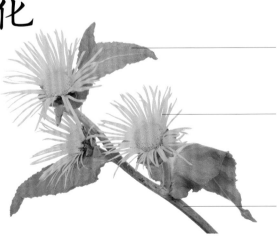

基部叶常较小，在花期枯萎；中部叶长圆形或长圆状披针形。

头状花序，多数或少数排列成疏散的伞房花序，舌状花黄色。

茎单生或簇生，绿色或紫色，有细纵沟，被长伏毛。

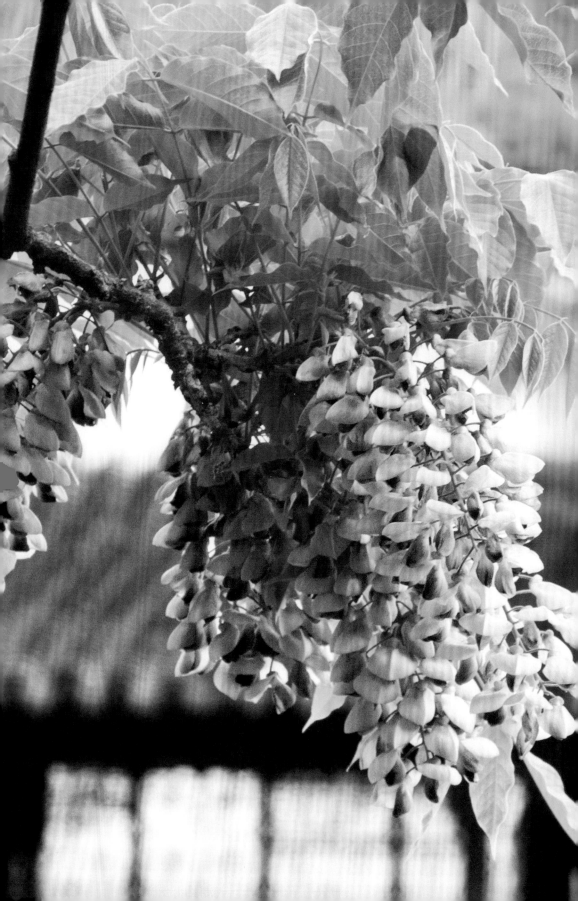

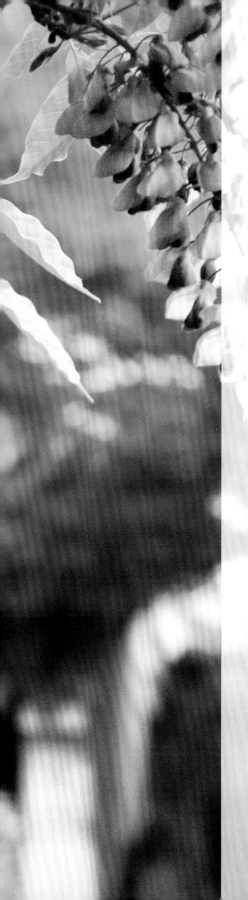

# 第二章

# 食花类
## 野菜

　　食花类野菜指的是以花和花序为食用部分的植物。日常可供我们食用的花卉种类并不多，具有悠久历史的种类更少。在西方国家，食用较多的花卉蔬菜是花椰菜。在中东地区，人们喜欢用南瓜花和柑属类植物的花做果酱、果汁。

　　由于植物开花具有较强的季节性，所以对食花类野菜的采集食用也具有较强的时令性，多集中在春夏季。食花类野菜经晒干后可直接泡茶饮。鲜食时，花序需要经沸水煮烫后才可食用，而花序的茎干则可直接炒食。

# 菊花

## 疏风散热，清肝明目

菊花性寒，味甘、苦，有疏风散热、清肝明目之效，多用于风热感冒、目赤多泪、肝阳上亢等。菊花有很好的扩张血管的作用，对毛细血管的通透性有抑制作用，可以降低血清胆固醇，增强血管抵抗力，预防心脑血管疾病。

**分布情况**

全国均有分布。

**食用宜忌**

一般人均可食用。气虚胃寒、食少、泄泻者慎服，孕妇慎服。

头状花序顶生或腋生，1朵或数朵簇生。

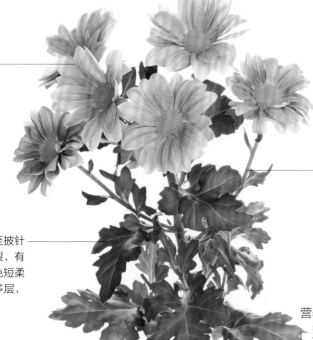

茎色嫩绿或为褐色，除悬崖菊外多为直立分枝，基部半木质化。

单叶互生，叶卵形至披针形，羽状浅裂或半裂，有短柄，叶下面为白色短柔毛所覆盖。总苞片多层，外层外面被柔毛。

**营养成分**

| | |
|---|---|
| 菊苷 | 黄酮 |
| 龙脑 | 樟脑 |
| 芹菜素 | 刺槐素 |
| 维生素 | 挥发油 |
| 腺嘌呤 | 胆碱 |
| 水苏碱 | 菊酮 |

**食用方法**

食用方法多样，经采摘清洗干净后，可凉拌、炒食、煎汤、制饼、做糕点、煮粥、酿制菊花酒、泡茶。尤其菊花经窨制后，可与茶叶混用，亦可单独饮用。菊花茶不仅带着特有的清香，且饮之可去火、明目。

## 药典精要

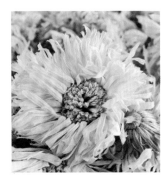

《本草纲目》："治头目风热、风旋倒地、脑骨疼痛，身上一切游风令消散，利血脉，并无所忌。"

《扶寿方》："膝风疼痛。菊花、陈艾叶作护膝，久则自除也。"

《危氏得效方》："女人阴肿。甘菊苗捣烂煎汤，先熏后洗。"

**小贴士**

颜色太鲜艳、太漂亮的菊花不能选，可能是硫黄熏的，这种菊花用沸水冲泡后，有硫黄味。要选花萼偏绿色的新鲜菊花。颜色发暗的菊花也不要选，可能是陈年菊花。

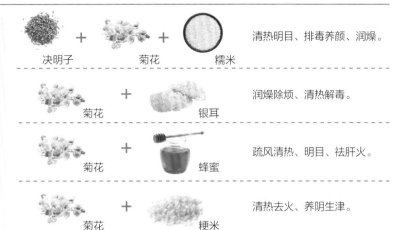

**小档案**

性味：性寒，味甘、苦。

习性：喜凉爽，较耐寒，最忌积涝，喜地势高、土层深厚、富含腐殖质、疏松肥沃、排水良好的土壤。

繁殖方式：以扦插、嫁接繁殖为主。

采食时间：夏季菊花期6~9月；秋季菊花期10~11月。

食用部位：花。

决明子 ＋ 菊花 ＋ 糯米　　清热明目、排毒养颜、润燥。

菊花 ＋ 银耳　　润燥除烦、清热解毒。

菊花 ＋ 蜂蜜　　疏风清热、明目、祛肝火。

菊花 ＋ 粳米　　清热去火、养阴生津。

## 食疗价值

**散热祛风，降火解毒**

菊花中含有腺嘌呤、胆碱、水苏碱、菊酮蓝、黄酮类、B族维生素、龙脑、樟脑、菊酮、菊苷等成分。具有散热、祛风、降火解毒、清肝明目、减肥降压等作用。用菊花做成药枕，使用后能使人头脑清醒。

**清热平肝，调节血脂**

菊花含有多种营养成分，入药可辅助治疗头痛、眩晕、目赤、心胸烦热、疔疮、肿毒等症。现代药理研究表明，菊花具有防治冠心病、降低血压、预防高脂血症等多种药理活性。

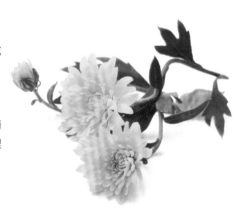

## 食用宜忌

| ☑ 风热感冒 | ☑ 发热头昏 | ☑ 肝阳上亢 | ☑ 疮疡肿毒 | ☒ 脾胃虚弱 | ☒ 孕妇 |
|---|---|---|---|---|---|

## 实用偏方

【流行性感冒】菊花、金银花、连翘、牛蒡子各9克，薄荷、生甘草各6克，水煎服。

【化脓性炎症】鲜野菊花及叶30~60克，以水煎后频服；并用其花及叶30~60克，以水煎制后，外洗或捣烂外敷患处。

【感冒发热，目赤，咽喉不利】菊花6克，薄荷9克，金银花、桑叶各10克，以沸水浸泡，代茶饮。

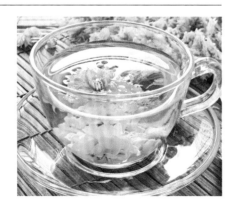

# 金莲花

## 清热解毒，滋阴降火

金莲花性寒，味苦，无毒，具有清热解毒、滋阴降火、消炎的作用，长期泡茶饮用可清咽润喉，适合慢性咽炎、喉炎、扁桃体炎和声音嘶哑者，具有消炎、预防和治疗作用。与枸杞子、玉竹等一起饮用，效果更佳。

**分布情况**

全国各地均有分布。

**食用宜忌**

一般人群都可以食用。但是因其性寒，所以不应过量食用。

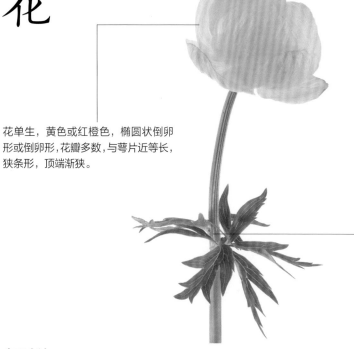

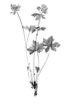

花单生，黄色或红橙色，椭圆状倒卵形或倒卵形，花瓣多数，与萼片近等长，狭条形，顶端渐狭。

基生叶，具长柄，叶片五角形，叶圆盾形，叶柄细长。

茎柔软攀附，不分枝，疏生 3~4 片叶子。

## 食用方法

常见食用方法为以花泡茶。金莲花被称为"塞外龙井"，民间还有"宁品三朵花，不饮二两茶"的说法。金莲花经冲泡后不仅茶水清澈明亮，还有淡淡的香味。金莲花是有一定药性的，所以在冲泡饮用时，用量不能过多，每次取1~2克用沸水冲饮，口感就很合适了。

**营养成分**

| 维生素 | 胡萝卜素 |
| --- | --- |
| 生物碱 | 有机酸 |
| 黄酮类 | 铁 |
| 荭草苷 | 牡荆苷 |

## 药典精要

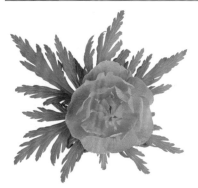

《山海草函》："治疗疮大毒、诸风。"

《本草纲目拾遗》："治口疮、喉肿、浮热牙宣、耳疼、目痛，明目，解岚瘴。"

**实用偏方**

【慢性扁桃体炎】金莲花5克，以开水冲泡后频饮或含漱。

【咽喉肿痛】金莲花10克，罗汉果（碎）1个，二者以沸水冲泡10分钟即可饮用。

# 黄花菜

## 平肝养血，利尿消肿

中医认为，黄花菜性平，味甘，常用来治疗头晕、耳鸣、心悸、腰痛、水肿等症；其营养丰富，还有显著降低人体胆固醇、消炎、清热利湿、健胃消食、明目安神、止血、通乳等功效，可辅助治疗咽痛、乳痈、乳汁分泌不足、小儿疳积、高脂血症。

### 分布情况
全国各地均有分布。

### 适用人群
一般人群均可食用，尤适宜孕妇、中老年人、过度劳累者食用。

多年生草本，植株一般较高大。花茎自叶腋抽出，茎顶分枝开花。

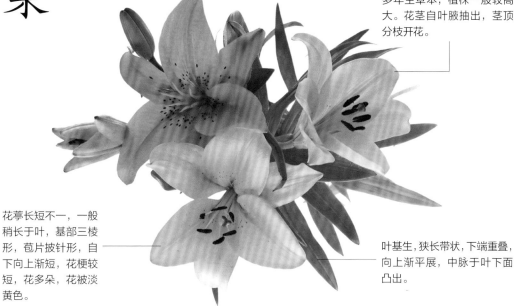

花葶长短不一，一般稍长于叶，基部三棱形，苞片披针形，自下向上渐短，花梗较短，花多朵，花被淡黄色。

叶基生，狭长带状，下端重叠，向上渐平展，中脉于叶下面凸出。

### 营养成分

| 蛋白质 | 脂肪 |
|---|---|
| 膳食纤维 | 维生素B$_2$ |

### 食用方法

夏季及初秋采摘大花蕾做菜，鲜食或干制都可以。但需要注意，鲜黄花菜花蕾有毒，食用前必须在沸水中浸烫去毒。常见菜谱有凉拌黄花菜、黄花菜炒肉丝、黄花菜熘猪腰等。鲜黄花菜嫩叶也可以食用，如黄花菜炒尖椒、黄花菜炒鸡蛋等。

### 药典精要

《昆明民间常用草药》："补虚下奶，平肝利尿，消肿止血。"

《本草纲目》："治疗通身水肿。用萱草根、叶晒干研细，每服10克，饭前服，米汤送下。"

《云南中草药》："黄花菜根捣敷，治乳痈肿痛、疮毒。"

### 小贴士

由于鲜黄花菜所含的有毒成分在60℃时可减弱或消失，因此食用鲜黄花菜时，应先将其用沸水焯烫，再用清水浸泡2小时以上，捞出用水洗净后再进行烹饪。

# 紫藤

## 解毒杀虫，祛风通络

紫藤全株可入药，茎皮有止痛、祛风、通络、杀虫等功效，可用于防治腹痛、蛲虫病。紫藤花可用来提炼芳香精油，其精油有安神、止吐的功效。紫藤的种子有小毒，不可大量使用，少量外敷可缓解筋骨疼痛。

### 分布情况

以河北、河南、山西、山东最为常见。我国华东、华中、华南、西北和西南其他地区也有栽培。

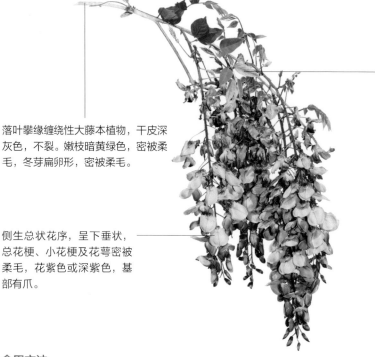

奇数羽状复叶互生，小叶对生，先端长渐尖或突尖，叶表无毛或稍有毛，叶背具疏毛或者近无毛。

落叶攀缘缠绕性大藤本植物，干皮深灰色，不裂。嫩枝暗黄绿色，密被柔毛，冬芽扁卵形，密被柔毛。

侧生总状花序，呈下垂状，总花梗、小花梗及花萼密被柔毛，花紫色或深紫色，基部有爪。

### 营养成分

| 黄酮 | 挥发油 |
| --- | --- |
| 钙 | 铁 |
| 钠 | 镁 |

## 食用方法

将紫藤花朵在沸水中焯熟后可加入调料凉拌，或与其他菜品一起炒食，或制作成紫萝饼、紫萝糕等食用。紫藤的豆荚、种子、茎皮有毒，食用须小心。

## 实用偏方

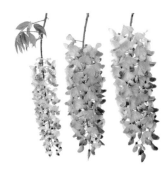

【水肿】紫藤花适量，加水煎成浓汁，去渣后加白糖熬成膏，每次1匙，早晚各1次。以温开水冲服。

【筋骨疼痛】紫藤花子50克炒热，泡烧酒一斤。每次服25克，每日早、晚各1次。

【蛔虫病】紫藤茎皮、红藤各9克。水煎服。

### 小贴士

紫藤是优良的观花藤本植物，一般应用于园林棚架。春季紫花烂漫，观之别有情趣；紫藤适栽于湖畔、池边、假山等处，具独特风格；盆景造型中也常用它。它不仅可达到绿化、美化效果，同时可发挥增氧、减尘等作用。

# 石榴花

## 凉血止血，收敛止泻

石榴花洗净后以水煎服可辅助治疗吐血、衄血等；取适量外用可治中耳炎。石榴果实酸甜，性温，具有涩肠止泻、止血、驱虫的功效，可辅助治疗久泻、久痢、蛔虫病、蛲虫病。

**分布情况**

全国各地均有分布。

**特殊用途**

可在家中的窗台、阳台或者居室内栽种石榴花的小盆栽。

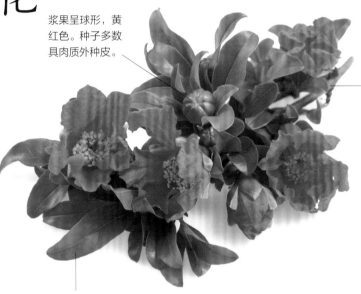

浆果呈球形，黄红色。种子多数具肉质外种皮。

树干为灰褐色，有片状剥落，嫩枝光滑，常呈四棱形，枝端多为刺状。

雄花的基部较小，开花后会脱落；雌花的基部有明显的膨大。

单叶对生或簇生，矩圆形或倒卵形，叶面光滑，新叶呈嫩绿或古铜色。

**营养成分**

| 蛋白质 | 膳食纤维 |
| --- | --- |
| 碳水化合物 | 维生素A |

## 食用方法

石榴花可凉拌食用，也可炒食。洗净花瓣，以沸水烫成半熟，除去过多酸涩味后放清水中漂洗。洗净后可与调料凉拌食用，也可与肉类共炒后食用。

### 药典精要

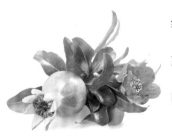

《分类草药性》："治吐血、月经不调、红崩白带。烫火伤，研末，香油调涂。"

《福建民间草药》："治牙齿痛，水煎代茶常服，或研末敷。"

《野生药植图说》："治中耳发炎，防止流脓，消炎去肿。"

**实用偏方**

【外伤出血】干石榴花、白菜等份，晒干研末，敷伤口，外用敷料压迫。

【久泻不止】取陈年石榴皮，熔干研为细末，每次服10克，以米汤送服。

# 月季花

## 活血调经，行气止痛

　　月季花有活血调经、行气止痛的功效。妇女出现闭经或月经稀薄、色淡而量少，小腹痛等症状，尤其在月经期出现上述症状时，可用胜春汤（月季花、当归、丹参、白芍各10克，加适量红糖，以水煎服）治疗，效果好。

**分布情况**

全国各地均有分布。

**适用人群**

一般人群皆可食用，尤其对痛经、闭经、疔毒疖肿者有一定食疗效果。

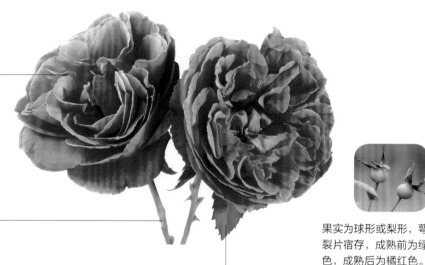

花生于茎顶，单生或丛生。有单瓣、复瓣（半重瓣）和重瓣之别，花色丰富，花形多样。

初生茎为紫红色，嫩茎为绿色，老茎则是灰褐色。茎上生有尖而挺的刺，刺的疏密因品种不同而相异。

叶互生，奇数羽状复叶，先端渐尖，具尖齿，叶缘有锯齿，两面无毛，托叶与叶柄合生。

果实为球形或梨形，萼裂片宿存，成熟前为绿色，成熟后为橘红色。内含骨质瘦果。

**营养成分**

| 灰分 | 蛋白质 |
|------|--------|
| 脂肪 | 碳水化合物 |

## 食用方法

　　月季花可用于煮粥、泡茶。将粳米、桂圆肉放入锅中加冷水用大火烧沸，然后改用小火熬煮成粥，稍晾后放入蜂蜜、月季花，搅拌均匀，即可盛起食用。

## 实用偏方

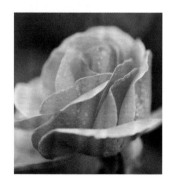

【痛经】月季根30克，鸡冠花、益母草各15克，鸡蛋1个。以上材料加水煮，蛋熟后，食蛋饮汤。

【月经不调】月季花10克、大枣12克，以水煎，汤成后加适量蜂蜜服用。

**小贴士**

　　蔷薇科植物品种繁多，人们习惯把花朵直径大、单生的品种称为月季，小朵丛生的称为蔷薇，可以提炼精油的称玫瑰。常用月季花瓣泡水当茶饮，可活血养颜。

# 款冬花

## 润肺下气，止咳化痰

　　款冬花含款冬二醇、山金车二醇，另含有植物甾醇、蒲公英黄色素、鞣酸及黏液质等。款冬花可治咳嗽、气喘、咳血、支气管炎及肺炎等。

### 分布情况

分布于河北、河南、湖北、四川、山西、陕西、甘肃、内蒙古等。

### 食用宜忌

一般人群皆可食用。肺火盛者慎服。

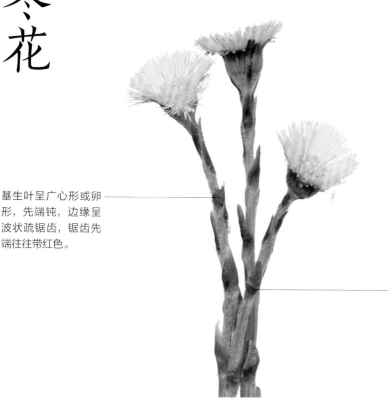

基生叶呈广心形或卵形，先端钝，边缘呈波状疏锯齿，锯齿先端往往带红色。

头状花序顶生，苞片质薄，呈椭圆形。舌状花单性，鲜黄色，筒状花两性，裂片披针状。

多年生草本，花茎具毛茸。

### 营养成分

| | |
|---|---|
| 克氏千里光碱 | 黏液质 |
| 蒲公英黄色素 | 款冬花碱 |
| 金丝桃苷 | 芸香苷 |

### 食用方法

　　款冬花叶柄和花苔肉质微苦，经腌渍或沸水烫漂，去除苦味后可凉拌食用。如可将新鲜款冬花去梗洗净后浸泡，绿豆用水煮烂，干百合浸泡后煮烂；将煮好的绿豆、百合与款冬花一起略煮一下即可。食用前可依个人口味调入蜂蜜或白糖。

## 药典精要

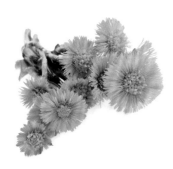

　　《药性论》："主疗肺气心促、急热乏劳、咳嗽不绝、涕唾稠黏。治肺痿肺痈吐脓。消炎止咳。"

　　《长沙药解》："降逆破壅，宁嗽止喘，疏利咽喉，洗涤心肺而兼长润燥。"

　　《日华子本草》："润心肺，益五脏，除烦，补劳劣，消痰止咳，肺痿吐血。"

### 实用偏方

【燥热咳嗽】干百合30克，款冬花10克，冰糖适量，同置砂锅中煮成糖水。秋冬咳嗽，略见有痰者适宜饮用本品。

# 玫瑰花

## 行气解郁，活血调经

玫瑰花有疏肝养胃、养颜护肤、活血调经、润肠通便、解郁安神的功效，食之可舒缓情绪，调节人体内分泌、温补血气，对肝、胃也有一定的调理作用。女性常食，可改善体质、润泽肌肤。

**分布情况**

全国各地均有分布。

**特殊用途**

玫瑰是城市绿化的理想花木，适用作花篱，也是街道庭院的绿化材料。

果扁球形，砖红色，肉质，平滑，萼片宿存。

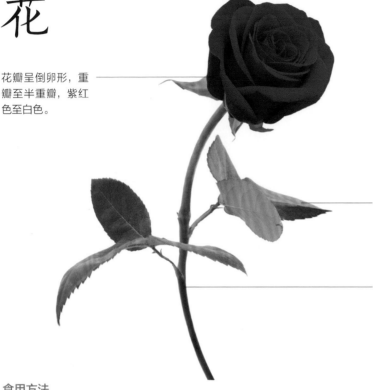

花瓣呈倒卵形，重瓣至半重瓣，紫红色至白色。

小叶片椭圆形或椭圆状倒卵形，先端急尖或圆钝，基部圆形或宽楔形，边缘有尖锐锯齿，深绿色，无毛，叶脉下陷，有褶皱。

茎粗壮，丛生。小枝密被绒毛，并有针刺和腺毛，有直立或弯曲、呈淡黄色的皮刺。

**营养成分**

| | |
|---|---|
| 维生素C | 葡萄糖 |
| 枸橼酸 | 苹果酸 |
| 胡萝卜素 | 氨基酸 |

## 食用方法

鲜玫瑰花可以蒸制出芳香油；花瓣可以制馅饼、玫瑰酒、玫瑰糖浆，干制后可以泡茶；花蕾入药可治胸腹胀满和月经不调。

### 药典精要

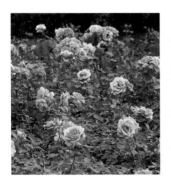

《食物本草》："主利肺脾，益肝胆，辟邪恶之气，食之芳香甘美，令人神爽。"

《本草纲目拾遗》："和血、行血、理气。治风痹。"

《现代实用中药》："用于妇人月经过多、赤白带下及一般肠炎下痢等。"

《随息居饮食谱》："调中活血，舒郁结，辟秽，和肝。酿酒可消乳癖。"

**小贴士**

女性在月经前或月经期间常会有些情绪上的烦躁，喝点玫瑰花茶可以起到良好的调节作用。工作和生活压力大的人士也可适量喝点玫瑰花茶，可安抚、稳定情绪。女性多饮玫瑰花茶，还可养颜美容。

# 杜鹃花

## 祛风止痛，和血调经

杜鹃花性温，味甘、酸，有降血脂、降胆固醇、养颜、和血、调经、祛湿、清火、镇咳、祛痰、平喘之效。长期泡茶饮用，可令女性皮肤细嫩，面色红润。杜鹃花还可辅助治疗女性月经不调、妇科炎症及关节风湿痛等症。

**分布情况**

广植于我国南方，东至台湾，西至四川、云南。

**特殊用途**

杜鹃树木材坚硬，可作为农具、手杖及雕刻材料。

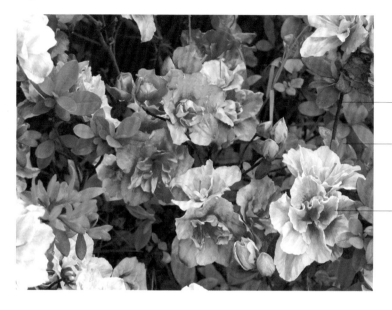

分枝多而纤细，密被亮棕褐色扁平糙伏毛。

叶纸质，卵状椭圆形，顶端尖，基部楔形，两面均有糙伏毛。

花冠鲜红或深红色，宽漏斗状，花丝中部以下有微毛，花药紫色。

**食用方法**

杜鹃花以泡茶居多。取杜鹃花3朵，剥瓣后反复清洗，沥干，置于杯中，以沸水250毫升冲入杯中，待香味溢出即可当茶饮。长期饮用，可令人皮肤细嫩，面色红润。

**营养成分**

| 蛋白质 | 碳水化合物 |
|---|---|
| 维生素C | 铁 |
| 氨基酸 | 钙 |
| 粗纤维 | 锌 |

## 药典精要

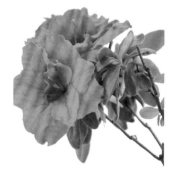

《分类草药性》："治吐血、崩症，去风寒，和血。"

《四川中药志》："治腹痛下痢、痔出血及内伤咳嗽。"

《贵州草药》："映山红花（生）10~50克，水煎服。可治鼻出血。"

**实用偏方**

【月经不调】杜鹃花10克，月季花5克，益母草20克，以水煎服，每日1剂。

【咳嗽痰多】杜鹃花30~40克，以水煎服。

# 茉莉花

## 行气止痛，消肿解毒

茉莉花所含的挥发油性物质，具有行气止痛、解郁散结的作用，可缓解胸腹胀痛、下痢腹痛等症状，为止痛之食疗佳品。茉莉花对多种细菌有抑制作用，既可内服，也可外用，适用于目赤、疮疡、皮肤溃烂等病症。

**分布情况**

分布于江南地区及西部地区。

**特殊用途**

常作盆栽，点缀室容，清雅宜人，还可加工成花环等装饰品。

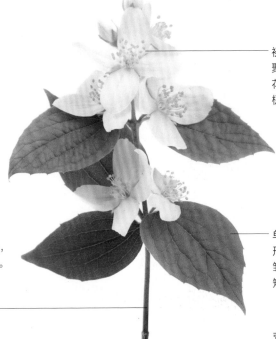

初夏由叶腋抽出新梢，顶生聚伞花序，顶生或腋生，有花通常三到四朵，花冠白色，极芳香。

枝条细长，小枝有棱角，有时有毛，略呈藤本状。

单叶对生，叶面光亮，宽卵形或椭圆形；叶脉明显，微皱；叶柄短而向上弯曲，有短柔毛。

**营养成分**

| | |
|---|---|
| 脂肪 | 碳水化合物 |
| 维生素E | 维生素B$_2$ |

## 食用方法

茉莉花多用于泡茶，熬粥或煎汤。人食之，其香气可上透头顶，下至小腹，解除胸中陈腐之气。适量食用茉莉花不仅令人神清气爽，还可调理干燥皮肤，其有美肌艳容、健身提神的功效。

## 药典精要

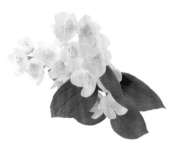

《食物本草》："主温脾胃，利胸膈，健脾利胃。"

《本草再新》："解清座火，去寒积，治疮毒，消疽瘤。"

《随息居饮食谱》："和中下气，辟秽浊。治下痢腹痛。"

《四川中药志》："用菜油浸泡，滴入耳内，治耳心痛。"

**实用偏方**

【扁桃体炎】茉莉花鲜根捣烂，取汁滴咽喉处。

【淋浊】茉莉花根30克，茯苓9克。以水煎服，每日服2次。

【跌打损伤】茉莉花鲜根适量，捣烂加少量白酒，外敷患处，每日换药1次。

# 槐树花

## 凉血止血，清肝泻火

　　槐树花具有凉血止血、清肝泻火的功效，被历代医家视为"凉血要药"，可用于大肠湿热引起的痔疮出血、便血、血痢，也可用来缓解肝火上亢型头痛、目赤肿痛、喉痹、失声等症。

**分布情况**

分布于东北、西北、华北、华东。

**特殊用途**

槐树最初长出的花还没开放时叫槐蕊，花蕾则被称为槐米，可用作植物染材。

花皱缩而卷曲，花瓣多散落，白色。

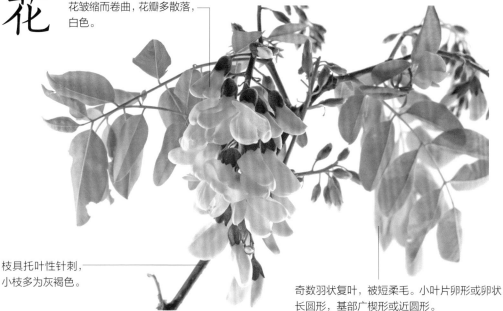

枝具托叶性针刺，小枝多为灰褐色。

奇数羽状复叶，被短柔毛。小叶片卵形或卵状长圆形，基部广楔形或近圆形。

## 食用方法

　　槐树花多蒸食、凉拌、熬粥、做汤。槐树花洗净加入面粉，再加盐、味精等调料，拌匀后放笼屉中蒸熟即可。常见食谱有槐花糕、槐花拌菜、槐花饭、槐花粥、槐花汤等。

**营养成分**

| 黄酮 | 碳水化合物 |
|------|-----------|
| 蛋白质 | 脂肪 |
| 矿物质 | 刀豆酸 |

## 药典精要

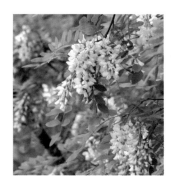

　　《日华子本草》："治五痔，心痛，眼赤；杀腹藏虫及热；治皮肤风，并肠风泻血、赤白痢。"

　　《本草纲目》："炒香频嚼，治失音及喉痹。又疗吐血、衄、崩中漏下。"

　　《本草正》："凉大肠，杀疳虫。治痈疽疮毒、阴疮湿痒，痔漏，解杨梅恶疮，下疳伏毒。"

**小贴士**

　　在槐树花开放时，可在树下铺布、席、塑料薄膜等，将花打落，收集晒干。但是人行道旁的槐树花有沾染农药的可能，采摘时需要谨慎。干燥后的槐树花体轻，味微苦，在储藏时要置干燥处，须防潮、防蛀。

# 合欢花

## 解郁安神，养血明目

合欢花性平，味甘，能安五脏、和心志、悦颜色，有较好的强身、镇静、安神、美容作用，是辅助治疗神经衰弱的佳品。合欢花适宜心神不安、忧郁失眠、健忘、盗汗、更年期综合征、结膜炎患者食用。

**分布情况**

分布于浙江、安徽、江苏、四川、陕西等地。

**食用宜忌**

一般人群皆可食用。阴虚津伤者慎用。

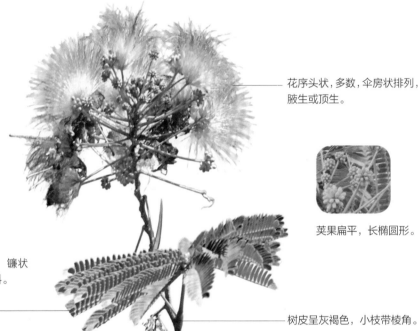

花序头状，多数，伞房状排列，腋生或顶生。

荚果扁平，长椭圆形。

二回羽状复叶互生，镰状长圆形，两侧极偏斜。

树皮呈灰褐色，小枝带棱角。

**食用方法**

合欢花的花朵晒干后可泡茶喝，也可用来煮粥或炖汤食用。合欢花粥味道清香宜人，具有很好的安神解郁功效。

**营养成分**

| 蛋白质 | 叶酸 |
|---|---|
| 碳水化合物 | 膳食纤维 |
| 维生素A | 维生素$B_2$ |
| 维生素$B_6$ | 胡萝卜素 |

## 养生食谱

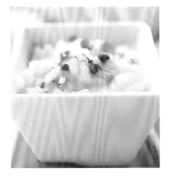

**合欢花粥**

材料：合欢花20克，粳米100克，白糖适量。

制作：1.粳米淘净后泡发，置锅中，加水煮沸；合欢花洗净，用温水泡开后放入锅中。2.开大火煮沸后转小火熬至粥熟，加白糖调味即可。

功效：此款合欢花粥能安神解郁，对眼疾者或神经衰弱者有一定的食疗作用。

**实用偏方**

【心肾不交型失眠】合欢花、肉桂、黄连、夜交藤各适量，共加水煎服。

【风火眼疾】合欢花配鸡肝、羊肝、猪肝各适量，以水蒸服。

【眼雾不明】合欢花、一朵云各适量，泡酒服。

# 桂花

## 温肺化饮，行气止痛

　　桂花性温，味辛，有行气止痛、活血化瘀、化痰止咳之效，用于牙痛、咳喘痰多、经闭腹痛。桂果入药，有化痰、生津、暖胃、平肝的功效。其枝叶及根煎汁后敷患处，可活筋骨、止疼痛，能改善风湿麻木等症。

### 分布情况
全国各地均有分布。

### 特殊用途
桂树的木材材质致密，纹理美观，不易炸裂，刨面光洁，是良好的雕刻用材。

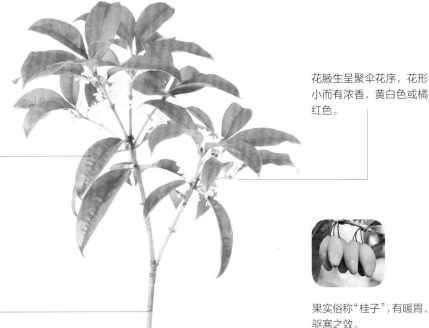

花腋生呈聚伞花序，花形小而有浓香，黄白色或橘红色。

叶对生，椭圆形或长椭圆形，全缘或者上半部疏生细锯齿。

树皮灰褐色或灰白色，粗糙。

果实俗称"桂子"，有暖胃、驱寒之效。

### 营养成分

| 蛋白质 | 脂肪 |
| --- | --- |
| 粗纤维 | 碳水化合物 |

## 食用方法

　　桂花可用以泡茶或通过炒、烩等方式制作菜肴，也可用来制作甜点。桂花茶可以润肠通便，减轻因胀气引起的肠胃不适，还可以清除体内毒素，美白肌肤。

## 养生食谱

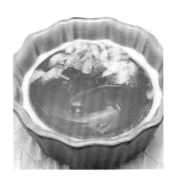

### 桂花蜂蜜糕

材料：白糖100克，鲜牛奶200毫升，桂花蜂蜜10毫升，琼脂20克，蜜糖适量。

制法：1.琼脂放水中，以小火煮烂，加入白糖煮至溶解，倒入牛奶拌匀后关火。
2.琼脂未完全冷却前加入桂花蜂蜜拌匀，冷却后加入蜜糖即可。

功效：此糕具有滋阴、润燥、安神、养颜之效。

### 药典精要
　　《陆川本草》："治痰饮喘咳。"
　　《本草纲目拾遗》："桂花治痰饮喘咳、肠风血痢、疝瘕、牙痛、口臭。"
　　《本草汇言》："味辛，性温，无毒。治牙痛。"

# 栀子

## 泻火除烦，清热利湿

栀子花入药，具有疏肝利胆、解毒消肿、泻火除烦、清热利湿、凉血止血的功效，可辅助治疗热病心烦、肝火目赤、湿热黄疸、口舌生疮、疮疡肿毒等症。栀子煎剂内服，对人体内的金黄色葡萄球菌等病菌有抑制作用。

### 分布情况

广布于我国中南、西南地区及江苏、安徽、浙江、江西、福建、台湾。

### 食用宜忌

一般人群皆可食用。脾虚便溏者不宜用。

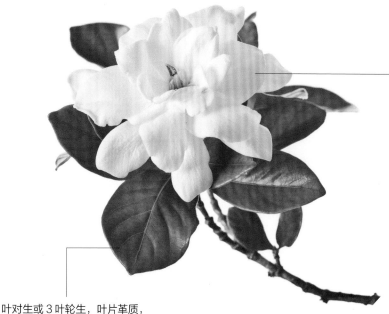

花单生于枝端或叶腋，白色，芳香。

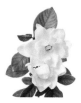

花萼绿色，圆筒状，花冠高脚碟状，子房下位。

叶对生或 3 叶轮生，叶片革质，长椭圆形或者倒卵状披针形。

### 营养成分

| 维生素C | 蛋白质 |
| --- | --- |
| 氨基酸 | 脂肪 |
| 铁 | 锌 |
| 钙 | 锰 |
| 钾 | 钠 |

## 食用方法

采摘栀子鲜花，洗净，可做肉类菜肴的配菜，也可糖渍或做成蜜饯食用。栀子晒干后可泡茶喝，味道清香可口，饮之具有解毒消肿、泻火除烦的功效。

### 药典精要

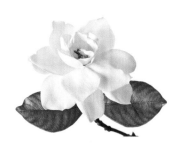

《本草纲目》："治血痢下血、血淋、损伤瘀血及伤寒劳复、热厥头痛、疝气、烫火伤。"

《本草图经》："仲景及古今名医治发黄，皆用栀子、茵陈、甘草、香豉四物作汤饮。又治大病后劳复，皆用栀子、鼠矢等，利小便而愈。"

### 实用偏方

【伤寒发热】鲜栀子7朵，生甘草25克，黄檗50克，加水煎汁，温服。

【小便不通】栀子仁27枚，盐少许，独蒜1枚，以上材料共捣烂，用纱布摊于肚脐上。男性亦可涂阴囊上。

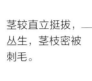

### 小档案

性味：性凉，味甘。

习性：耐寒，喜阳光，耐半阴，忌涝。

繁殖方式：种子、分株、扦插繁殖均可。

采食时间：春季采嫩叶，夏季采花。

食用部位：嫩叶、花。

### 饮食宜忌

脾胃虚寒者忌服。

### 食用方法

嫩叶及花可食，嫩叶在开水中焯过后可炒食。花是食品着色剂。

### 分布情况

全国各地均有分布。

## 凉血止血，利尿通便

蜀葵具有解毒消肿、凉血止血、利尿通便的功效，可用于二便不利、痢疾、吐血、崩漏、痈肿疮毒、烫伤等。蜀葵的根、茎、叶、花、种子均是药材，内服可解河豚毒、治痢疾，外用可治烫伤等。

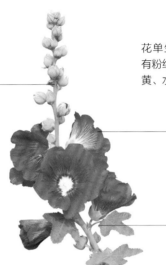

茎较直立挺拔，丛生，茎枝密被刺毛。

花单生或近簇生于叶腋，有粉红、红、紫、墨紫、白、黄、水红、乳黄等色。

叶近圆心形，掌状浅裂或波状，裂片三角形或圆形。

---

木槿

### 小档案

性味：性凉，味甘、苦。

习性：喜光而稍耐阴，喜温暖、湿润气候，较耐寒。

繁殖方式：种子、扦插、嫁接繁殖均可。

采食时间：夏秋季选晴天早晨，花半开时采摘。

食用部位：花朵可食，全草入药。

### 食用方法

花朵晒干后可泡茶饮，也可炒食、炖汤。

### 分布情况

分布于华东、中南、西南地区，以及河北、陕西、台湾等地。

## 清热利湿，凉血解毒

木槿花具有清热凉血、解毒消肿之效，可治痢疾、痔疮出血、疮疖痈肿、烫伤等；其根可清热解毒、利水、止咳，治咳嗽、肺痈、肠痈、疥癣等。木槿的根皮和茎皮可清热利湿、杀虫止痒，治痢疾、脱肛、阴囊湿疹、脚癣等。

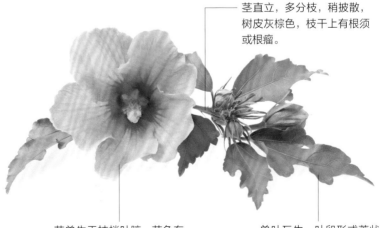

茎直立，多分枝，稍披散，树皮灰棕色，枝干上有根须或根瘤。

花单生于枝梢叶腋，花色有浅蓝紫色、粉红色或白色。

单叶互生，叶卵形或菱状卵形，有明显的三条主脉。

# 木棉

## 清热利湿，散结止痛

木棉全株可入药，其花有清热利湿、解暑之效，可用于肠炎、痢疾，暑天可作凉茶饮用。其树皮可祛风除湿、活血消肿，多用于风湿痹痛、跌打损伤。其根可散结止痛，辅助治疗胃痛、瘰疬等。

### 小档案

性味：性凉，味甘、淡。

习性：喜温暖、干燥和阳光充足环境，不耐寒，稍耐湿，抗大风，忌积水。

繁殖方式：种子繁殖。

采食时间：春季。

食用部位：花朵，其花、树皮和根可入药。

### 食用方法

木棉花朵晒干后可泡茶饮。也可将木棉花在沸水中焯熟后，捞出凉拌或炒食。

### 分布情况

分布于四川、云南、贵州、广西、福建、海南、台湾。

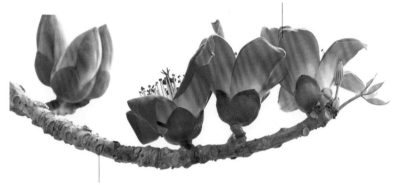

花比较大，颜色多为红色，聚生近枝端，春天先开花后长叶。

树干直，树皮呈灰色，枝干均具短粗的圆锥形大刺，后渐平缓成突起，枝近轮生，平展。

# 牡丹

## 散瘀破积，行血理气

牡丹煎剂内服，具有散瘀破积、养血和肝、止痛、通经的功效，主治月经失调、痛经等病症，久服可益寿延年，适用于面部有黄褐斑及皮肤衰老人士。常饮，可令人气血充沛、容颜红润。

### 小档案

性味：性平，味苦、淡。

习性：喜凉、恶热，喜疏松、肥沃、排水良好的中性土壤或砂土壤。

繁殖方式：种子、嫁接、分株繁殖均可。

采食时间：4月中下旬至5月中旬。

食用部位：花朵可食，全株入药。

### 食用方法

取牡丹花烧、煎或做汤等皆可。牡丹花鲜香诱人，用白糖浸渍是上佳的蜜饯。

### 分布情况

全国各地均有分布。

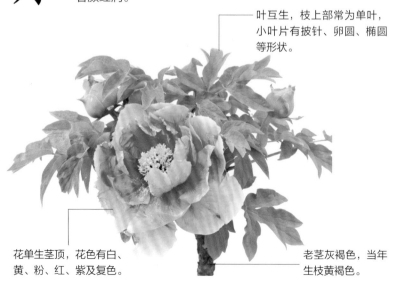

叶互生，枝上部常为单叶，小叶片有披针、卵圆、椭圆等形状。

花单生茎顶，花色有白、黄、粉、红、紫及复色。

老茎灰褐色，当年生枝黄褐色。

# 鸡蛋花

## 润肺解毒，清热祛湿

鸡蛋花是广东著名的凉茶五花茶之一，食之具有润肺解毒、清热祛湿、滑肠的功效。鸡蛋花能治湿热下痢，又能辅助治疗咳嗽、咽喉疼痛。鸡蛋花茶带着淡淡的甘甜味，非常适合夏季饮用，是解暑除热的佳品。

### 小档案

性味：性平，味甘。

习性：喜高温、高湿、阳光充足、排水良好的环境。

繁殖方式：扦插。

采食时间：夏秋季采盛开的花朵。

食用部位：花朵。

### 食用方法

将鸡蛋花洗净切细，与鸡蛋调匀蒸食，其气味清香，软润可口，是辅助治疗咳嗽和支气管炎的良药。

### 分布情况

分布于广东、广西、云南、福建，以及长江流域。

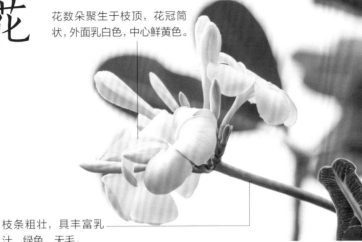

花数朵聚生于枝顶，花冠筒状，外面乳白色，中心鲜黄色。

枝条粗壮，具丰富乳汁，绿色，无毛。

---

# 山丹百合

## 润肺止咳，清心安神

山丹百合的鳞茎含有丰富的蛋白质、淀粉、维生素和矿物质等，对人体有较好的滋补功能，食之可养阴润肺、清心安神。适量食用山丹百合，可治虚烦惊悸、失眠多梦、阴虚久咳、痰中带血等。

### 小档案

性味：性寒，味甘。

习性：耐寒，喜阳光充足，喜微酸性土壤。

繁殖方式：扦插。

采食时间：夏秋季。

食用部位：花朵部分可食用，鳞茎及叶可入药。

### 食用方法

山丹百合可作为蔬菜食用，也可搭配其他食材煮食、炒食或腌渍后食用。花朵晒干后可泡茶。

### 分布情况

分布于黑龙江、吉林、辽宁、河北、河南、山东、山西、内蒙古、陕西、宁夏等地。

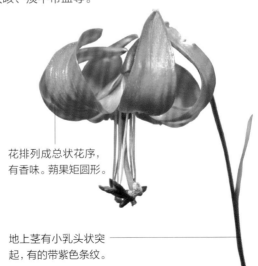

花排列成总状花序，有香味。蒴果矩圆形。

地上茎有小乳头状突起，有的带紫色条纹。

## 玉簪花

### 清热消肿，解毒止痛

玉簪花具有润肺利咽、凉血止血、清热解毒的功效，主治咽喉肿痛、小便不通、疮毒、烧伤等。全株均可入药，花具有利湿、调经止带之功，根具有清热消肿、解毒止痛之功，叶能解毒消肿。

**小档案**

性味：性凉，味甘。

习性：喜阴湿环境，喜肥沃、湿润的砂土壤，性极耐寒。

繁殖方式：分株繁殖。

采食时间：7~8月花似开非开时采食花朵。

食用部位：花朵，全株入药。

**饮食宜忌**

一般人群皆可食用，孕妇慎服。

**食用方法**

花朵可泡茶喝，也可炒食、炖汤。

**分布情况**

全国各地均有分布。

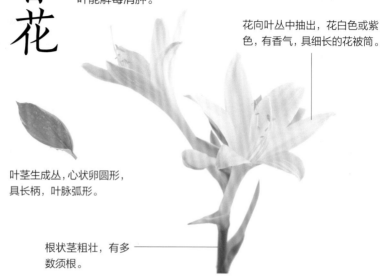

花向叶丛中抽出，花白色或紫色，有香气，具细长的花被筒。

叶茎生成丛，心状卵圆形，具长柄，叶脉弧形。

根状茎粗壮，有多数须根。

---

## 紫萼

### 散瘀止痛，清热解毒

紫萼全株入药，有散瘀止痛的功效，主治跌打损伤、胃痛；其根还可用于治疗牙痛、目赤红肿、咽喉肿痛、乳腺炎、中耳炎、疮痈肿毒、烧烫伤等症。紫萼对防治中老年人呼吸道疾病有一定的功效。

**小档案**

性味：性平，味甘、微苦。

习性：喜温暖、湿润的气候，抗寒性强。

繁殖方式：分株、种子繁殖均可。

采食时间：6~7月采花，8~9月采果。

食用部位：花朵、嫩茎叶可食，全株入药。

**食用方法**

花朵可泡茶喝；嫩芽和生长期的叶柄经焯熟后可凉拌，也可炒食；叶柄晒干后，可作火锅配菜食用。

**分布情况**

河北、陕西及华东、中南、西南地区多见。

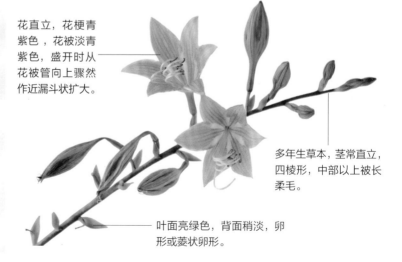

花直立，花梗青紫色，花被淡青紫色，盛开时从花被管向上骤然作近漏斗状扩大。

多年生草本，茎常直立，四棱形，中部以上被长柔毛。

叶面亮绿色，背面稍淡，卵形或菱状卵形。

# 雨久花

## 清热定喘，解毒消肿

中医认为，雨久花性凉，味甘，具有清热、祛湿、定喘、解毒的功效，可辅助治疗高热、喘息、小儿丹毒等症。常以地上全草入药，夏季采集的雨久花药效最佳。

**食花类野菜**

### 小档案

性味：性凉，味甘。

习性：性强健，耐寒，多生于沼泽地、水沟及池塘的边缘。

繁殖方式：种子、分株、移栽繁殖均可。

采食时间：夏季采集花朵及嫩茎叶。

食用部位：嫩茎叶、花朵可食，全株入药。

### 食用方法

采摘鲜雨久花，晒干后可泡茶饮。嫩茎叶用水焯熟后可凉拌或炒食，也可炖汤。

### 分布情况

东北、华南、华东、华中等地多见。

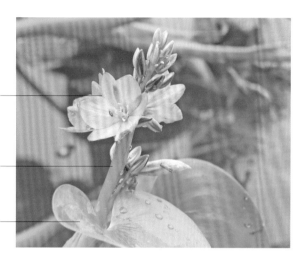

总状花序顶生，有时排成总状圆锥花序，蓝紫色。

茎直立或稍倾斜。

叶多型，挺水叶互生，具短柄，心状卵形。

# 梅花

## 疏肝和中，化痰散结

梅花可疏肝和中、化痰散结，对肝胃气滞所致胁肋胀痛、脘腹痞痛、嗳气纳呆、梅核气有一定疗效。花蕾能开胃、散郁、生津化痰、活血解毒；其根研末可治黄疸。用梅果加工成的乌梅肉具有敛肺涩肠、杀虫生津的功效。适量食用，对人体内的大肠杆菌、痢疾杆菌等均有抑制作用。

### 小档案

性味：性平，味酸、涩。

习性：喜温暖、湿润的气候。

繁殖方式：扦插、压条繁殖均可。

采食时间：春季采花，夏季采果。

采食部位：花朵。

### 饮食宜忌

脾湿胃寒者忌服。

### 食用方法

梅花可泡茶喝，也可制作糕点、蜜饯。

### 分布情况

我国各地均有分布。

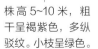

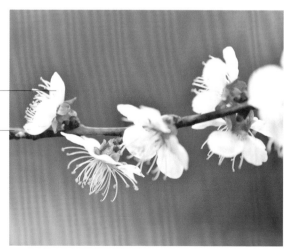

梅花冬末春初先叶开放，花瓣5片，有白、红、粉红等多种颜色。

株高5~10米，粗干呈褐紫色，多纵驳纹。小枝呈绿色。

# 玉兰花

### 祛风散寒，宣肺通鼻

玉兰花性温，味辛，含有丰富的维生素、氨基酸和多种微量元素，具有祛风散寒、宣肺通鼻的功效，可用于头痛、鼻塞、鼻窦炎、过敏性鼻炎等症。现代药理学研究表明，玉兰花对人体皮肤真菌有抑制作用。

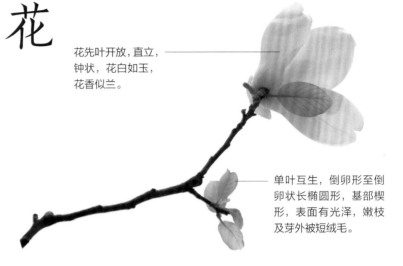

花先叶开放，直立，钟状，花白如玉，花香似兰。

单叶互生，倒卵形至倒卵状长椭圆形，基部楔形，表面有光泽，嫩枝及芽外被短绒毛。

## 小档案

性味：性温，味辛。

习性：喜光，较耐寒，可露地越冬，爱干燥，忌低湿。

繁殖方式：嫁接、压条、扦插、播种繁殖均可。

采食时间：4~5月。

食用部位：花瓣。

## 饮食宜忌

一般人群皆可食用，与鱼同食可养脾益气。

## 食用方法

玉兰花可煎食或制成蜜饯食用，也可泡茶饮用。

## 分布情况

原产我国中部各省，现各省区市均有栽培。

---

# 白兰花

### 温肺止咳，行气化浊

白兰花具有温肺止咳、行气化浊的功效。多用于辅助治疗慢性支气管炎、前列腺炎、白带异常等症。其提取物可以改善肌肤黯黄、肤色不均等症状，常用作润肤霜、雪花膏等护肤品的配料。

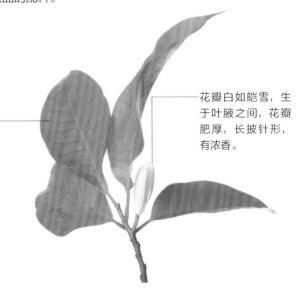

叶片长圆，单叶互生，青绿色，革质有光泽。

花瓣白如皑雪，生于叶腋之间，花瓣肥厚，长披针形，有浓香。

## 小档案

性味：性温，味苦、辛。

习性：喜光照充足、暖热湿润和通风良好的环境，不耐寒，不耐阴。

繁殖方式：压条繁殖、嫁接繁殖。

采食时间：夏秋开花时采食。

食用部位：花朵可食，也可入药。

## 食用方法

白兰花可熏制花茶、酿酒或提炼精油。

## 分布情况

福建、广东、广西栽培极盛。长江流域各省区市多盆栽，在温室越冬。

兰花

### 养阴润肺，清热解毒

兰花全株可入药，其根可辅助治疗肺结核、肺脓肿及扭伤，也可接骨。其叶治百日咳，果能止呕吐，种子治目翳。兰花全草能调治神经衰弱、蛔虫病和痔疮等。兰花花梗可治恶癣。

**小档案**

**性味：** 性平，味辛。

**习性：** 喜半阴半阳，喜湿润、透风的环境。

**繁殖方式：** 种子、分株繁殖均可。

**采食时间：** 7~11月。

**食用部位：** 花朵。

**食用方法**

兰花气味芳香，可直接泡水饮用。花朵可食用，用来煮汤则汤鲜味美，作菜肴则清香扑鼻。

**分布情况**

原产我国，全国各地均有种植。

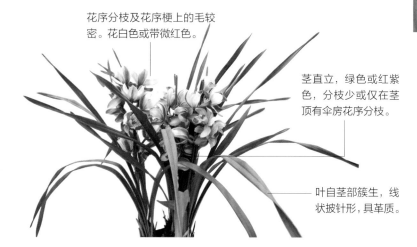

花序分枝及花序梗上的毛较密。花白色或带微红色。

茎直立，绿色或红紫色，分枝少或仅在茎顶有伞房花序分枝。

叶自茎部簇生，线状披针形，具革质。

---

别名：金腰带、金梅花、清明花。

迎春花

### 清热解毒，活血消肿

迎春花的叶能解毒消肿、止血止痛，适用于跌打损伤、外伤出血、口腔炎、痈疖肿毒等症。迎春花具有清热利尿、活血消肿之效，常用于发热头痛、小便热痛、下肢溃疡等症。

**小档案**

**性味：** 性平，味苦。

**习性：** 喜光，稍耐阴，略耐寒，怕涝。

**繁殖方式：** 扦插、压条、分株繁殖均可。

**采食时间：** 4~5月。

**食用部位：** 春季采花，夏季采叶。

**饮食宜忌**

一般人群皆可食用，脾胃湿热者慎服。

**食用方法**

迎春花可用来泡茶，炒、烩菜肴，制作甜点。

**分布情况**

我国华北及辽宁、陕西、山东等地多见。

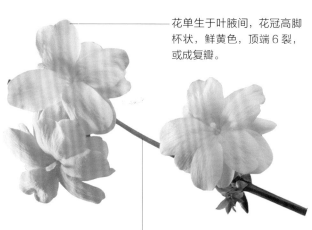

花单生于叶腋间，花冠高脚杯状，鲜黄色，顶端6裂，或成复瓣。

枝条细长，拱形下垂生长。

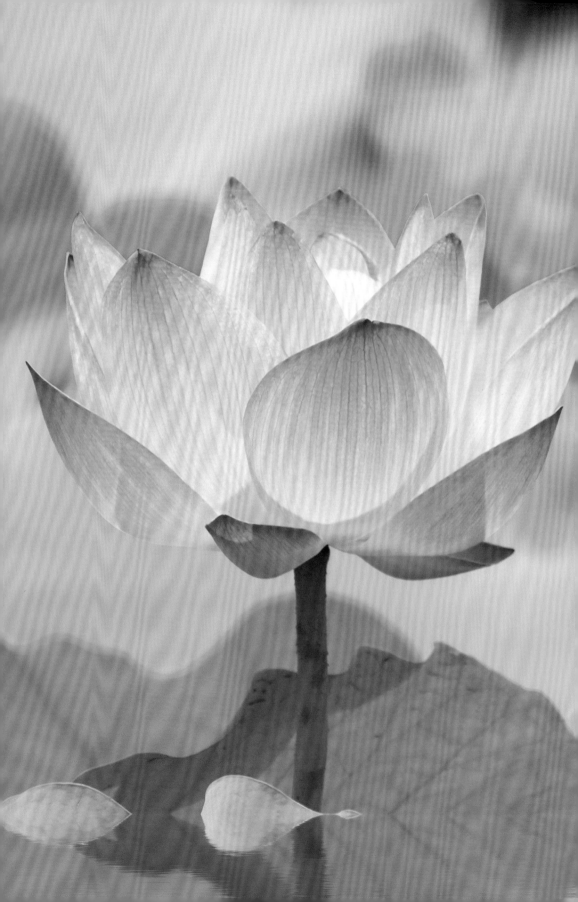

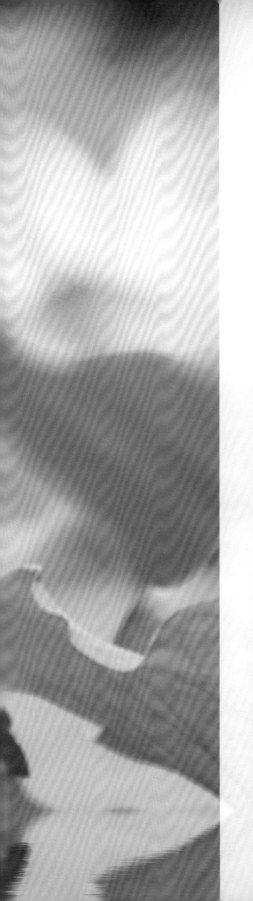

# 第三章

# 根茎类
## 野菜

　　根茎是指植物延长横卧的根状地下茎。植物根茎一般都有明显的节和节间，节上有退化的鳞片叶，前端有顶芽，旁有侧芽，向下常生有不定根。人们经常食用的根茎类野菜有荸荠、菱角、魔芋、菊芋等。食用植物块茎或块根时一般不需要多做处理，经烹煮后即可食用。

# 荸荠

## 清热解毒，利湿化痰

　　荸荠全株入药，其果实有清热解毒、生津止渴、利湿化痰、降血压之效，多用于热病伤津烦渴、咽喉肿痛、口腔炎、麻疹、肺热咳嗽等症。地上茎有清热利尿之效。

地上茎丛生，圆柱形，中空，绿色，有纵纹。叶片退化，叶鞘薄膜质。

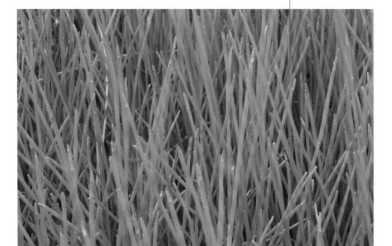

**分布情况**
全国各地都有栽培。

**适用人群**
一般人群均可食用。

顶生圆柱形穗状花序。

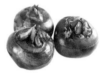

地下茎为扁圆形，表面呈深褐色或枣红色。肉白色，可食。

**营养成分**

| 蛋白质 | 膳食纤维 |
|---|---|
| 碳水化合物 | 维生素C |

## 食用方法

　　荸荠的地下茎可用于炒、烧或做成馅料食用，可作为水果生食，也可制成凉果蜜饯后食用。

## 实用偏方

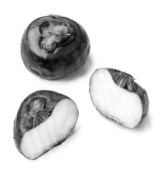

【黄疸湿热，小便不利】荸荠去皮打碎，煎汤代茶，每次 200 毫升。
【腹满胀大】荸荠去皮，填入雄猪肚内，线缝，砂器煮糜食之，勿入盐。
【咽喉肿痛】荸荠绞汁冷服，每次 200 毫升。

**小贴士**
　　荸荠以个大、洁净、新鲜为上品。一般就皮色的不同，荸荠可分为"铜箍地栗"和"铁箍地栗"两种。前者皮薄，色泽艳艳呈紫红色，肉嫩多汁，清甜，可作水果生食；后者皮稍厚，紫黑色，肉质爽脆，宜煮食或炒食。

# 菱角

## 利尿通乳，补脾益气

菱角具有利尿通乳、止消渴、解酒毒、补脾益气、清暑解热的功效，可缓解多种皮肤病症状，可辅助治疗小儿头疮、头面黄水疮等多种皮肤病。菱角具有一定的抗癌作用，适量食用，可在一定程度上防治食管癌、胃癌、子宫癌等。

叶浮水面，叶子形状为菱形，表面深亮绿色，光滑无毛。

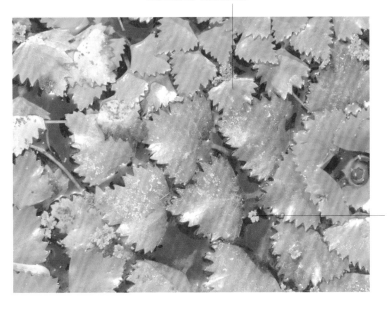

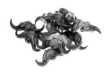

### 分布情况

分布于陕西、安徽、江苏、湖北、湖南、江西、浙江、福建。

### 适用人群

脾胃虚弱者宜食。

果实垂生于密叶下水中，必须将全株拿起来倒翻，才能看见其果实。

茎为紫红色，开鲜艳的黄色小花。

根茎类野菜

### 营养成分

| 碳水化合物 | 烟酸 |
| --- | --- |
| 钠 | 铁 |

## 食用方法

将新鲜的菱角洗净，切碎后辅以肉馅制成包子，蒸熟之后味道鲜美。菱角幼嫩时可当水果生食（须反复清洗干净），也可蒸食或熬粥食用，熟果可熟食或加工制成菱粉食用。

## 养生食谱

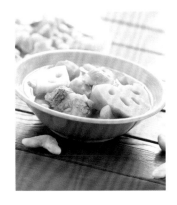

### 莲藕菱角排骨汤

材料：莲藕、菱角各300克，排骨600克，胡萝卜、盐、白醋各适量。

制作：1.排骨洗净后斩块氽烫，捞起冲净；莲藕削皮、洗净、切片；胡萝卜削皮、洗净、切块；菱角氽烫，捞起，剥净外表皮膜。2.排骨、莲藕、胡萝卜、菱角入炖锅，加水、白醋，大火煮开后转小火炖35分钟，加盐调味。

功效：此汤有补脾益气、强身健体之效。

### 小贴士

食用菱角不宜过量。秋季是采摘菱角的时节，刚摘下来的菱角又鲜又嫩，如未洗净就直接食用，易感染寄生在菱角上的姜片虫。姜片虫进入人体后寄生于小肠，久之引起消化道及全身不适，如腹痛、腹胀、腹泻等，重者可致贫血。

# 鱼腥草

## 清热解毒，利尿通淋

鱼腥草具有清热解毒、利尿消肿等功效，多用于辅助治疗肺热咳喘、热痢、泌尿系统感染、痈肿疮毒等病症。煎剂内服具有抗菌作用，其对金黄色葡萄球菌、白色葡萄球菌等病菌均有一定的抑制作用。

### 分布情况
广布于我国中部，东南至西南部各省区市。

### 特殊用途
鱼腥草具有抗辐射和增强机体免疫力的作用。

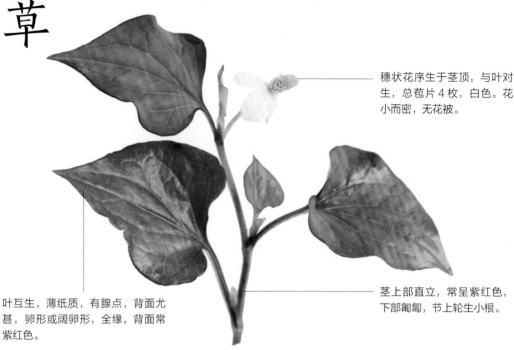

穗状花序生于茎顶，与叶对生，总苞片 4 枚，白色。花小而密，无花被。

叶互生，薄纸质，有腺点，背面尤甚，卵形或阔卵形，全缘，背面常紫红色。

茎上部直立，常呈紫红色，下部匍匐，节上轮生小根。

## 食用方法
鱼腥草嫩茎叶经沸水焯烫后可直接凉拌、炒食或炖汤，也可晒干后泡茶喝。以沸水将其嫩茎叶泡入杯中，5 分钟后就可以饮用，可反复冲泡。每日饮用适量，坚持 2 周以上，瘦身效果明显。

### 营养成分

| 膳食纤维 | 维生素C |
|---|---|
| 磷 | 钙 |

## 药典精要

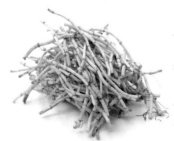

《滇南本草》："治肺痈咳嗽带脓血、痰有腥臭、大肠热毒，疗痔疮。"

《草本纲目》："散热毒痈肿，疮痔脱肛，断痁疾，解硇毒。"

《医林纂要》："行水，攻坚，去瘴，解暑。疗蛇虫毒，治脚气，去瘀血。"

### 实用偏方
【肺炎】取鱼腥草 30 克、桔梗 15 克，加水 800 毫升，煎至 200 毫升。每次服 30 毫升，日服 3~4 次。
【皮肤病】取鱼腥草 500 克，加水 1500 毫升，煎至 750 毫升，外敷患处。

# 何首乌

## 补益精血，润肠通便

何首乌具有补肝肾、益精血、强筋骨、乌发、解毒截疟的功效。中医多用其调理血虚、头昏目眩、体倦乏力、肝肾亏虚、眩晕耳鸣、腰膝酸软、须发早白、疟疾日久等症。

### 分布情况

分布于河北、河南、山东及长江以南各地。

### 食用宜忌

有肝病史者须在医生指导下食用何首乌，大便溏泻及有湿痰者慎服。

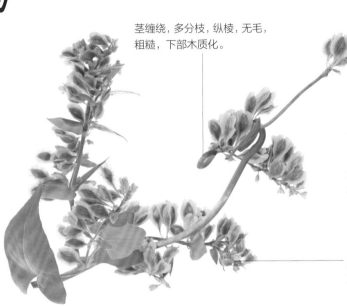

茎缠绕，多分枝，纵棱，无毛，粗糙，下部木质化。

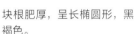

块根肥厚，呈长椭圆形，黑褐色。

叶呈卵形或长卵形，顶端渐尖，基部心形或近心形，两面粗糙。

### 营养成分

| | |
| --- | --- |
| 淀粉 | 葡萄糖苷 |
| 大黄酚 | 大黄素 |
| 大黄酸 | 脂肪油 |
| 大黄素甲醚 | 卵磷脂 |

### 食用方法

何首乌花在沸水中焯熟后可凉拌，也可与其他菜品搭配炒食。其根可以做成何首乌炒猪肝、何首乌炒鸡丁、何首乌煨鸡等菜肴，味道鲜美可口。

## 药典精要

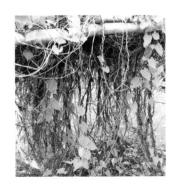

《何首乌传》："主治五痔、腰膝之病、冷气心痛、积年劳瘦、痰癖、风虚败劣；长筋力，益精髓，壮气，驻颜，黑发，延年；亦可治妇人恶血萎黄、产后诸疾、赤白带下、毒气入腹、久痢不止。"

《开宝本草》："主瘰疬，消痈肿，疗头面风疮，疗五痔，止心痛，益血气。"

### 实用偏方

【气血俱虚,久疟不止】何首乌、当归各10~15克，人参15~25克，陈皮10~15克，煨生姜3片。以上材料共水煎。饭前温服。若善饮者，可以酒浸一宿，次早加水煎服亦妙，再煎则不必用酒。

# 莲

## 散瘀止血，健脾生肌

莲全株入药，具有清热生津、散瘀止血、健脾生肌、养血、凉血、补脾止泻、益肾涩精、养心安神等功效。莲多用于调治脾虚久泻、心悸失眠、糖尿病、脂肪肝、小儿遗尿等症。

**分布情况**

全国各地均有分布。

**食用宜忌**

适宜爱美人士、肾虚体弱者及上火者食用。便溏者和孕妇少食。

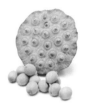

聚合果球形，内含多数椭圆形小坚果。

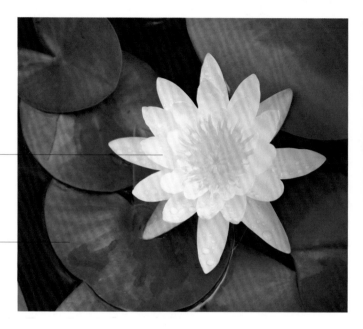

花单生于细长的花柄顶端，粉色或白色，漂浮于水。

叶丛生，具细长叶柄，浮于水面，低质或近革质，近圆形或卵状椭圆形，上面浓绿，幼叶有褐色斑纹，下面暗紫色。

**营养成分**

| 蛋白质 | 灰分 |
| --- | --- |
| 碳水化合物 | 粗纤维 |

**食用方法**

莲藕可以生食、凉拌、捣汁或煮食，也可以做成糖藕粉糯米团、莲藕桃仁、鲜藕粳米粥、桂花糯米藕等菜肴。莲子可以直接食用。莲子心中的青嫩胚芽及莲梗还可泡茶饮。

## 养生食谱

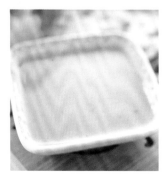

**百合莲藕绿豆浆**

材料：百合20克，莲藕30克，绿豆50克，白糖适量。

制作：1.绿豆洗净泡发；百合用温水泡开；莲藕洗净，去皮，切块。2.将除白糖外的食材全部倒入豆浆机中，加水打成豆浆，倒出过滤，再加入适量白糖，即可饮用。

功效：此豆浆有润心肺、解热毒之效。

**实用偏方**

【中暑，肺热，心烦】鲜藕30克，以水煎后去渣，临睡前服。或取莲根9克，以水煎之，每日分2次服。

【失眠，遗精，血热】取莲子中的青嫩胚芽3克，以水煎服或泡茶饮。

# 虎杖

## 清热解毒，化痰止咳

　　虎杖全株入药，具有清热解毒、祛风利湿、散瘀止痛、化痰止咳、利小便的功效；多用于关节痹痛、湿热黄疸、闭经、咳嗽痰多、烫伤、痈肿疮毒、小便不利等症。其根状茎药用有活血化瘀、祛风、解毒、消炎止痛、降低血脂的功效。

### 分布情况

分布于山东、河南、陕西、湖北、湖南。

### 食用宜忌

哮喘患者宜煎煮后服用。腹泻、过敏体质者及孕妇忌服。

花单性，雌雄异株，花序圆锥状，腋生，苞片漏斗状，顶端渐尖，无缘毛。花柱头呈流苏状。

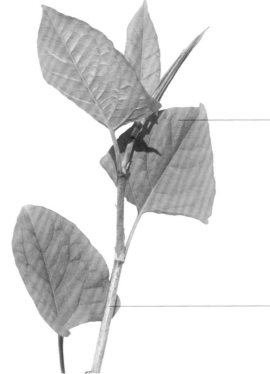

叶片呈宽卵状椭圆形或卵形，顶端急尖，基部圆形或阔楔形，托叶鞘膜质，早落。

茎直立，中空，表面散生红色或紫红色斑点，无毛。

### 营养成分

| 膳食纤维 | 维生素C |
|---|---|
| 钙 | 镁 |
| 铁 | 钾 |

### 食用方法

　　虎杖嫩茎叶可作蔬菜，在沸水中焯熟，然后置水中浸泡一会儿以去除苦味，可凉拌、炒食，也可用来炖汤。其根煮熟并冰镇后可作冷饮，清凉解暑。

### 药典精要

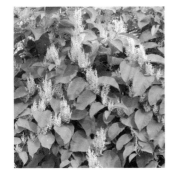

　　《日华子本草》："治产后恶血不下、心腹胀满。排脓，主疮疖痈毒、妇人血晕、扑损瘀血，破风毒结气。"

　　《滇南本草》："攻诸肿毒，止咽喉疼痛，利小便，走经络。治五淋白浊、痔漏、疮痈、妇人赤白带下。"

　　《医林纂要》："坚肾，强阳益精，壮筋骨，增气力。可续筋接骨，活血散瘀。"

### 实用偏方

【小便不利】虎杖晒干碾为末，每服 10 克，以米汤送下，每日 3 次。

【身痒难忍】虎杖、人参、青盐、细辛各 50 克，加水煎服，每日 1 次。

# 党参

## 补中益气，健脾益肺

党参具有补中益气、健脾益肺之效，多用于中气不足的体虚倦怠、食少便溏等症。常与健脾除湿的白术、茯苓等同用。适量食用党参，对肺气亏虚导致的咳嗽气短、语声低弱等症有明显疗效。

**分布情况**

分布于东北、华北及陕西、宁夏、甘肃、青海、河南、四川、西藏。

**适用人群**

尤适宜体质虚弱、气血不足、面色萎黄者。

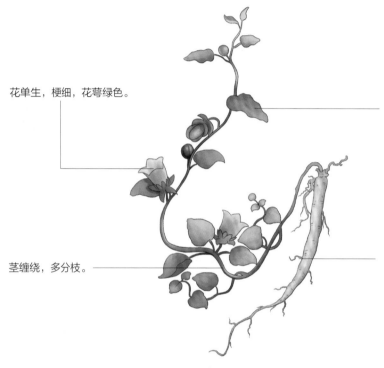

花单生，梗细，花萼绿色。

茎缠绕，多分枝。

叶对生、互生或假轮生，叶片卵形或狭卵形，基部近于心形，边缘具波状钝锯齿。

根长圆柱形，顶端有一膨大的根头，具多数瘤状的茎痕。

**营养成分**

| 甾醇 | 皂苷 |
|---|---|
| 葡萄糖苷 | 挥发油 |
| 维生素$B_1$ | 维生素$B_2$ |
| 氨基酸 | 黄芩素 |

## 食用方法

党参嫩茎叶及根在沸水中炒熟后可凉拌，也可熬汤、煮粥，或与其他菜品一起炒食。生津止渴宜生用，健脾益气宜炙用。

## 药典精要

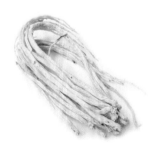

《本经逢原》："清肺。上党人参，虽无甘温峻补之功，却有甘平清肺之力，亦不似沙参之性寒专泄肺气也。"

《中药材手册》："治虚劳内伤，肠胃中冷，滑泻久痢，气喘烦渴，发热自汗，妇女血崩，胎产诸病。"

《本草从新》："补中益气，和脾健胃，除烦消渴。"

**实用偏方**

【虚劳内伤】党参 15 克，白术 9 克，茯苓 12 克，土人参、积雪草、仙鹤草各 25 克，共以水煎后服之。

【肺虚气促，咳嗽痰多】党参 30 克，桑白皮 10 克，苦杏仁 10 克，鲜生姜 6 克，大枣 7 枚，粳米 100 克，共煮粥食用。

# 板蓝根

## 清热解毒，凉血利咽

　　板蓝根入药具有清热解毒、凉血利咽的功效，主治温毒发斑、高热头痛、大头瘟疫、丹毒、痄腮、喉痹、疮肿、麻疹、肺炎、神昏吐衄等症，可辅助治疗肝炎、骨髓炎等。

### 分布情况
全国各地均有分布，主产于河北、江苏、安徽、河南。

### 食用宜忌
一般人群皆可食用。体虚无实火热毒者忌服。

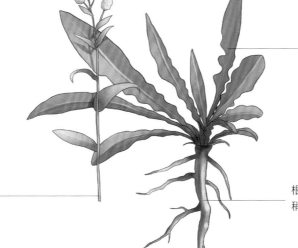

花小，花瓣黄色，倒卵形，先端近平截，边缘全缘，基部具不明显短爪。

叶互生，基生叶较大，具柄，叶片长圆状椭圆形。茎生叶长圆形至长圆状倒披针形。

茎直立，节显明，有钝棱。地上茎对生分枝。

根茎有膨大的节，节上分生稍粗的根茎及细长的须根。

### 营养成分

| | |
|---|---|
| 磷 | 钾 |
| 蔗糖 | 膳食纤维 |
| 淀粉 | 粗蛋白 |
| 谷甾醇 | 腺苷 |

### 食用方法
　　板蓝根可煮汤，也可素炒后食用。在板蓝根苗长到15~20厘米的时候，可以将板蓝根连叶带根洗净，像煮白菜一样放点油、盐，煮熟后即可食用。素炒板蓝根时可放点辣椒、大蒜、葱，味道会很好。

## 药典精要

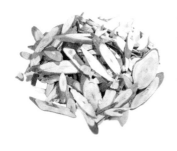

　　《现代实用中药》："板蓝根为清凉、解热、解毒剂，用于丹毒、产褥热等。"

　　《中药志》："清火解毒，凉血止血。治热病发斑、丹毒、咽喉肿痛、大头瘟，及吐血、衄血等症。"

　　《广西中草药》："治乙脑、流感、流脑、咽喉炎、口腔炎、扁桃体炎。"

### 实用偏方
【流行性感冒】板蓝根50克，羌活25克。共煎汤，每日分2次服，连服2~3日。

【痄腮】板蓝根30克，金银花10克，薄荷5克，三者共制成粗末，水煎后代茶饮。

# 地黄

## 清热凉血，养阴生津

地黄有生、熟之分，生地黄味甘、苦，性寒，能清热凉血，多用于温热病之高热、口渴、舌红绛等症状。熟地黄则补血滋润、益精填髓，多用于血虚萎黄、眩晕、心悸、失眠、月经不调及崩漏等症。

### 分布情况
分布于辽宁、河北、河南、山东、山西等地。

### 适用人群
月经不调者、血崩患者适宜食用。

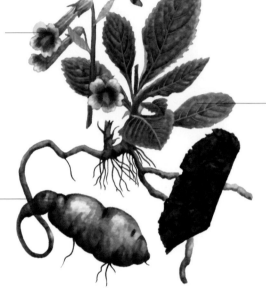

花梗细弱弯曲后上升，在茎顶部排列成总状花序。

蒴果卵形至长卵形。

叶片卵形至长椭圆形，上面绿色，下面略带紫色或呈紫红色。

根茎肉质，鲜时黄色。

### 营养成分

| 蛋白质 | 脂肪 |
|---|---|
| 碳水化合物 | 叶酸 |
| 膳食纤维 | 胆固醇 |
| 维生素A | 维生素B$_6$ |
| 维生素C | 维生素E |

### 食用方法
地黄可以用来煮汤，也可榨取汁液后和面做成面食。地黄根可以切成片后蒸火腿或切成丝炒肉；也可以配炒各种时令蔬菜，还可以制成蜂蜜地黄粥、姜汁地黄粥等粥品。

## 药典精要

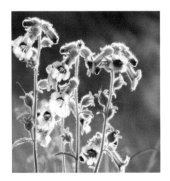

《本草衍义》："血虚劳热，产后虚热，老人中虚燥热，须地黄者，若与生、干，常虑大寒，如此之类，故后世改用熟者。"

《本草汇言》："凡阴虚咳嗽，内热骨蒸，或吐血，脾胃薄弱，大便不实，溏泄，产后泄泻、不食，俱禁用地黄。"

《珍珠囊》："大补血虚不足，通血脉，益气力。"

### 实用偏方
【贫血】熟地黄20克，当归15克，阿胶15克，陈皮6克，四者共加水煎服，每日1剂。

【热病后期】生地黄50克，粳米100克，水1000毫升，冰糖100克。生地黄煎取药汁，粳米加水煮沸后加入地黄汁、冰糖，煮粥食用。

# 魔芋

## 活血化瘀，解毒消肿

　　魔芋含有凝胶样的化学物质，具有防癌、抗癌的功效。中医认为魔芋具有宽肠通便、化痰软坚、活血化瘀、解毒消肿、降脂降糖的功效，可辅助治疗瘰疬痰咳、损伤瘀肿、便秘、腹痛、咽喉肿痛、牙龈肿痛等症。适量食用，可预防胃癌、肠癌。

### 分布情况

分布于四川、湖北、云南、贵州、陕西、广东、广西、台湾。

### 适用人群

适用于便秘、高脂血症患者。

**根茎类野菜**

地下块茎扁圆形，宛如大个儿荸荠，直径可达 25 厘米以上。

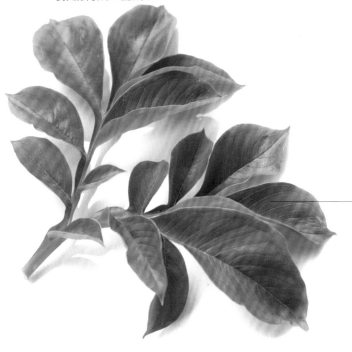

小叶为羽状复叶，叶柄粗长似茎，淡绿色，有暗紫色斑。

### 食用方法

　　魔芋地下块茎可加工成魔芋粉食用，并可制成魔芋豆腐、魔芋挂面、魔芋面包、果汁魔芋丝等多种食品。

### 营养成分

| 蛋白质 | 灰分 |
|---|---|
| 粗纤维 | 维生素$B_2$ |

## 养生食谱

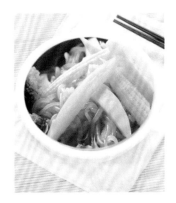

**鲜笋魔芋面**

材料：魔芋面条、茭白、玉米笋各100克，大黄、生甘草、西蓝花、盐各适量。

做法：1.将大黄和生甘草煎煮滤取药汁。2.茭白洗净切粗条；玉米笋洗净切对半；西蓝花洗净切朵。3.水开后，魔芋面条入锅，加入切好的茭白、玉米笋和西蓝花，倒入药汁煮至面条熟，调入盐即可。

功效：此面适宜肥胖患者食用。

### 小贴士

　　收挖魔芋后，选无病无伤的小球茎，在太阳光下晒 2 日后入地窖。入窖前，地窖用草烧一次，再撒硫黄粉消毒。窖内贮量为容量一半为宜。冬季密封窖门，但窖上要留一小孔以通风透气。

# 桔梗

## 宣肺祛痰，利咽消肿

　　桔梗是我国传统中药材，药食两用。中医认为，桔梗能祛痰止咳，并有宣肺、消肿、排脓的作用。桔梗适用于咳嗽痰多、肺痈吐脓、胸满胁痛、痢疾腹痛、口舌生疮、目赤肿痛、小便癃闭等症状。

### 分布情况
产于东北、华北、华东、华中及广东、广西等地。

### 食用宜忌
一般人群皆可食用。胃及十二指肠溃疡者慎服。

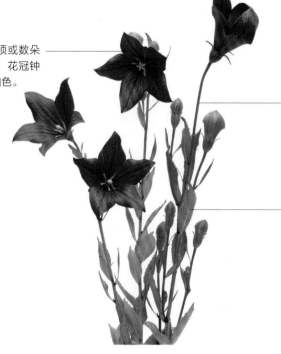

花大形，单生于茎顶或数朵成疏生的总状花序，花冠钟形，花蓝紫色或蓝白色。

茎直立，通常无毛，偶密被短毛，不分枝，极少上部分枝。

叶多为互生，少数对生，叶子卵形或卵状披针形。

### 营养成分

|  |  |
| --- | --- |
| 钙 | 镁 |
| 钾 | 钠 |
| 维生素C | 维生素E |

### 食用方法
　　桔梗的嫩茎叶和根均可食。春夏时节采摘其嫩叶做菜，如清炒桔梗苗；秋季采挖其鲜根，以沸水微煮后浸泡在清水中去除苦味，可以腌食或炒食。

## 药典精要

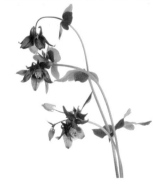

　　《日华子本草》："下一切气，止霍乱转筋、心腹胀痛，补五劳，养气，除邪辟温，补虚消痰，养血，宣肺排脓，补内漏及喉痹。"

　　《药性论》："治下痢，破血，去积气，消积聚、痰涎，主肺热气促嗽逆，除腹中冷痛，主中恶及小儿惊痫。"

### 实用偏方
【发热，头昏头痛】桑叶、桔梗、苦杏仁、芦根各6克，连翘5克，菊花、生甘草、薄荷各2.5克，共以水煎服。

【肺燥郁热】连翘、牛蒡子、芦根各9克，薄荷、桔梗各6克，竹叶、生甘草、荆芥穗、淡豆豉各5克，共以水煎服。

# 紫菀

## 润肺下气，化痰止咳

　　紫菀根入药具有很好的抗菌作用。紫菀花性温，主治肺虚劳嗽、咳吐脓血、痰多喘咳、新久咳嗽等症。用紫菀花煎水温服，可辅助治疗肺痨。

**分布情况**

分布于河北、安徽、内蒙古及东北。

**特殊用途**

紫菀开浅蓝紫色小花，适于草坪边缘作地被植物，可作夏秋花园中的点缀。

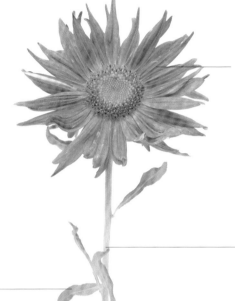

头状花序排成伞房状，有长梗，密被短毛；总苞半球形，边缘紫红色；舌状花蓝紫色，筒状花黄色。

多年生草本，茎直立，有棱及沟，被疏粗毛。

基生叶丛生，长椭圆形，基部渐狭成翼状柄，边缘具锯齿。

**营养成分**

| 钙 | 磷 |
|---|---|
| 蛋白质 | 脂肪 |
| 粗纤维 | 胡萝卜素 |
| 维生素B$_2$ | 维生素C |

## 食用方法

　　紫菀可泡茶、炒食。其嫩苗经沸水焯熟后可凉拌，也可炒食。紫菀炒肉丝，适用于咳嗽痰多、小便不利等症状。紫菀花晒干后可泡茶饮，能润肺下气、止咳化痰。

## 药典精要

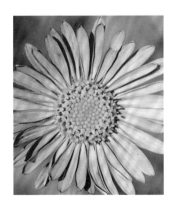

　　《本草经疏》："紫菀，观其能开喉痹，取恶涎，则辛散之功烈矣，而其性温，肺病咳逆喘嗽，皆阴虚肺热证也，不宜专用及多用，即用亦须与天门冬、百部、麦冬、桑白皮苦寒之药参用，则无害。"

　　《本草通玄》："紫菀，辛而不燥，润而不寒，补而不滞。然非独用、多用不能速效，小便不通及溺血者服50克立效。"

**实用偏方**

【咳嗽痰稠】紫菀、桔梗、白前、百部各9克，陈皮、荆芥各6克，生甘草4.5克。以上共切碎，晒干后研为末。每次服9克，每日3次，以温开水送服。

根茎类野菜

# 黄精

## 益肾润肺，补脾益气

黄精以根茎入药，具有补气养阴、健脾、润肺、益肾的功效，常用于治疗脾胃虚弱、体倦乏力、口干食少、肺虚燥咳、精血不足、内热消渴、腰膝酸软、须发早白等症。其对糖尿病也有一定疗效。

**分布情况**

分布于河北、内蒙古、陕西。

**食用宜忌**

一般人群皆可食用。中寒泄泻、痰湿痞满、气滞者不宜食用。

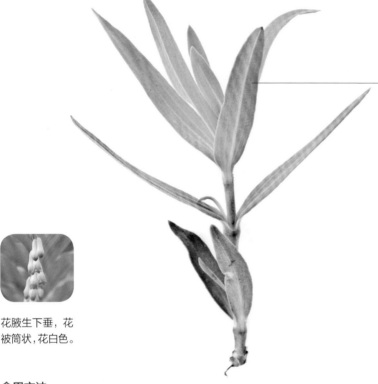

叶无柄，叶片线状披针形至线形。

根茎横生，肥大肉质，黄白色，略呈扁圆形。

花腋生下垂，花被筒状，花白色。

**营养成分**

| 黏液质 | 淀粉 |
| --- | --- |
| 碳水化合物 | 氨基酸 |
| 蒽醌类化合物 | 维生素 |

## 食用方法

黄精嫩叶可以焯熟后凉拌，黄精可以略煮之后加入白糖凉拌；常见菜肴还有黄精炖瘦肉、黄精粥、黄精蒸鸡等，也可制黄精酒，以上都是冬季补虚的佳品。

### 养生食谱

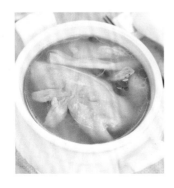

**佛手黄精炖乳鸽**

材料：乳鸽1只，佛手、黄精各15克，枸杞子、盐、葱段、姜片、天麻各适量。

制作：1.乳鸽处理干净，入沸水锅中汆至断生，捞出沥干；枸杞子、天麻、黄精洗净稍泡。2.炖盅入水，放入除葱段外的全部材料，以大火煲沸后转小火煲3小时，放入葱段，加盐调味即可。

功效：此汤有理气散结、疏肝健脾之效。

**实用偏方**

【肺阴不足】黄精60克，冰糖30克。将黄精水煎2次，合并所得药汁约100毫升，加入冰糖溶化。每日1剂，分3次服，连服2日。

【脾胃虚弱】黄精、党参各45克，山药50克，与鸡肉同蒸后食用。

# 牛蒡

## 疏风散热，润肠通便

牛蒡有降糖降脂、降压、补肾、润肠通便的作用，可用于便秘、高血压、高脂血症的食疗。中医认为牛蒡入药还有疏风散热、宣肺透疹、解毒、利尿、消积、祛痰等功效。

**分布情况**

分布于东北、华北、西北、华东、华中、西南等地。

**适用人群**

一般人群皆可食用，尤适宜高血压、高脂血症、糖尿病患者食用。

根茎类野菜

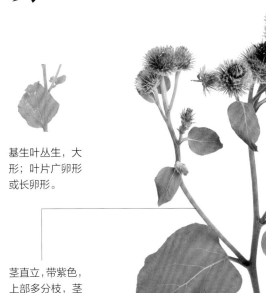

头状花序占多数，排成伞房状，花淡红色，全为管状。

基生叶丛生，大形；叶片广卵形或长卵形。

瘦果椭圆形，灰褐色。

茎直立，带紫色，上部多分枝，茎生叶。

**营养成分**

| 膳食纤维 | 蛋白质 |
|---|---|
| 碳水化合物 | 胡萝卜素 |

### 食用方法

牛蒡的肉质根细嫩香脆，可生食、炒食、煮食或加工成饮料。将其嫩茎叶在沸水中焯熟，用水浸泡一会儿以去除异味后，可凉拌、炒食或者做汤食用。

### 药典精要

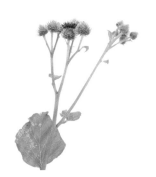

《药性论》："根，细切如豆，面拌作饭食之，消胀壅。又能拓一切肿毒。"

《唐本草》："主牙齿疼痛、劳疟、脚缓弱、风毒、痈疽、咳嗽伤肺、肺壅、疝瘕、积血。主诸风、冷气。"

《本草纲目》："通十二经脉，洗五脏恶气。久服轻身耐老。"

**实用偏方**

【小儿麻疹透发不畅】牛蒡根适量，煮汤饮服。

【咽喉肿痛】牛蒡子6克，桔梗、生甘草各3克，水煎去渣，频频含咽。

【痈疽疮疖】以牛蒡根或其叶汁涂敷患处，每日数次。

# 麦冬

## 养阴生津，润肺清心

　　麦冬常用于肺燥干咳、虚痨咳嗽、心烦失眠、内热消渴、吐血咯血、热病津伤、咽干口燥等症。此外，麦冬还可用来治阴虚肠燥、大便秘结。

### 分布情况
分布于江西、安徽、浙江、福建、四川、贵州、云南、广西。

### 食用宜忌
胃有痰饮湿浊及风寒咳嗽者忌服。

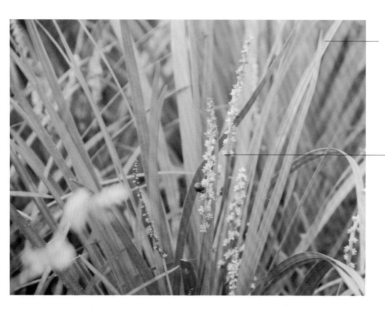

叶丛生，细长，深绿色，形如韭菜。

花茎自叶丛中生出，花小、淡紫色，形成总状花序。

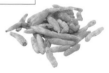

根茎短，在部分须根的中部或尖端常膨大成纺锤形的肉质块根。

### 食用方法
　　麦冬的块根富含营养，可以与肉类一起烧食，也可以做成汤、粥等食用，如麦冬黄瓜填肉、蛤蜊麦冬汤、麦冬粥等。

### 营养成分

| | |
|---|---|
| 谷甾醇 | 氨基酸 |
| 葡萄糖 | 葡萄糖苷 |
| 胡萝卜素 | 黏液质 |
| 碳水化合物 | 豆甾醇 |

## 药典精要

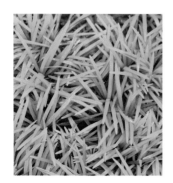

　　《名医别录》："疗身重目黄、心下支满、虚劳客热、口干烦渴；止呕吐，愈痿蹶，强阴益精，消谷调中，保神，定肺气，安五脏，令人肥健。"

　　《药性论》："治热毒，止烦渴，主大水面目肢节浮肿，下水。清热解毒。治肺痿吐脓，主泄精。"

### 实用偏方
【慢性胃炎】麦冬9克，黄芪9克，党参10克，玉竹10克，黄精10克，天花粉12克。共以水煎服，每日1剂。

【肠燥便秘，大便干结】麦冬15克，生地黄15克，玄参15克，共以水煎服，每日1剂。

## 野胡萝卜

### 健脾化滞，凉肝止血

野胡萝卜能杀虫、解毒、消肿、化痰，治妇科病及痒疹。中医认为其可以健脾化滞、凉肝止血、清热解毒、杀虫，主治虫积腹痛、小儿疳积、阴痒、脾虚食少、腹泻、惊风、血逆、血淋、咽喉肿痛等症。

**小档案**

性味：性凉，味甘、微辛。

习性：对气候、土壤要求不高。

繁殖方式：播种繁殖。

采食时间：春季未开花前采挖，去其茎叶，留根。

食用部位：根茎，全草入药。

**食用方法**

用清水洗净其根茎，焯熟后可凉拌，也可炒食、炖食。

**分布情况**

分布于江苏、安徽、浙江、江西、湖北、四川、贵州等地。

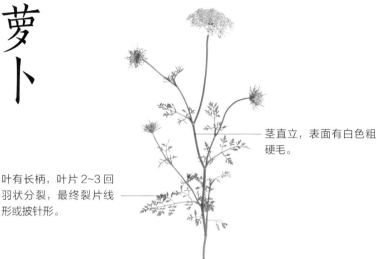

茎直立，表面有白色粗硬毛。

叶有长柄，叶片 2~3 回羽状分裂，最终裂片线形或披针形。

---

## 甘露子

### 祛风利湿，活血散瘀

甘露子具有祛风利湿、活血散瘀、清热解毒的功效。内服可用于辅助治疗黄疸、尿路感染、风热感冒、肺结核等症；外用治疮毒肿痛、蛇虫咬伤。其对神经衰弱、头晕目眩、病后体虚、气虚头痛、疳积也有一定的改善作用。

**小档案**

性味：性平，味甘。

习性：喜温湿地或近水处，不耐高温、干旱，遇霜枯死。

繁殖方式：播种繁殖。

采食时间：秋季采挖块茎。

食用部位：块茎可食，全草入药。

**食用方法**

其块茎肉质脆嫩，可制蜜饯、酱渍、腌制品。食用时，以凉拌为主，还可加工成咸菜、罐头、甜果等，是驰名中外的"八宝菜""什锦菜"的原材料之一。

**分布情况**

全国各地均有分布。

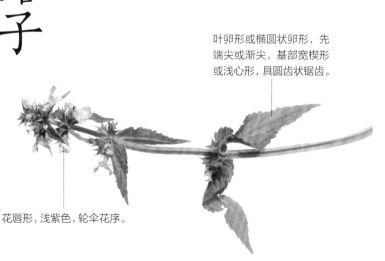

叶卵形或椭圆状卵形，先端尖或渐尖，基部宽楔形或浅心形，具圆齿状锯齿。

花唇形，浅紫色，轮伞花序。

# 羊乳

## 养阴润肺，益胃生津

中医认为羊乳具有养阴润肺、益胃生津、补虚、润燥、通乳、排脓、解毒疗疮的功效。主要以其根入药，辅助治疗身体虚弱、乳汁不足、肺脓肿、乳腺炎等症。羊乳还适用于病后体虚、痈疮肿毒、蛇咬伤等。

### 小档案

性味：性温，味甘。
习性：喜阴湿环境。
繁殖方式：播种繁殖。
采食时间：春采幼苗，秋采根。
食用部位：幼苗及根。

### 食用方法

幼苗及根均可炒食。蘸酱或腌渍后食用。

### 分布情况

分布于东北及河北、山西、山东、河南、安徽、江西、湖北、江苏、浙江、福建、广西等地。

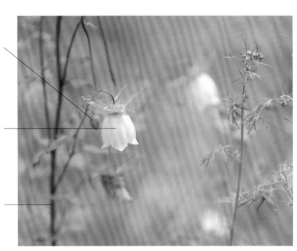

蒴果圆锥形，宿萼。

花单生或成对生于枝顶，花冠外面乳白色，内面深紫色，钟形。

根粗壮，倒卵状纺锤形。茎攀缘细长，无毛。

# 展枝沙参

## 养阴润肺，益胃生津

中医认为展枝沙参具有养阴润肺、益胃生津、祛痰、补气的功效，多用于治疗肺燥咳嗽及温热病后的津液不足、虚劳发热、阴伤燥咳、口渴咽干、慢性支气管炎、肺结核、肺脓肿等症。

### 小档案

性味：性微寒，味甘、微苦。
习性：生山坡草丛中。
繁殖方式：播种繁殖。
采食时间：春季采嫩叶，春季至秋末采根。
食用部位：嫩叶及根可食，根可入药。

### 饮食宜忌

一般人群皆可食用，脾虚胃寒者慎服。

### 食用方法

采集其嫩叶或根茎后用沸水焯熟，洗净后凉拌；根茎可与肉类炖食。

### 分布情况

分布于河北、山西、吉林、黑龙江等地。

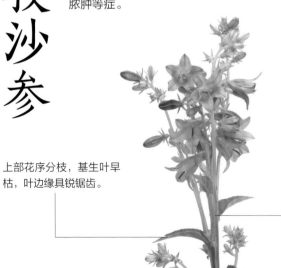

上部花序分枝，基生叶早枯，叶边缘具锐锯齿。

茎直立，无毛或具疏柔毛。

**杏叶沙参**

### 润肺止咳，清热解毒

中医认为，杏叶沙参主治疗疮肿毒、脸上黑疱、肺热燥咳、虚劳久咳等症。用根捣汁内服，外用药渣敷疮，可消除疗疮肿毒。用本品和肉桂各50克，研细，每服5克，以醋汤送下，可治脸上黑疱。

#### 小档案

性味：性凉，味甘、微苦。

习性：喜疏松、肥沃的土壤。

繁殖方式：播种繁殖。

采食时间：春采嫩茎叶，秋采根。

食用部位：嫩茎叶、根均可鲜用，根可入药。

#### 食用方法

取其根鲜用，作配料或炖食均可。

#### 分布情况

分布于广西、江西、广东、河南、贵州、四川、山西、陕西、湖北、湖南、河北等地。

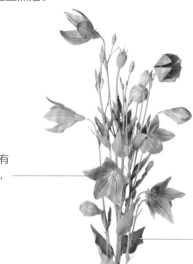

总状花序狭长，有疏或稍密的短毛，花冠紫蓝色。

茎生叶互生，无柄或近无柄，叶片狭卵形、菱状狭卵形或长圆状狭卵形。

---

**菊芋**

### 清热凉血，利水祛湿

中医认为菊芋有利水祛湿、清热凉血、消肿之效，主治热病肿痛、肠热出血、跌打损伤、浮肿、小便不利等。其根茎捣烂外敷，治无名肿毒、腮腺炎。菊芋含有一种与人体胰岛素结构非常近似的物质，适量食用可预防糖尿病。

#### 小档案

性味：性凉，味苦、甘。

习性：耐寒抗旱，耐瘠薄，对土壤要求不高，但不喜酸性土壤。

繁殖方式：播种繁殖。

采食时间：秋季采挖块茎。

食用部位：块茎可食，全株入药。

#### 食用方法

菊芋的地下块茎富含淀粉、菊糖，可煮食或熬粥、腌渍咸菜，也可晒制成菊芋干。

#### 分布情况

全国各地均有分布。

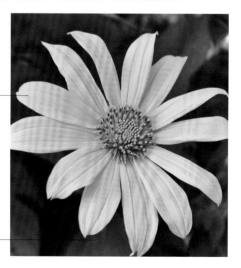

头状花序，单生于枝端，黄色；中央为管状两性花，外围为舌状中性花。

基部叶对生，上部叶互生，叶片卵形至卵状椭圆形。

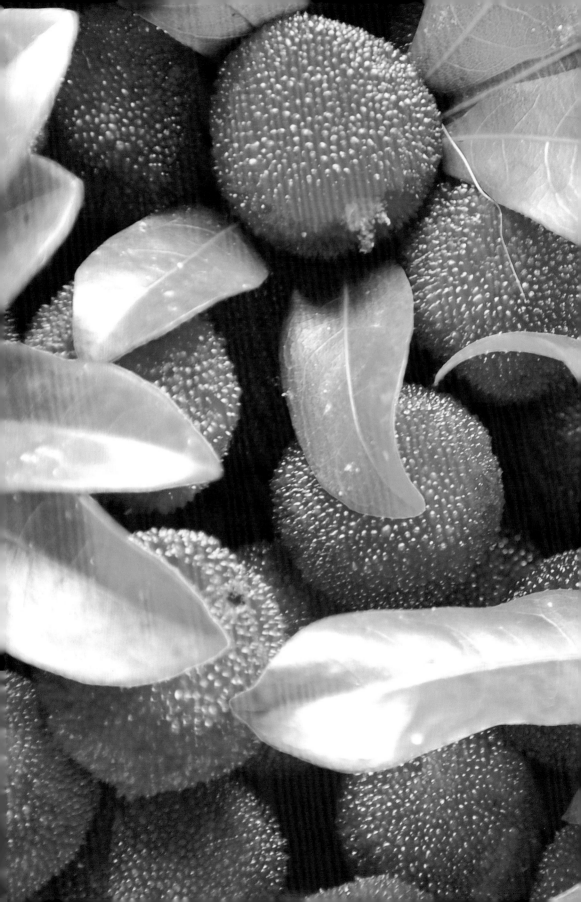

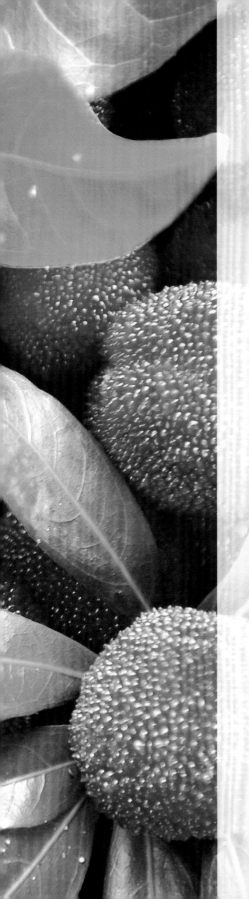

# 第四章

# 果籽类
## 野菜

以植物果实作为食用部分的野菜较为丰富，如各种豆类和瓜果类野菜。食用果籽类野菜时一般不需要过多处理，大多数果籽类野菜都可直接生食。

人们常吃的果籽类野菜富含葡萄糖、果糖与蔗糖，还含有多种矿物质、维生素等营养物质。这些果实鲜食时美味可口，加工制成果干、果酱、蜜饯、果酒、果汁和果醋等各类食品和饮料，味道也不错。在我国民间，常以大枣、茴香、木瓜、柑橘、山楂、杏和龙眼等果实或果实的一部分入药。

# 枸杞

## 滋阴益肾，养肝明目

中医认为，枸杞具有滋补肝肾、益精、明目的功效。现代医学研究表明，枸杞还能够降血糖、软化血管、降低人体血液中的胆固醇，对脂肪肝和糖尿病患者具有一定的疗效。枸杞子还能辅助治疗慢性肾衰竭。

**分布情况**
分布于宁夏、甘肃、新疆、内蒙古、青海。

**适用人群**
一般人皆可食用。

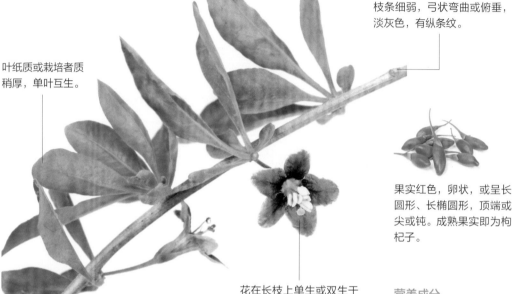

叶纸质或栽培者质稍厚，单叶互生。

枝条细弱，弓状弯曲或俯垂，淡灰色，有纵条纹。

果实红色，卵状，或呈长圆形、长椭圆形，顶端或尖或钝。成熟果实即为枸杞子。

花在长枝上单生或双生于叶腋，在短枝上同叶簇生。

**营养成分**

| 粗脂肪 | 烟酸 |
| --- | --- |
| 维生素B$_1$ | 维生素C |
| 维生素A | 胡萝卜素 |

**食用方法**

枸杞子四季宜食，春季可单服，也可与黄芪煮水喝；夏季宜与菊花、金银花、胖大海和冰糖一起泡水喝，可以消除眼疲劳；秋季宜与雪梨、百合、银耳、山楂等制成羹类食用；冬季宜与桂圆、大枣、山药等搭配煮粥。

## 药典精要

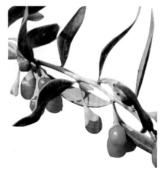

《食疗本草》："坚筋耐老，除风，补益筋骨，能益人，去虚劳，降血压，降血脂，降血糖，降胆固醇。"

《本草述》："疗肝风血虚、眼赤痛痒昏翳。治中风眩晕，虚劳，诸见血证，咳嗽血、痿、厥、挛，伤燥，遗精，赤白浊，脚气，鹤膝风。"

**小贴士**

鲜枸杞子因产地不同，色泽也有所不同，但质量好的枸杞子颜色柔和，有光泽，肉质饱满；肉质较差，外表却鲜亮诱人的枸杞子多是陈货，且多半被染色了。

**小档案**

性味：性平，味甘。

习性：喜光照，对土壤要求不高，耐盐碱、耐肥、耐旱，但怕水渍。

繁殖方式：播种、扦插繁殖。

采食时间：春季采嫩叶，9~11月采果实。

食用部位：嫩叶及果实可食，果实、叶和根皮可入药。

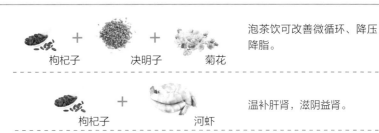

枸杞子 ＋ 决明子 ＋ 菊花

泡茶饮可改善微循环、降压降脂。

枸杞子 ＋ 河虾

温补肝肾，滋阴益肾。

枸杞子 ＋ 鲫鱼

温中益气，健脾利湿。

**食疗价值**

**美容、抗衰老**

枸杞子可以提高皮肤吸收养分的能力，常吃可以起到美白作用。枸杞子可对抗人体自由基过度氧化，减轻自由基过氧化损伤，从而有助于延缓衰老。

**明目养肝**

枸杞子含有丰富的胡萝卜素、维生素A等，能有效地保护眼睛、提高视力。枸杞子还有促进肝细胞再生、保护肝脏的作用。

**温补肝肾**

适量食用枸杞子，可起到温补肝肾的作用，能补精血亏虚，因此肾虚的人也可适量进食枸杞子。

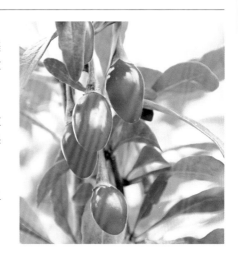

**食用宜忌**

| ☑ **肾虚** | ☑ **经常使用电脑** | ☒ **外感实热** | ☒ **脾虚泄泻** |

**实用偏方**

【妊娠呕吐】枸杞子、黄芩各50克，二者置带盖瓷缸内，以沸水冲浸，待温时频频饮服，喝完可再用沸水冲服，以愈为度。

【糖尿病】枸杞子30克，兔肉250克，二者置锅中，加水适量，以小火炖熟后加盐调味，取汤饮用。

【慢性萎缩性胃炎】枸杞子洗净，烘干打碎后分装。每日20克，分2次于空腹时嚼服，2个月为1个疗程。

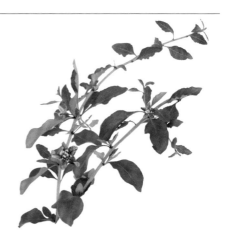

# 黑枣

## 补益脾胃，养心安神

黑枣具有补益脾胃、润燥生津、延缓衰老、养心安神、美容养颜等功效。适量食用可辅助治疗贫血、血小板减少、肝炎、乏力、失眠等症。中医认为，黑枣有养血的效果，可治疗血虚引起的面黄肌瘦，月经量少、色淡，月经推迟。

### 分布情况
分布于河北、山西、山东、陕西、辽宁及西南各地。

### 适用人群
一般人群皆可食用。久病体虚的人尤其适宜食用。

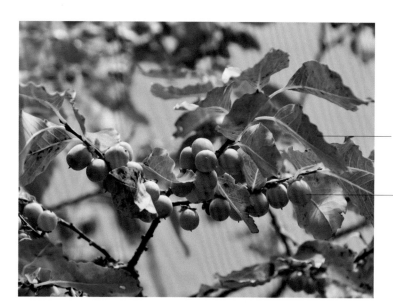

花淡黄色或淡红色，单生或簇生叶腋。

叶椭圆形至长圆形，背面灰色或苍白色。

果实近球形，初熟时为淡黄色，后变为蓝黑色，有白蜡层，近无柄。

### 营养成分

| | |
|---|---|
| 蛋白质 | 碳水化合物 |
| 有机酸 | 维生素E |
| 钙 | 磷 |

### 食用方法
果实洗净后可以直接食用，也可以酿酒、制果酱、制醋、制冰糖葫芦、制蜜饯等。枣叶可以用来炖汤，具有润燥生津的功效。种子可以用来榨油。

## 养生食谱

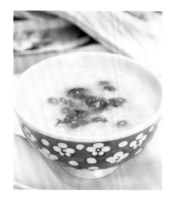

### 黑枣红豆糯米粥

材料：黑枣、红豆各20克，糯米80克，葱花适量。

制作：1.糯米、红豆均洗净后泡发；黑枣洗净。2.锅中倒水，放入泡好的糯米与红豆，大火煮至米粒开花，加入黑枣后转小火，煮至粥呈浓稠状，撒上葱花即可。

功效：此粥有利尿消肿、清心养神、健脾益肾等功效。

### 小贴士
好的黑枣皮色应乌亮有光，黑里泛出红色，皮色乌黑者为次，色黑带萎者更次。好的黑枣粒大均匀，短壮圆整，顶圆蒂方，皮面皱纹细浅。多食黑枣易胀气，孕妇如果食后有腹胀症状就不要再吃，可只喝枣汤。

# 沙枣

## 清热消炎，止泻利尿

沙枣树皮和果可入药，树皮具有清热凉血，收敛止痛，消炎之效，多用于慢性气管炎、胃痛、肠炎、烫伤、出血等症。其果实具有健脾止泻的功效，可辅助治疗脾虚所致的腹泻、消化不良。

**分布情况**

分布于山西、河北、辽宁、黑龙江、山东、河南。

**特殊用途**

晚夏时能为园林提供罕见的银白色景观，可作观赏树及背景树。

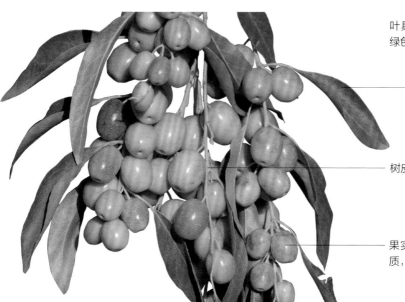

叶具柄，披针形，上面银灰绿色，下面银白色。

树皮有光泽，具枝刺。

果实长圆状椭圆形，果肉粉质，果皮早期为银白色。

**营养成分**

| 蛋白质 | 脂肪 |
| --- | --- |
| 碳水化合物 | 钙 |

**食用方法**

秋季时采摘果实，洗净后可直接食用，也可以酿酒、制果酱、制醋、制冰糖葫芦、制作蜜饯枣糕等。枣叶可以用来炖汤，具有润燥生津的功效。种子可以用来榨油。

## 药典精要

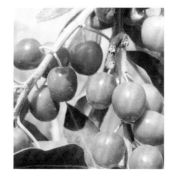

《维医药》："果实主治头痛、胃病、热性咳嗽、腹泻，可固精；花主治各种脑部病症、胸痛、气促、哮喘、气憋、肺脓肿、疟疾、脾损；清肝、脾，祛风，健胃，壮阳，可用于关节炎和肌无力。"

《蒙植药志》："果实用于身体虚弱、神志不宁、消化不良、腹泻；树皮治胃痛、泄泻、白带；外用治烫火伤、出血。"

**实用偏方**

【白带异常】沙枣树皮15克，以水煎服。

【烧伤、烫伤】沙枣树皮120克，黄檗30克，加水1500毫升，煎至300毫升后过滤，用药液喷洒创面或以纱布浸药液后敷创面，每日2次。

# 杨梅

## 和胃止呕，生津止渴

中医认为，杨梅具有止渴、和五脏、涤肠胃、除恶气的功效，将其烧成灰服用，可治痢疾。杨梅用盐腌后食用，有祛痰、止呕之效；含食则可利咽喉、助五脏下气。饮酒过度、口中干渴、饮食不消、呕逆少食、腹泻或痢疾者宜食杨梅。

**分布情况**

华东地区及湖南、广东、广西、贵州等地均有分布。

**特殊用途**

适宜丛植或列植于路边、草坪，或作分隔空间，隐蔽遮挡的绿墙。

树皮灰色，老时纵向浅裂，树冠圆球形。

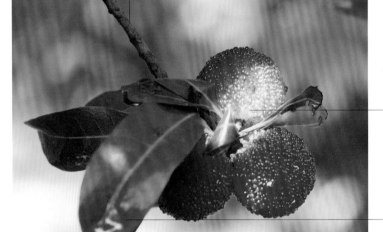

雄花序单独或者丛生于叶腋，雌花序常单生于叶腋。

核果球状，外表面具乳头状凸起。

叶革质，无毛，常密集于小枝上端部分。

**食用方法**

杨梅果实成熟后可直接食用，也可泡酒。未成熟的果实有毒，不可食用。杨梅对胃黏膜有一定的刺激作用，胃溃疡患者要慎食。食用杨梅后应及时漱口或刷牙，以免损坏牙齿。

**营养成分**

| 脂肪 | 蛋白质 |
|------|--------|
| 膳食纤维 | 维生素C |

## 药典精要

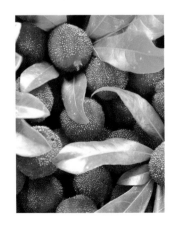

《开宝本草》："去痰止呕，消食下酒。"

《玉楸药解》："酸涩降敛，治心肺烦郁，疗痢疾损伤，止血衄。"

《本经逢原》："杨梅，能止渴除烦，烧灰则断痢，盐藏则止呕哕消酒。但血热火旺人不宜多食，恐动经络之血而致衄也。其性虽热，而能从治热郁，解毒。"

《现代实用中药》："治口腔咽喉炎症。"

**小贴士**

杨梅带有一股淡淡的酸味，吃之前放在淡盐水中浸泡15分钟左右，可除酸味。吃不完的杨梅可以洗净后放在冰箱冷藏，但不宜存放太长时间，最好在一两天内吃掉。

# 桑葚

## 补血滋阴，生津止渴

桑葚含有丰富的活性蛋白、维生素、氨基酸、胡萝卜素、矿物质等营养成分，可提高人体免疫力、补肾固精、补血滋阴、生津止渴、润燥滑肠。女性适量食用，可益气补血、美容养颜。

### 分布情况
全国各地均有分布。

### 适用人群
适合肝肾阴血不足者，少年发白者，病后体虚或习惯性便秘者。

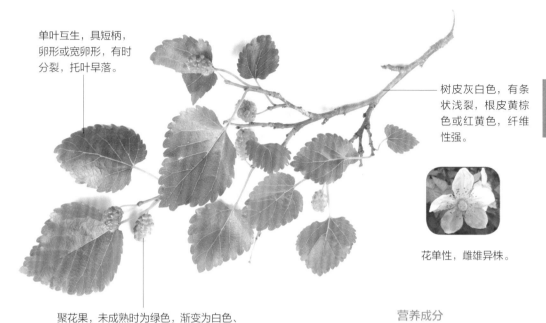

单叶互生，具短柄，卵形或宽卵形，有时分裂，托叶早落。

树皮灰白色，有条状浅裂，根皮黄棕色或红黄色，纤维性强。

花单性，雌雄异株。

聚花果，未成熟时为绿色，渐变为白色、红色，成熟后为紫红或紫黑色。

**黑籽类野菜**

### 营养成分

| 脂肪 | 蛋白质 |
| --- | --- |
| 膳食纤维 | 碳水化合物 |
| 维生素B$_2$ | 胡萝卜素 |

### 食用方法

成熟的桑葚，经洗净后可直接食用，也可酿酒或熬粥。桑葚的嫩茎叶焯熟后用清水浸泡一会儿以去除异味，稍后可凉拌，也可与其他菜品一起炒食。

## 药典精要

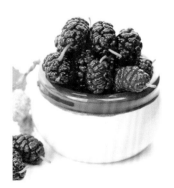

《玉楸药解》："治瘰淋、瘰疬、秃疮。"

《本草求真》："除热养阴，止泻。"

《随息居饮食谱》："滋肝肾，充血液，祛风湿，健步履，息虚风，清虚火。"

《本草拾遗》："利五脏关节，通血气，捣末蜜和为丸。"

《滇南本草》："益肾脏而固精，久服黑发明目。"

### 实用偏方

【肾虚精亏所致关节不利】鲜黑桑葚60克，以水煎服。或熬成桑葚膏，每服5克，以温水和少量黄酒冲服。

【肠燥便秘】桑葚50克，肉苁蓉、黑芝麻各15克，枳实10克，共以水煎服，每日1剂。

# 无花果

## 消肿解毒，健胃清肠

中医认为，无花果具有健胃清肠、消肿解毒、润肺止咳、益肺通乳的功效，多用于食欲减退、腹泻、乳汁不足等症。其根、叶入药还可治肠炎、腹泻，外用可治痈肿。无花果营养丰富，对促进人体健康有良好作用。

**分布情况**

长江流域和华北沿海均有分布。

**适用人群**

消化不良、食欲不振、高脂血症、高血压、冠心病和癌症患者适宜食用。

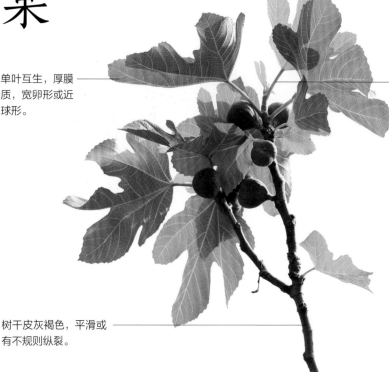

单叶互生，厚膜质，宽卵形或近球形。

小枝粗壮，托叶包被幼芽，托叶脱落后在枝上留有极为明显的环状托叶痕。

聚花果梨形，熟时呈黑紫色。

树干皮灰褐色，平滑或有不规则纵裂。

**营养成分**

| 膳食纤维 | 蛋白质 |
| --- | --- |
| 碳水化合物 | 脂肪 |

## 食用方法

无花果的成熟果实可鲜食或煎汤，也可加工成各种产品。常见食谱有无花果茶、无花果粥、无花果猪蹄汤等。

## 实用偏方

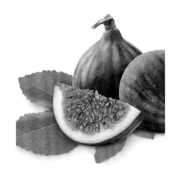

【预防癌症】无花果 200 克，蘑菇 100 克。将无花果切碎，蘑菇切条，一同放入锅内，加花椒、生姜、大蒜和清水炖煮至烂熟，调味后即可食用。

【脾胃虚弱，食欲不振】无花果 500 克，洗净，放入锅中，压扁后加入白糖腌渍 1日；再用小火熬至汁液微干，停火待冷；再拌入白糖 250 克，放盘中风干数日即可。

**小贴士**

无花果叶浓绿厚大，花很小，被枝叶掩盖，不容易被发现。当果子长大时，花已经脱落，所以人们认为它是"不花而实"。无花果多为夏季开花，秋季结果。

# 山葡萄

## 清热利尿，除烦止渴

　　山葡萄具有补血、强智、健胃生津、除烦止渴、益气、强筋、通利小便、滋肾益肝的功效，主治气血虚弱、肺虚咳嗽、心悸盗汗、风湿痹痛、淋证、浮肿等，也可用于脾虚气弱、气短乏力、水肿、小便不利等病症的辅助治疗。

### 分布情况
分布于黑龙江、吉林、辽宁、内蒙古等地。

### 特殊用途
以山葡萄配制的葡萄酒，是一种富含营养成分的饮品。

果籽类野菜

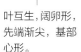

叶互生，阔卵形，先端渐尖，基部心形。

枝条粗壮，嫩枝具柔毛，藤条可长达15米以上，皮暗褐色或红褐色，匍匐或攀缘于其他树木上。

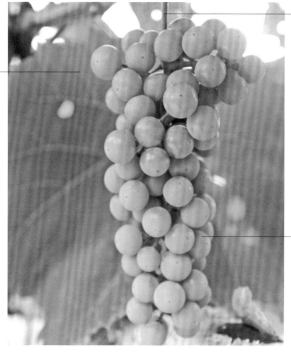

花多数，细小，绿黄色。

浆果近球形或肾形，成熟时由深绿色变蓝黑色，果味酸甜可口，富含浆汁。果期8~9月。

### 营养成分

| 维生素 | 蛋白质 |
| --- | --- |
| 粗脂肪 | 粗纤维 |
| 氨基酸 | 矿物质 |

### 食用方法
　　采摘成熟的山葡萄后可直接食用，也可制成干品或酿制酒饮，还可以用来做酒酿葡萄羹、拔丝葡萄等菜肴。

## 药典精要

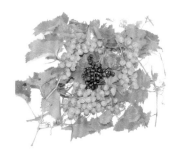

　　《朝药志》："藤茎及根茎止呕哕，产后腹痛，产后浮肿，肾脏性浮肿，心脏性浮肿，喉头炎。"

　　《朝药录》："果实强心，利尿，壮筋骨，止渴，润肺止咳；治筋骨湿流、烦热口渴、热淋、小便不利、虚劳咳喘。"

　　《朝药录》："藤茎及根茎治产后腹痛、产后浮肿、肾性浮肿、心性浮肿等症。"

### 实用偏方
【慢性肾炎】山葡萄叶粉15克，放鸭蛋白内搅匀，用茶油煎炒。另取山葡萄枝30克煎汤，取一部分汤汁，与上述炒鸭蛋白配合内服。

# 酸浆

## 清热解毒，利尿降压

　　酸浆味酸、苦，性寒，中医认为，其果具有清热解毒、利尿降压、强心、抑菌的功效，可用来辅助治疗肝气不舒、肝炎、热咳、咽痛、喑哑、小便不利和水肿等病症。但孕妇禁用酸浆，凡脾虚泄泻及痰湿内盛者也应慎食。

**分布情况**
全国各地均有分布。

**特殊用途**
生长势强，可遍植花坛供观赏用。生长速度快，适合庭院栽培。

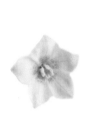

花白色，单生于叶腋，花萼绿色，钟形。

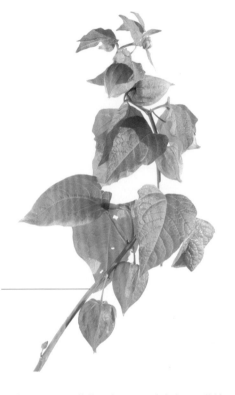

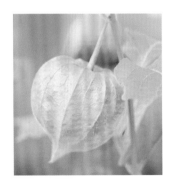

浆果圆球形，成熟时呈橙红色，宿存花萼在结果时增大，橙红色或深红色，无毛，疏松地包围在浆果外面。

茎常不分枝，幼茎被有较密的柔毛。根状茎白色，横卧地下，多分枝，节部有不定根。

## 食用方法

　　成熟的酸浆果实可以直接食用，霜后采收的果实更是口味宜人。一些地区已将其作为水果上市销售。其果实也可以糖渍、醋渍或做成果浆后食用，香味浓郁，味道鲜美。

**营养成分**

| 钙 | 灰分 |
|---|---|
| 粗脂肪 | 钾 |
| 氨基酸 | 磷 |
| 维生素 | 钠 |

## 药典精要

　　《嘉祐本草》："主腹内热结、目黄、不下食、大小便涩、骨热咳嗽、多睡劳乏、呕逆痰壅、疝瘕痞满、小儿疬子寒热、大腹，杀虫，落胎，并煮汁服，亦生捣绞汁服。"

　　《汪连仕采药书》："清火，消郁结，治疝。敷一切疮肿，专治锁缠喉风。治金疮肿毒，止血崩，煎酒服。"

**实用偏方**

【热咳咽痛】酸浆适量，晒干后研为末，以水煎服，或以醋调敷喉外。

【喉疮肿痛，咳嗽痰多】取适量酸浆炒焦为末，以酒调，敷喉中。

【疮肿】酸浆不拘多少，晒干后研为细末，冷水调少许，加温软化，贴于患处。

# 山楂

## 消食化滞，活血化瘀

中医认为，山楂具有健脾开胃、消食化滞、活血化瘀的功效，对肉积、痰饮、痞满吞酸、泻痢、肠风、腰痛、疝气、恶露不尽、小儿乳食停滞等均有疗效。山楂所含的黄酮类化合物牡荆素，可起到一定的抗癌作用。

### 分布情况
分布于河南、河北、辽宁、山西、北京、天津。

### 食用宜忌
尤适宜高血压、冠心病患者。孕妇禁食，以免引起宫缩，诱发流产。

叶片三角状卵形至棱状卵形，基部截形或宽楔形。

复伞房花序，花序梗、花柄都有长柔毛，花白色，有独特气味。

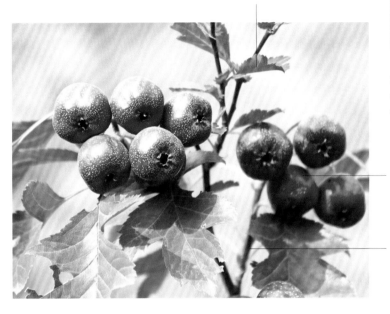

梨果是深红色，较小，近球形。

枝密生，有细刺，幼枝有柔毛。小枝紫褐色，老枝灰褐色。

果籽类野菜

### 营养成分
- 蛋白质
- 碳水化合物

### 食用方法
山楂果实可洗净后直接食用，对消肉食积滞有一定作用，还可软化人体血管；也可制成山楂酒、山楂果茶，或煮粥、炖汤食用，也可制成夏季饮料。

### 药典精要

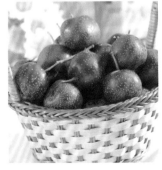

《医学衷中参西录》："山楂，若以甘药佐之，化瘀血而不伤新血，开郁气而不伤正气，其性尤和平也。"

《唐本草》："汁服主利，洗头及身上疮痒，消炎解毒。"

《日用本草》："化食积，行结气，健胃宽膈，消血痞气块。"

### 实用偏方
【痛经】山楂 10 克，肉桂 6 克，红糖适量，共煎汤。

【恶露不尽】山楂 60 克，打碎后加水煎汤，以红糖调味后空腹温服。

【高血压，冠心病】山楂、丹参各 10 克，麦冬 5 克，沸水浸泡，闷 30 分钟即可饮用。

# 番石榴

## 收敛止泻，消炎止血

中医认为，番石榴具有收敛止泻、止血、止痒的功效。其叶、果入药可治肠炎、痢疾、小儿消化不良等症。其鲜叶捣烂外用，可治疗跌打损伤、外伤出血、臁疮久不愈合等症状。临床多用番石榴辅助治疗普通感冒、高血压等。

**分布情况**

分布于台湾、海南、广东、广西、福建、江西。

**适用人群**

尤适宜高血压、糖尿病、肥胖及肠胃功能不佳者食用。

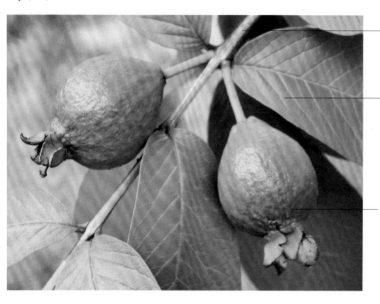

树皮平滑，灰色，片状剥落。嫩枝有棱，被毛。

单叶对生，叶背有绒毛并中肋侧脉隆起，叶片革质，长圆形至椭圆形。

浆果球形、卵圆形或梨形，顶端有宿存萼片，果肉白色或者黄色，胎座肥大，肉质。

**营养成分**

| 维生素C | 磷 |
| --- | --- |
| 钙 | 镁 |

**食用方法**

鲜果洗净后即可食用，还可以用来榨汁，加工成果浆、果脯、果粉、浓缩浆、果冻等食用。儿童、便秘者或有内热的人不宜多吃。

## 实用偏方

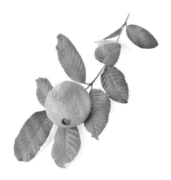

【轻度糖尿病】每日三餐后各饮 1~3 杯番石榴汁；或用番石榴干果、苦瓜加水煎服，每日 1~2 次。

【痢疾，肠炎】番石榴果 2 个，生吃；或用鲜番石榴叶 100 克水煎，每日服 2 次。

【胃酸过多】番石榴果 50 克，焙干研细末，饭后服 15 克，每日 3 次。

**小贴士**

番石榴果肉质细嫩、清脆香甜、常吃不腻，是养颜美容的上佳水果。适量食用，可防治高血压、糖尿病，对于肥胖及肠胃不佳的患者，番石榴也是较理想的水果。番石榴的叶片和幼果可切片晒干后泡茶，能辅助治疗糖尿病。

# 薏苡

## 祛湿除痹，利水消肿

中医认为，薏苡具有利水、健脾、除痹、解痛、除湿的功效，能缓和拘挛，多用于脾虚泄泻、水肿、脚气、关节疼痛、肠痈、肺痿等症；还可用于胃癌、子宫颈癌、绒毛膜上皮癌等癌症及多发性疣的辅助治疗。

### 分布情况
全国各地均有分布。

### 适用人群
一般人群皆可食用。对于久病体虚及病后恢复期的患者来说，是一味价廉物美的营养品。

果籽类野菜

叶互生，纵列排列，叶鞘光滑，与叶片间具白色薄膜状的叶舌，叶片长披针形。

颖果成熟时，外面的总苞坚硬，呈椭圆形。

秆直立丛生，节多分枝。

种皮红色或淡黄色，种仁卵形。

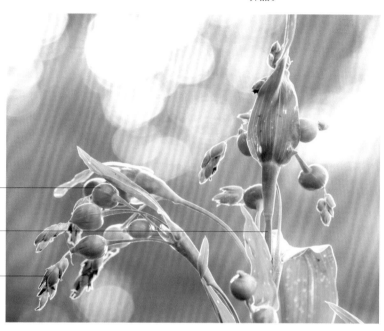

## 食用方法

薏苡的种仁即薏米，可与其他米类一同煮粥、做汤。薏米的叶可以煎茶饮用，既清香，味也醇美。薏米比较难煮熟，在煮之前先放入温水中浸泡 2~3 小时，使其充分吸收水分之后再煮，比较容易熟。

### 营养成分

| 镁 | 钾 |
|---|---|
| 磷 | 蛋白质 |

## 药典精要

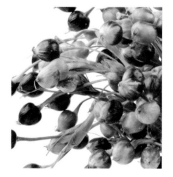

《本草经疏》："有健胃、强筋骨、祛风湿、消水肿、清肺热等功能，适用于治疗脾胃虚弱、肺结核及风湿疼、关节疼痛、小便不利等症。"

《独行方》："郁李仁 60 克，研烂，用水滤取药汁；薏米 200 克，配郁李仁汁煮成饭，分 2 次食。能利水消肿。"

### 实用偏方

【水肿，风湿痹痛】薏米研为粗末，与粳米等份。共加水煮稀粥，每日 1~2 次，连服数日。

【牙痛】薏苡根 200 克，以适量水熬煮成汁，含漱，冷则易之。

# 东北茶藨子

## 清热解表，止咳祛痰

中医认为，东北茶藨子果实入药，入肺经，具有清热解表、止咳祛痰的功效，可防治风寒感冒，辅助治疗慢性支气管炎。由于其果实含有丰富的维生素 C 及果胶酶，加工成保健食品，人食用后可防治维生素 C 缺乏症。

### 小档案

性味：性温，味酸。
习性：生于山坡或山谷针、阔叶混交林下或杂木林内。
繁殖方式：播种、分株、压条、扦插繁殖均可。
采食时间：秋季。
食用部位：果肉。

### 食用方法

果实采摘后，可直接食用。果肉可制作果浆或造酒，种子可榨油。果实味酸多汁，具有较高的药用价值。

### 分布情况

分布于黑龙江、吉林、辽宁、内蒙古、河北、山西、陕西、甘肃。

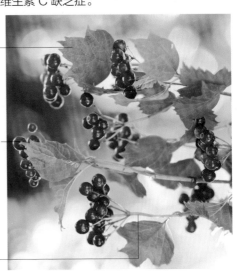

叶宽大，基部心形，幼时两面被灰白色平贴短柔毛，下面甚密，边缘具不整齐粗锐锯齿或重锯齿。

果实球形，红色无毛，味酸可食。

小枝灰色或灰褐色，皮纵向或长条状剥落，嫩枝具短柔毛或近无毛，无刺。

---

# 野大豆

## 补气益血，健脾益肾

野大豆具有健脾益肾的功效，主治盗汗、风痹。其种子具有平肝明目、强筋健骨、补气益血、祛风解毒的功效，主治头晕目昏、肾虚腰痛、筋骨疼痛等；还可用于肺脓肿、咯血等症的食疗。

### 小档案

性味：性温，味甘。
习性：喜水耐湿，耐盐碱。
繁殖方式：播种繁殖。
采食时间：秋季采收全草，果实成熟时，采收种子。
食用部位：种子可食，全草入药。

### 饮食宜忌

幼儿、尿毒症患者忌食，对黄豆过敏者慎食。

### 食用方法

取荚果里的豆子煮食，或者磨成面粉食用。

### 分布情况

除新疆、青海和海南外，几乎遍布全国。

荚果狭长圆形或镰刀形，两侧稍扁。

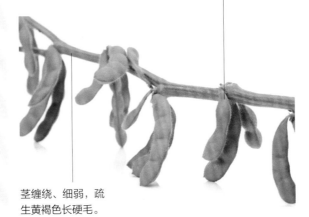

羽状复叶卵圆形、卵状椭圆形或卵状披针形。

茎缠绕、细弱，疏生黄褐色长硬毛。

# 蛇莓

## 清热解毒，凉血消肿

　　蛇莓全草都可入药，具有清热解毒、散瘀消肿的功效。内服常用于感冒发热、咳嗽、小儿高热惊风、咽喉肿痛、白喉、黄疸型肝炎、细菌性痢疾、月经过多等症。外用可治毒蛇咬伤、疔疮、湿疹等。

### 小档案

性味：性微寒，味甘、酸。

习性：喜光，耐寒耐旱，又耐贫瘠，具有很强的生命力。

繁殖方式：播种繁殖。

采食时间：夏季采果，夏秋季采收全草。

食用部位：果实可食，全草入药。

### 食用方法

采摘其成熟的红色果实，洗净后直接食用。

### 分布情况

分布于我国辽宁以南各省区市。

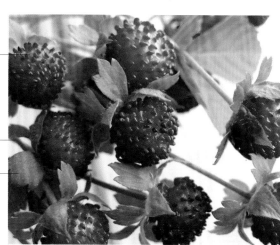

果实呈海绵质，鲜红色，有光泽，外面有长柔毛。

茎细长，匍状，节节生根。

三出复叶互生，小叶菱状卵形。

---

# 救荒野豌豆

## 清热利湿，活血祛瘀

　　中医认为，救荒野豌豆具有清热利湿、活血祛瘀的功效，主治黄疸、疟疾、鼻衄、心悸、梦遗、月经不调等症。常用来辅助治疗截疟、小便不利、水肿等症。

### 小档案

性味：性寒，味甘。

习性：性喜稍凉气候，抗寒能力强。

繁殖方式：播种繁殖。

采食时间：5~6月采荚果，夏季采全草。

食用部位：荚果可食，全草入药。

### 饮食宜忌

宜适量食用，因其种子中含有生物碱和氰苷，食用过量能使人畜中毒。

### 食用方法

嫩荚果煮食，或等荚果完全成熟后，剥取豆子煮粥食用。

### 分布情况

全国各地均有分布。

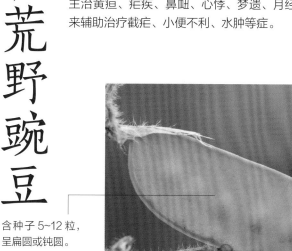

含种子5~12粒，呈扁圆或钝圆。

蝶形花紫红、粉红或白色，花梗极短或无。

## 软枣猕猴桃

### 生津润肺，清热利尿

中医认为，软枣猕猴桃果有止泻、解烦热、利尿的功效。主治热病所致的口渴心烦、小便不利等症。将软枣猕猴桃打成果汁饮用，还有祛痰作用。其根味淡、微涩，有健胃、清热、利湿之功效，可辅助治疗消化不良、呕吐、腹泻、黄疸等症。

**小档案**

性味：性微寒，味甘、微酸。

习性：喜凉爽、湿润的气候。

繁殖方式：扦插繁殖。

采食时间：9~10月。

食用部位：果实。

**食用方法**

果实可加工成果酱、果汁、果脯、罐头食用，或用于制作糕点、糖果等多种食品。其叶可制成保健茶，营养丰富，风味独特。

**分布情况**

分布于黑龙江、吉林、山东，以及华北、西北、长江流域各省区市。

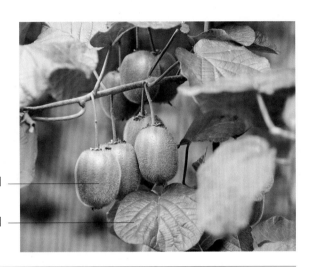

浆果球形至长圆形，两端稍扁平。

叶片卵圆形、椭圆形或长圆形。

---

## 狗枣猕猴桃

### 滋补强身，解热镇痛

狗枣猕猴桃具有滋补强身的功效，其药用价值很高，能解热镇痛；适量食用能增强人体免疫力，对人很有好处。

**小档案**

性味：性平，味甘、酸。

习性：喜暖温带气候，向阳性。

繁殖方式：扦插繁殖。

采食时间：9~10月。

食用部位：果实。

**饮食宜忌**

脾胃虚寒、食少纳呆者应慎食。

**食用方法**

果实可食，鲜用或晒干泡水喝均可，也可酿酒及入药。

**分布情况**

分布于黑龙江、吉林及华北、华中、华南。

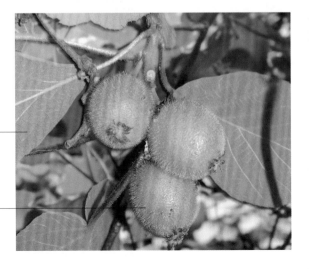

叶互生，具褐色毛，叶片膜质至薄纸质，卵形至长圆形。

浆果长圆形，球形或扁圆形。

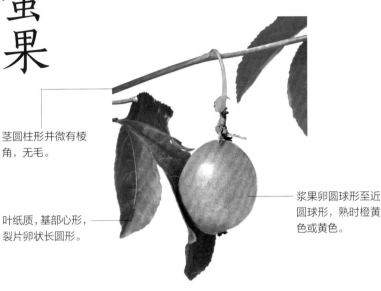

## 鸡蛋果

### 清热止咳，镇痛安神

鸡蛋果具有疏风清热、止咳化痰、镇静安神、和血止痛的功效，用于神经痛、痛经、下痢、风热头昏、鼻塞流涕、心悸怔忡等症。鸡蛋果可生食，入药则有补益身体之效。

**小档案**

性味：性平，味甘、酸。
习性：喜光，喜温暖、湿润的气候，不耐寒。
繁殖方式：扦插繁殖。
采食时间：夏秋季。
食用部位：果实。

**食用方法**

将熟果剖开，用调羹挖出瓤包直接食用。果可食用，富含蛋白质，也可以制作果汁，味道很好。

**分布情况**

分布于云南、福建、广东、广西、海南、江西、四川、重庆。

茎圆柱形并微有棱角，无毛。

叶纸质，基部心形，裂片卵状长圆形。

浆果卵圆球形至近圆球形，熟时橙黄色或黄色。

果籽类野菜

---

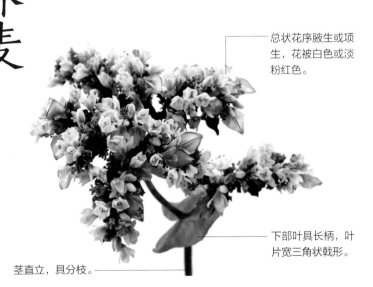

## 苦荞麦

### 润肠通便，健脾开胃

中医认为苦荞麦具有祛痰平喘、健脾开胃、润肠通便的功效，可以辅助治疗便秘、胃炎、消化不良等症，对胃酸过多等症状有改善作用。

**小档案**

性味：性寒，味苦。
习性：适应性较强，喜温暖气候。
繁殖方式：播种或扦插繁殖。
采食时间：秋季。
食用部位：种子。

**食用方法**

胃寒患者用苦荞和粳米1：2（苦荞1份、粳米2份）煮粥食，对促进胃部血液循环有好处。但不宜多食，脾胃虚弱者更应少食。

**分布情况**

分布于东北及内蒙古、河北、山西、陕西、甘肃、青海、四川、云南。

总状花序腋生或顶生，花被白色或淡粉红色。

下部叶具长柄，叶片宽三角状戟形。

茎直立，具分枝。

# 酸枣

### 养心安神，镇静助眠

酸枣入药具有养心安神、镇静助眠的功效，可用于辅助治疗神经衰弱、失眠多梦、盗汗等症。其叶中所提取的酸叶酮对冠心病有较好的疗效。酸枣仁还有一定的降压作用。

### 小档案

性味：性平，味酸。

习性：喜欢温暖、干燥的环境，耐碱、耐寒、耐旱、耐瘠薄。

繁殖方式：分株或嫁接繁殖。

采食时间：8~9月。

食用部位：果实可食，也可入药。

### 食用方法

洗净后可直接食用，也可加工成饮料或其他食品，如酸枣汁、酸枣粉、酸枣酒等。

### 分布情况

分布于辽宁、河北、山西、山东、安徽、河南、湖北、甘肃、陕西。

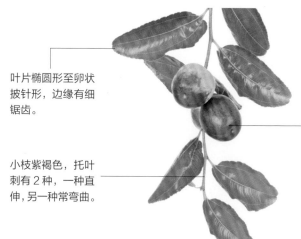

叶片椭圆形至卵状披针形，边缘有细锯齿。

小枝紫褐色，托叶刺有2种，一种直伸，另一种常弯曲。

核果小，熟时呈红褐色，近球形或长圆形。

---

# 毛樱桃

### 补中益气，健脾祛湿

中医认为，毛樱桃具有健脾祛湿、补中益气、固精、利咽、止咳的功效，内服可治食积、泄泻、消化不良、病后体虚、倦怠少食、贫血等症。外用可治冻疮、汗斑。毛樱桃含铁量较高，可益气养血。

### 小档案

性味：性温，味甘。

习性：耐阴、耐寒、耐旱，也耐高温。

繁殖方式：分株或嫁接繁殖。

采食时间：6~9月。

食用部位：果实。

### 适用人群

消化不良、风湿腰腿痛、体质虚弱者适宜食用。

### 食用方法

采摘成熟的果实洗净后直接食用，还可制成果汁、果浆或添加到点心中食用。

### 分布情况

全国各地均有分布。

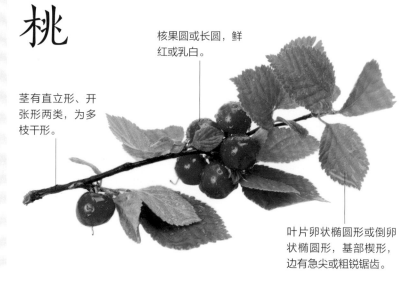

核果圆或长圆，鲜红或乳白。

茎有直立形、开张形两类，为多枝干形。

叶片卵状椭圆形或倒卵状椭圆形，基部楔形，边有急尖或粗锐锯齿。

## 野核桃

### 补气养血，润燥化痰

野核桃主治虚痨咳嗽。其果、根和茎皮可治身弱体虚、腰酸腰痛、虚寒咳嗽、皮肤疥癣等。野核桃含有丰富的 B 族维生素和维生素 E，适量食用可延缓人体细胞老化，能增强记忆力及身体抵抗力。

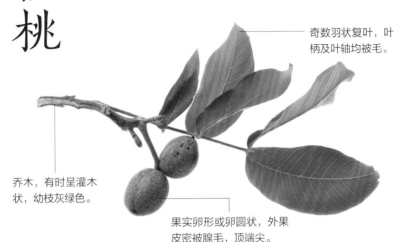

奇数羽状复叶，叶柄及叶轴均被毛。

乔木，有时呈灌木状，幼枝灰绿色。

果实卵形或卵圆状，外果皮密被腺毛，顶端尖。

### 小档案

性味：性温，味甘。
习性：喜光，耐寒。
繁殖方式：播种或嫁接繁殖。
采食时间：8~10月。
食用部位：果实。

### 饮食宜忌

腹泻、便溏及痰湿内盛者慎食。

### 食用方法

果实可直接食用，也可炒食或榨油。

### 分布情况

分布于江苏、江西、浙江、四川、贵州、甘肃。

---

## 欧李

### 润肠通便，利尿消肿

中医认为，欧李果肉可食，种仁可入药，作郁李仁，具有润肠通便、利尿消肿的功效，用于肠燥便秘、小便不利、腹满喘促、浮肿等症。欧李的根在民间偏方中常被用来治疗静脉曲张和脉管炎。

### 小档案

性味：性平，味辛、苦、甘。
习性：喜较湿润的环境，耐寒。
繁殖方式：分根、压条或播种繁殖。
采食时间：夏、秋季。
食用部位：果实。

### 饮食宜忌

脾虚泄泻者及孕妇应慎食。

### 食用方法

果实可洗净后鲜食，也可以制成果汁、果酒、果奶、果醋、果脯等食用。

### 分布情况

分布于吉林、辽宁、内蒙古、河北等地。

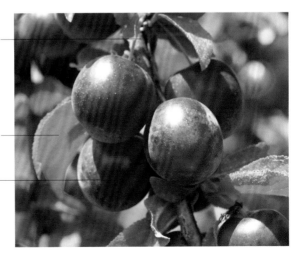

落叶灌木，小枝呈灰褐色或棕褐色，被短柔毛。

叶片倒卵状长椭圆形或倒卵状披针形，边缘具有浅细锯齿。

核果成熟后近球形，红色或紫红色。

# 沙棘

## 祛痰止咳，活血散瘀

沙棘果具有祛痰止咳、活血散瘀的功效，对慢性气管炎、十二指肠溃疡、消化不良、慢性浅表性胃炎、萎缩性胃炎、结肠炎等病症均有一定的疗效；适量食用，还有降低胆固醇、防治动脉粥样硬化的作用。

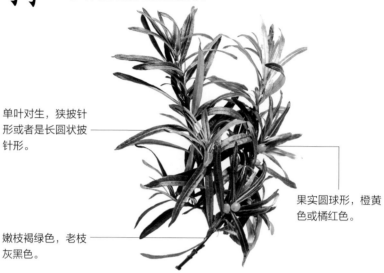

### 小档案

性味：性温，味酸、涩。
习性：耐寒冷，对光照有较强要求。
繁殖方式：播种、扦插或压条繁殖均可。
采食时间：9~10月。
食用部位：果实。

### 食用方法

果实可洗净后鲜食，还可加工成果汁、果酒、果奶、果醋、果脯等食用。

### 分布情况

分布于山西、陕西、内蒙古、河北、甘肃、青海、四川西部。

单叶对生，狭披针形或者是长圆状披针形。

果实圆球形，橙黄色或橘红色。

嫩枝褐绿色，老枝灰黑色。

---

# 构树果

## 清肝补肾，利尿消肿

构树全株都可入药，其子具有清肝补肾、明目、利尿的功效，主治腰膝酸软、肾虚目昏、阳痿、水肿等症。构树叶子有清热凉血、利湿、杀虫的功效，常用于辅助治疗鼻衄、肠炎、痢疾等症。树皮具有利尿消肿、祛风除湿之效。

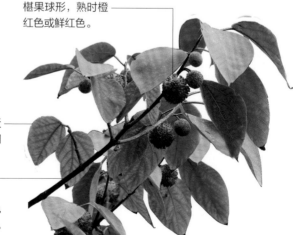

### 小档案

性味：性寒，味甘。
习性：强阳性树种，适应性强，抗逆性强。根系浅，侧根分布广，生长快，萌芽力和分蘖力强。
繁殖方式：分株繁殖。
采食时间：秋季。
食用部位：果实。

### 食用方法

构树果酸甜，除去灰白色膜状宿萼及杂质后可直接食用。

### 分布情况

分布于黄河、长江和珠江流域地区。

椹果球形，熟时橙红色或鲜红色。

单叶互生，有时近对生，叶卵圆至阔卵形。

树皮平滑，浅灰色或灰褐色，不易裂。

# 褐梨

## 消食止痢，润燥化痰

褐梨具有清热生津、润燥化痰、消食止痢的功效，可治腹泻、食积胃痛、风热咳嗽。枝叶治霍乱、吐泻不止、转筋、腰痛、反胃吐食。树皮煎水可治皮肤溃疡。褐梨籽含有的木质素，是一种不可溶纤维，可治便秘。

### 小档案

性味：性寒，味甘、酸、涩。

习性：适生性强，喜光、耐寒、耐旱、耐涝、耐瘠薄。

繁殖方式：播种、压条、嫁接繁殖均可。

采食时间：8~9月。

食用部位：果实。

### 饮食宜忌

慢性肠炎患者、胃寒者、糖尿病患者忌食。

### 食用方法

取熟果洗净后生食。

### 分布情况

分布于河北、山西、陕西、甘肃、山东、河南。

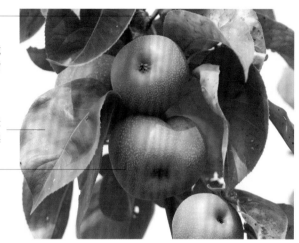

小枝幼时具白色绒毛，二年生枝条紫褐色，无毛。

叶片椭圆卵形至长卵形，叶柄微被柔毛或近于无毛。

果实球形或卵形，褐色，有斑点。

果籽类野菜

---

# 文冠果

## 祛风除湿，消肿止痛

文冠果具有祛风除湿、消肿止痛的功效，主治风湿热痹、筋骨疼痛等症，可辅助治疗风湿性关节炎。因其有生津止渴的作用，适量食用还能解暑气。燥热的夏天可适量食用文冠果，既可以防暑，还能止咳，也可以补充人体的水分。

### 小档案

性味：性平，味甘、微苦。

习性：喜阳，耐半阴。

繁殖方式：播种、嫁接、根插、分株繁殖均可。

采食时间：春季采花和嫩叶，8~9月采果。

食用部位：花、叶及果实可食。

### 食用方法

花、叶焯熟后可以凉拌，成熟果实与蜂蜜一起腌渍，也可制成蜜饯食用。嫩叶经加工后可作茶叶泡水喝。

### 分布情况

分布于宁夏、甘肃、辽宁、内蒙古、河南。

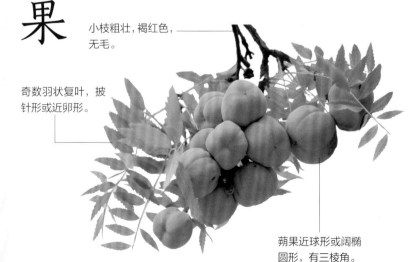

小枝粗壮，褐红色，无毛。

奇数羽状复叶，披针形或近卵形。

蒴果近球形或阔椭圆形，有三棱角。

181

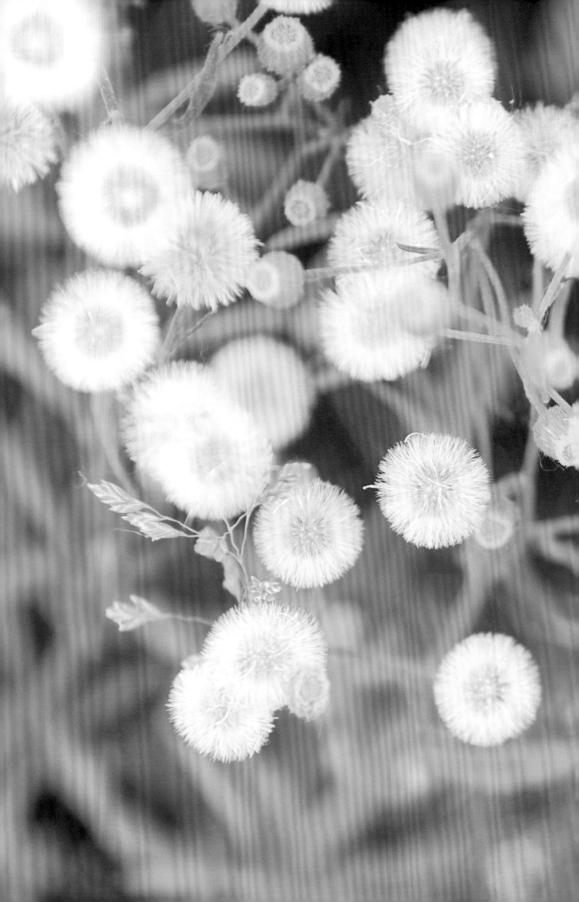

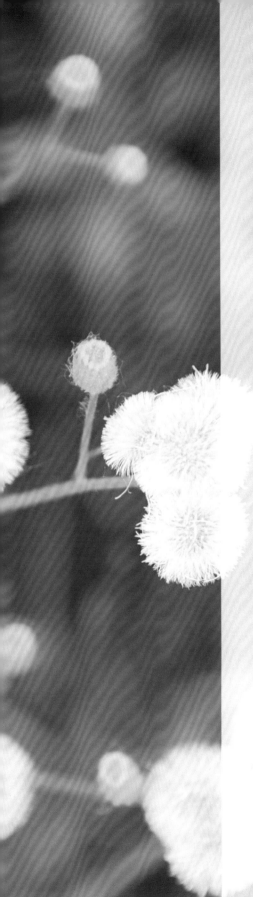

# 第五章

# 幼苗类
## 野菜

　　幼苗是植物种子发芽后的幼小植物体，分为子叶出土的幼苗和子叶留土的幼苗。可食用的幼苗类野菜，有的可直接烹饪后食用，有的则需要在沸水中煮几分钟，用清水漂洗，以去除苦味和涩味后再食用。

# 蚕豆

## 清热利湿，补中益气

中医认为，蚕豆具有补中益气、健脾和胃、清热利湿、止血、降压、涩精止带、利水等功效。用其嫩果煮成稀饭，可润肠通便，习惯性便秘患者最宜食用。蚕豆的茎可止血、止泻，叶可收敛、止血。

**分布情况**

分布于四川、云南、湖南、湖北、江苏、浙江、青海。

**适用人群**

脑力工作者、高血压者、便秘者宜食。

偶数羽状复叶，叶轴顶端卷须短缩为短尖头，托叶戟头形或近三角状卵形，略有锯齿，具深紫色蜜腺点。

总状花序腋生，花梗近无，花冠蝶形，白色，具红紫色斑纹，旗瓣倒卵形。

茎粗壮，直立，具四棱，中空，无毛。

种子长方圆形，近长方形，中间内凹；种皮革质，青绿色、灰绿色至棕褐色、稀紫色或黑色。

**营养成分**

| 蛋白质 | 脂肪 |
|---|---|
| 碳水化合物 | 膳食纤维 |
| 维生素$B_1$ | 维生素$B_2$ |

## 食用方法

春季采集蚕豆幼苗，用沸水焯熟后可凉拌，也可炒食。秋季采果实，可煮、炒，也可浸泡剥去种皮后炒菜或做汤。蚕豆可加工制成罐头食品，还可制酱油、豆瓣酱、甜酱、辣酱等；又可以制成各种小食品。

## 实用偏方

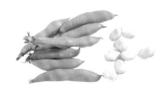

【水肿】蚕豆 250 克，炖黄牛肉服食。
【秃疮】鲜蚕豆捣泥，涂疮上，干即换之。如无鲜者，取干豆以水泡胀，捣敷亦可。
【白带异常】蚕豆花阴干后研末，每次 10 克，用开水冲服。
【小便不通】蚕豆壳 150 克，煎汤后服之。如无鲜壳，可取干壳代之。

**小贴士**

把蚕豆晒干后，用干砂或谷糠等拌和，再进行密闭低温储藏。此方法可有效防止豆粒变色，还能抑制蚕豆生虫。

# 扁豆

## 健脾和中，解暑化湿

中医认为，扁豆具有消除暑热、温养脾胃、止消渴、解毒的功效。将扁豆煮熟后嚼吃或煮汁喝，可解草木之毒；扁豆还能辅助治疗女子白带过多、呕吐、酒精中毒、河豚中毒等。

### 分布情况

分布于山西、陕西、甘肃、河北、河南、云南。

### 适用人群

一般人群均可食用，特别适宜脾虚便溏、饮食减少、慢性久泄者。

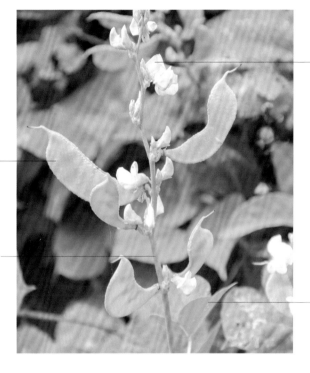

荚果长圆状镰形，近顶端最阔，直或稍向背弯曲，顶端有弯曲的尖喙，基部渐狭。

缠绕藤本植物，全株几无毛，茎常呈淡紫色或淡绿色。

总状花序腋，花冠白色或紫红色。

顶生小叶菱状广卵形，顶端短尖或渐尖，基部宽楔形或近截形，两面沿叶脉处有白色短柔毛。

幼苗类野菜

### 营养成分

| 蛋白质 | 脂肪 |
|---|---|
| 碳水化合物 | 膳食纤维 |
| 维生素B$_1$ | 维生素B$_2$ |

## 食用方法

春季采集扁豆幼苗，用沸水焯熟后可凉拌，也可炒食。扁豆果实烹调前应用冷水浸泡（或用沸水稍烫）再炒食；如生食或炒不熟就吃，在食后 3~4 小时人体会出现中毒反应。成熟豆粒可以煮食或制成豆沙馅。

### 药典精要

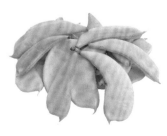

《本草图经》："主行风气、女子带下，兼杀酒毒，亦解河豚毒。"

《滇南本草》："治脾胃虚弱、反胃冷吐、久泻不止、食积痞块、小儿疳疾。"

《本草纲目》："止泄泻，消暑，暖脾胃，除湿热，止消渴。"

《罗氏会约医镜》："生用清暑养胃，炒用健脾止泻。疗霍乱吐痢不止，末，和醋服之。"

### 实用偏方

【消渴】扁豆浸泡去皮，晒干碾为末，以天花粉汁同蜜和丸，每丸约 9 克。每服 25 丸，以天花粉汁送服。

【水肿】扁豆炒黄后磨粉。饭前服，成人 15 克，小儿 5 克，以灯芯汤调服。

# 竹笋

## 清热化痰，宽肠利膈

中医认为，竹笋具有健脾开胃、宽肠利膈、通肠排便、滋阴、凉血、清热化痰、解毒透疹、养肝明目的功效，可作为食欲不振、脘痞、胸闷、大便秘结等症的食疗材料。

### 分布情况

分布于江西、浙江、广东、福建、台湾。

### 适用人群

一般人群均可食用，肥胖和习惯性便秘者尤为适合。

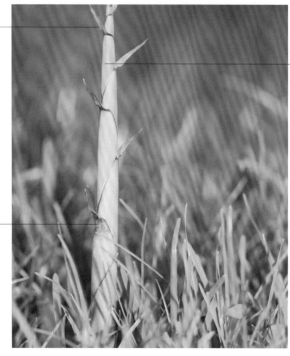

竹竿上的叶无柄，披针形。

竹为禾本科多年生木质化植物。

可食用部分为初生、嫩肥、短壮的芽或鞭。

地下茎入土较深，竹鞭和笋芽借土层保护。

### 营养成分

| 蛋白质 | 脂肪 |
| --- | --- |
| 碳水化合物 | 膳食纤维 |
| 维生素$B_1$ | 维生素$B_2$ |

### 食用方法

竹笋可以干烧，也可以直接凉拌、煎炒、熬汤、煮粥等，还可以晾干或烘干后制成笋干，用来煮汤或烧肉食用。

### 养生食谱

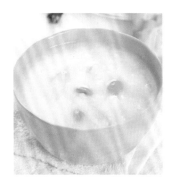

**山药青豆竹笋粥**

材料：粳米100克，山药80克，竹笋20克，青豆、盐各适量。

制作：1.山药去皮洗净后切块；竹笋洗净切片；青豆、粳米淘净泡发。2.锅入水，放入粳米煮沸，放入山药、竹笋、青豆煮至粥成，调入盐至入味即可。

功效：此粥有补脾养胃、生津益肺之效。

### 小贴士

选购春笋，以质地鲜嫩、黄色或白色为佳；毛笋以色白、细嫩为佳；行边笋以质嫩、色嫩的为佳；冬笋以黄中略显白的为好。储藏时可在竹笋上划刀，涂上盐冷藏，食时口感更好。

# 荠菜

## 凉血止血，清热利尿

荠菜全株都可入药，幼苗具有和脾、利水、止血、清热、明目的功效，可作为产后出血、痢疾、水肿、肠炎、胃溃疡、感冒发热、目赤肿痛等症的食疗材料。其花与籽有止血之效，辅助治疗血尿、吐血、高血压患者眼底出血、咯血、便血等症。

### 分布情况

全国各地均有分布。

### 食用宜忌

一般人群皆可食用。但荠菜可宽肠通便，故便溏者慎食，体质虚寒者忌食。

幼苗类野菜

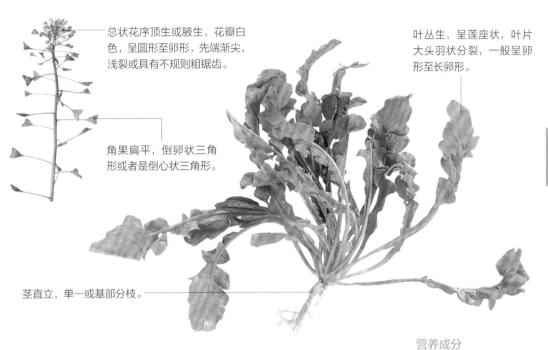

总状花序顶生或腋生，花瓣白色，呈圆形至卵形，先端渐尖，浅裂或具有不规则粗锯齿。

角果扁平，倒卵状三角形或者是倒心状三角形。

叶丛生，呈莲座状，叶片大头羽状分裂，一般呈卵形至长卵形。

茎直立，单一或基部分枝。

### 营养成分

| | |
|---|---|
| 碳水化合物 | 蛋白质 |
| 脂肪 | 磷 |
| 钙 | 荠菜酸 |

### 食用方法

荠菜幼苗洗净后在沸水中焯熟，用清水浸泡后可炒食、凉拌，也做菜馅、菜羹，或与肉一起做馅。荠菜食用方法多样，风味独特，味道鲜美。

### 药典精要

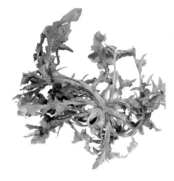

《现代实用中药》："止血。治肺出血、子宫出血、流产出血、月经过多、头痛、目痛或视网膜出血。"

《药性论》："烧灰（服），能治赤白痢。"

《湖南药物志》："荠菜 50 克，蜜枣 50 克，以水煎服。可治内伤吐血。"

《广西中草药》："荠菜 100 克，水煎服，可治痢疾。"

### 实用偏方

【眼生翳膜】荠菜清洗干净，焙干，碾为末。临睡前，先清洗眼睛，再取适量荠菜末放在眼角两侧，会出现涩痛感，属于正常现象，但可去翳膜。

# 龙牙草

## 凉血止血，止痢消炎

　　中医认为，龙牙草具有凉血止血、止痢消炎、清热解毒等功效，从龙牙草中提取的仙鹤草素可止血，多用于治疗月经不调、红崩白带、赤白痢疾、吐血、咯血、子宫出血、十二指肠出血等症。

**分布情况**
全国各地均有分布。

**特殊用途**
其幼苗可做菜肴，全草长成时可作饲料用。

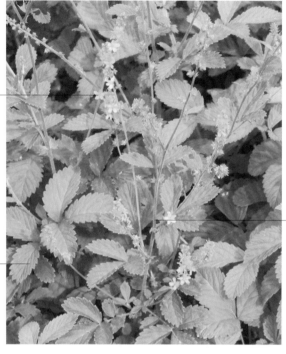

总状花序顶生或腋生，花小，黄色。

瘦果圆锥形，萼裂片宿存。

单数羽状复叶互生，呈卵圆形至倒卵形，托叶呈卵形。

根茎横走，圆柱形，茎直立。

**营养成分**

| 粗蛋白 | 粗脂肪 |
| --- | --- |
| 胡萝卜素 | 维生素C |

## 食用方法

　　将采摘的幼苗先洗净，后用沸水焯约1分钟，再放入凉水中反复漂洗，去除苦涩味后炒食、凉拌或蘸酱食。龙牙草的种子可以磨成面，制作面食；嫩茎叶做菜，如炒龙牙草、龙牙草炒猪肝等。

## 药典精要

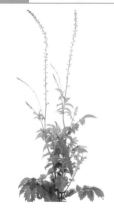

　　《滇南本草》："治妇人月经或前或后、赤白带下、面寒腹痛、日久赤白血痢。"

　　《百草镜》："下气活血，理百病，散痞满；跌扑吐血，血崩，痢，肠风下血。"

　　《现代实用中药》："为强壮性收敛止血剂，兼有强心作用。适用于肺病咯血、肠出血、胃溃疡出血、子宫出血、齿科出血、痔血、肝脓肿等症。"

**实用偏方**
【肺痨咯血】鲜龙牙草、白糖各50克。龙牙草捣烂，加水搅拌，榨取液汁，加入白糖饮服。

【痈疽疮毒】鲜龙牙草200克，地瓜酒250毫升，开水炖煮片刻，饭后服。

# 苣荬菜

## 清热解毒，消肿排脓

苣荬菜的养生保健功效非常显著，全草具有清热解毒、凉血、利湿、消肿排脓、祛瘀止痛、补虚止咳的功效；其对预防和治疗贫血有一定疗效，可辅助治疗咽喉炎、扁桃体炎、慢性支气管炎、阑尾炎等。

**分布情况**
分布于宁夏、新疆、西藏。

**适用人群**
一般人群均可食用，尤适宜咽喉肿痛、疮疖肿毒者。

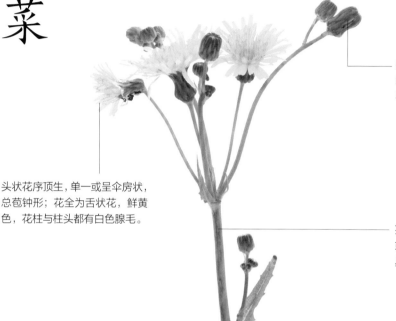

瘦果长椭圆形，有棱，具纵肋，先端有多层白色冠毛，冠毛细软。

头状花序顶生，单一或呈伞房状，总苞钟形；花全为舌状花，鲜黄色，花柱与柱头都有白色腺毛。

茎直立。叶互生，披针形或长圆状披针形，基生叶具短柄，茎生叶没有柄。

**营养成分**

| 锌 | 镁 |
|---|---|
| 磷 | 铁 |
| 钙 | 铜 |

幼苗类野菜

## 食用方法

幼苗洗净切段，焯熟后食用，东北人喜用之蘸酱；西北多作包子、饺子馅，也喜拌面或加工成酸菜食用；华北人食用，多为凉拌或和面蒸食。苣荬菜味道独特，苦中有甜，甜中有香。

## 药典精要

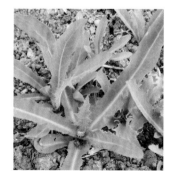

《河北中药手册》："性寒，味苦。清热解毒，治急性细菌性痢疾、急性喉炎、内痔脱出。"

《常见混淆中草药的识别》："治白带及产后瘀血腹痛、阑尾炎。"

**实用偏方**
【内痔脱出发炎】
苣荬菜100克，煎汤后熏洗患处，每日1~2次。

【腹痛，阑尾炎】
苣荬菜25~50克，红藤100克，二者加适量水煎煮，滤渣后取汁饮服。

# 玉竹

## 滋阴润肺，养胃生津

中医认为，玉竹具有滋阴润肺、养胃生津之效，可治咽干口渴、内热消渴、阴虚外感、热病阴伤、消谷易饥等症。玉竹富含的维生素A，可改善干裂、粗糙的皮肤，使之柔软润滑，起到美容护肤的作用。玉竹有镇静、强心的作用，对各类心脏病有一定的辅助治疗作用。

**分布情况**

黑龙江、吉林、辽宁、河北、山西、内蒙古、甘肃、青海等地。

**适用人群**

适宜肺热干咳、糖尿病患者食用。

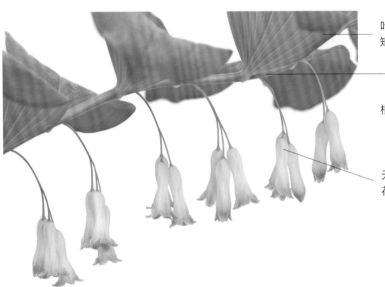

叶互生，多呈椭圆形至卵状矩圆形。

根状茎圆柱形。

无苞片或有条状披针形苞片，花被黄绿色渐变至白色。

**营养成分**

| 蛋白质 | 粗纤维 |
| --- | --- |
| 烟酸 | 维生素A |

**食用方法**

采摘幼苗后，用沸水烫后炒食或做汤。若食用根茎，可于3~5月或9~10月采挖，去掉根须并洗净，水焯熟后凉拌；还可与肉丝、鸡蛋炒食，与排骨等煮食，与猪肉炖或蒸食。

## 药典精要

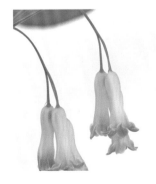

《别录》："主心腹结气、虚热、湿毒腰痛、茎中寒，及目痛眦烂、泪出。"

《药性论》："主时疾寒热、内补不足，去虚劳客热，头痛不安，加而用之良。"

《本草正义》："治肺胃燥热、津液枯涸、口渴嗌干等症，而胃火炽盛、燥渴消谷、多食易饥者，尤有捷效。"

**实用偏方**

【阴虚胃燥】玉竹、麦冬各15克，沙参10克，生甘草5克，四者共加水煎服，分2次服。

【心律失常】玉竹30克，红参5克，炙甘草20克，三者共加水水煎服，每日1剂。

# 狼把草

## 清热解毒，养阴敛汗

中医认为，狼把草全草入药，具有镇静、降压、强心、清热解毒、养阴敛汗的功效。狼把草内服，可用于感冒、扁桃体炎、咽喉炎、肠炎、痢疾、肝炎、泌尿系统感染、肺结核盗汗、气管炎等症，外用可治疖肿、湿疹、皮癣等。

### 分布情况

分布于西北、华北、华东、西南、东北等地。

### 适用人群

一般人群皆可食用，尤适宜肝炎、肺结核、扁桃体炎、肠炎患者食用。

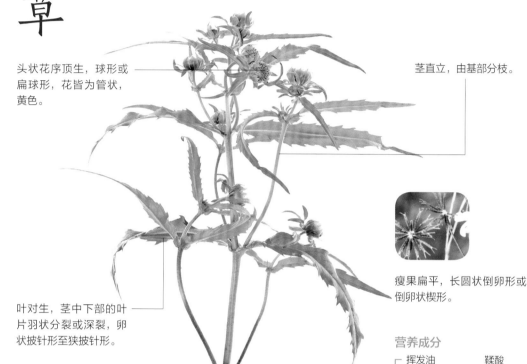

头状花序顶生，球形或扁球形，花皆为管状，黄色。

茎直立，由基部分枝。

瘦果扁平，长圆状倒卵形或倒卵状楔形。

叶对生，茎中下部的叶片羽状分裂或深裂，卵状披针形至狭披针形。

### 营养成分

| | |
|---|---|
| 挥发油 | 鞣酸 |
| 木樨草素 | 黄酮 |
| 蛋白质 | 维生素C |
| 粗脂肪 | 粗纤维 |

## 食用方法

食用狼把草时先用沸水烫过其幼苗，再用清水漂洗以去除苦味，捞起沥干后可凉拌，或与其他菜品一起炒食，也可与肉类一起炖食。

## 药典精要

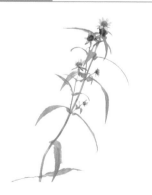

《本草图经》："主疗血痢。"

《本草拾遗》："主赤白久痢、小儿大腹痞满、丹毒寒热。取根、茎煮服之。"

《本草纲目》："治积年癣，天阴即痒、搔出黄水者，捣末掺之。"

《闽东本草》："养阴益肺，清热解毒。治咳嗽喘息、咽喉肿痛。"

### 实用偏方

【白喉，咽喉炎，扁桃体炎】鲜狼把草150~200克，加鲜橄榄6个，或马兰鲜根15克，以水煎服。

【咽喉肿痛，目赤】鲜狼把草15~50克，冰糖适量，加水炖服。

# 皱果苋

## 清热解毒，消肿止痛

中医认为，皱果苋具有清热解毒、消肿止痛、利尿、润肠、明目的功效，可主治赤白痢疾、二便不通、目赤咽痛、鼻衄等病症。另外，皱果苋具有祛风湿、利筋骨的功效，可以辅助治疗风湿痹痛等病症。

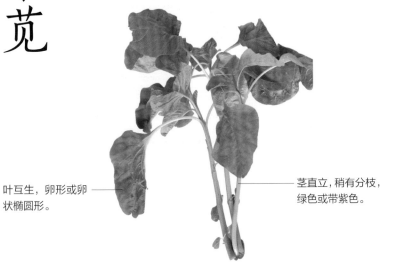

### 小档案

性味：性寒，味甘、淡。

习性：荫生，喜生于疏松的干燥土壤。

繁殖方式：播种繁殖。

采食时间：春夏季。

食用部位：幼苗、嫩茎叶。

### 食用方法

春夏季采集皱果苋幼苗、嫩茎叶，洗净后经沸水烫、清水浸泡片刻，可炒食、凉拌、做汤或晒成干菜。

### 分布情况

分布于东北、华北、华东、华南、西南。

叶互生，卵形或卵状椭圆形。

茎直立，稍有分枝，绿色或带紫色。

# 芝麻菜

## 清热止血，清肝明目

芝麻菜为药食兼用的野生植物。其种子油既可入药用，又可食用。全草入药具有清热止血、清肝明目的功效，可辅助治疗尿石症、乳糜尿、胃溃疡、痢疾、肠炎、腹泻、呕吐、目赤肿痛、结膜炎、夜盲症、青光眼等病症。

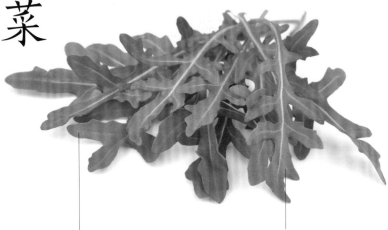

### 小档案

性味：性寒，味甘。

习性：喜温暖、湿润气候，耐旱涝。

繁殖方式：播种繁殖。

采食时间：春秋季。

食用部位：幼苗、花蕾。

### 饮食宜忌

肺虚咳嗽、脾肾阳虚或水肿者忌服。

### 食用方法

芝麻菜的幼苗和花蕾适合炒食、煮汤、凉拌。目前，芝麻菜也是西餐里一味常见配菜。

### 分布情况

分布于河北、黑龙江、山西、辽宁。

基生叶及下部叶大头羽状分裂或不裂，全缘，仅下面脉上疏生柔毛。

为一年生草本，茎通常直立，上部常分枝，疏生硬长毛或近无毛。

## 小花鬼针草

### 清热解毒，活血散瘀

中医认为，小花鬼针草具有清热解毒、活血散瘀、止血、止泻的功效，可主治感冒发热、咽喉肿痛、肠炎、阑尾炎、痔疮、跌打损伤、冻疮、毒蛇咬伤等。临床多将小花鬼针草用于肾炎、胆囊炎、肝炎、腹膜炎、扁桃体炎、喉炎、闭经、疳积等病症的食疗。

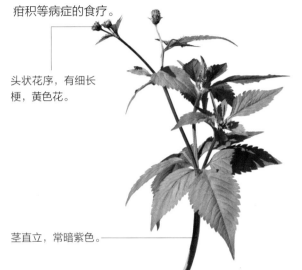

头状花序，有细长梗，黄色花。

茎直立，常暗紫色。

**小档案**

性味：性平，味苦。
习性：性喜温暖、湿润气候。
繁殖方式：播种繁殖。
采食时间：夏秋季。
食用部位：幼苗。

**饮食宜忌**

孕妇忌服。

**食用方法**

将小花鬼针草的幼苗洗净后用沸水烫过，再用清水漂洗，去苦味。可以凉拌、炒食。

**分布情况**

分布于东北、华北及河南、山东、江苏。

幼苗类野菜

## 鹅绒委陵菜

### 健脾益胃，生津止渴

全草入药，具有清热解毒、健脾益胃、生津止渴、益气补血的功效。根部可入药用，治阿米巴痢疾、疥疮、疟疾等病症。因其根部富含淀粉，又可酿酒，也很适合体质虚弱的老人适量进食。

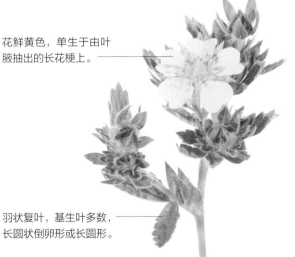

花鲜黄色，单生于由叶腋抽出的长花梗上。

羽状复叶，基生叶多数，长圆状倒卵形或长圆形。

**小档案**

性味：性平，味甘。
习性：性喜潮湿环境，耐瘠薄、耐寒、耐旱。
繁殖方式：播种繁殖。
采食时间：春夏季采嫩茎叶，秋季挖根。
食用部位：幼苗、根块。

**食用方法**

用沸水焯一下幼苗，再放入冷水中浸泡以去异味，后可炒食。秋季挖其根块，可煮粥，味道香甜可口。根部也可入药。

**分布情况**

全国各地均有分布。

# 紫花苜蓿

## 利水消肿，润肠通便

紫花苜蓿具有排水利尿的功效，能促进体内潴留水分的排出，对于女性生理期水肿、痛风患者的尿酸排出都有良好效果。另外，苜蓿中含有植物皂素的活性成分，对高血压及身体有炎症的患者都很有益处。

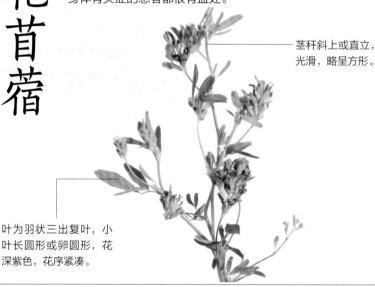

茎秆斜上或直立，光滑，略呈方形。

叶为羽状三出复叶，小叶长圆形或卵圆形，花深紫色，花序紧凑。

# 南苜蓿

## 利湿退黄，通淋排石

中医认为，南苜蓿具有利湿退黄、通淋排石的功效，可辅助治疗黄疸、尿路结石等症。其富含的膳食纤维能促进肠道蠕动，防止便秘。另外，南苜蓿还含有大豆黄酮、苜蓿酚等，因此具有雌激素的生物活性，可防止肾上腺素的氧化，并有轻微雌激素样作用和抗癌作用。

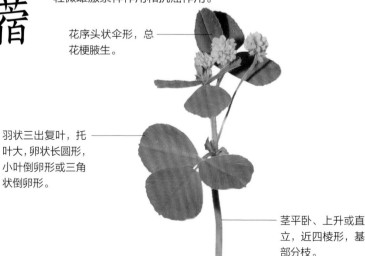

花序头状伞形，总花梗腋生。

羽状三出复叶，托叶大，卵状长圆形，小叶倒卵形或三角状倒卵形。

茎平卧、上升或直立，近四棱形，基部分枝。

# 黄花败酱

## 清热解毒，破瘀排脓

黄花败酱全草可入药，其所含的仙鹤草酚有收敛止血、强心、凉血、抗菌等功效，煎剂内服可治疗阑尾炎、肝炎、肠炎、痢疾、产后瘀滞腹痛、疮痈肿毒、结膜炎等病症。捣烂外用，可治疗流行性腮腺炎、蛇咬伤等。

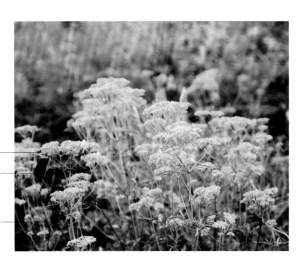

### 小档案

性味：性微寒，味苦、辛。

习性：常生于溪边、草地、灌丛及林边。

繁殖方式：播种繁殖。

采食时间：春季采幼苗，夏季采嫩茎叶。

食用部位：幼苗和嫩茎叶。

### 饮食宜忌

脾胃虚寒者慎食。

### 食用方法

幼苗或嫩茎叶采摘后洗净，沸水焯后用清水浸泡至无苦味，可凉拌，也可炒菜食用。

### 分布情况

全国各地均有分布。

聚伞圆锥花序伞房状，花较小，黄色。

茎细长，横生，有特殊臭气。

基生叶成丛，有长柄，叶对生，叶片披针形或窄卵形。

---

# 翻白草

## 清热解毒，凉血止血

翻白草全草皆可入药。把鲜翻白草叶揉碎敷在伤口处，可防止伤口出血。翻白草的根中含有鞣酸及黄酮类，可清热解毒、止血消肿，可治痢疾、疟疾、肺痈、咯血、吐血、下血、崩漏、痈肿、疮癣等。

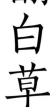

### 小档案

性味：性平，味甘、微苦。

习性：喜温和、湿润气候。

繁殖方式：种子繁殖。

采食时间：春季。

食用部位：幼苗。

### 饮食宜忌

阳虚有寒、脾胃虚寒者忌服。

### 食用方法

采幼苗，洗净后用开水烫一下，再在凉水中洗去苦味，炒食或凉拌皆可。

### 分布情况

全国各地均产。主产于河北、安徽等地。

叶小，顶端叶近无柄，小叶长椭圆形或狭长椭圆形。

花小，黄色，聚伞状排列。

茎上升向外倾斜，多分枝，表面具白色卷绒毛。

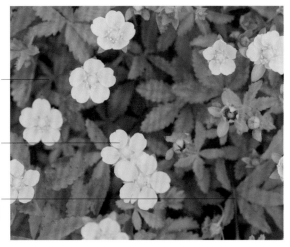

# 刺儿菜

## 凉血止血，散瘀消肿

刺儿菜含有的生物碱成分，具有凉血、祛瘀、止血的功效，适用于吐血、尿血、便血、疔疮、功能性子宫出血、外伤出血等病症；另外，其对溶血性链球菌、肺炎球菌及白喉杆菌有一定的抑制作用。

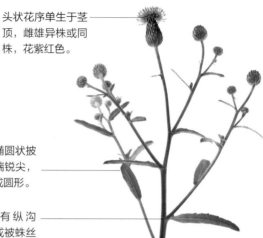

头状花序单生于茎顶，雌雄异株或同株，花紫红色。

叶椭圆或椭圆状披针形，先端锐尖，基部楔形或圆形。

茎直立，有纵沟棱，无毛或被蛛丝状毛。

# 山莴苣

## 清热解毒，活血祛瘀

山莴苣全草均可入药，有清热解毒、活血祛瘀之功效，可辅助治疗阑尾炎、扁桃体炎、宿食不消、产后瘀血腹痛、崩漏、痔疮下血等病症；将其捣烂外敷，可治疮疖肿毒。

中下部茎叶披针形、长披针形或长椭圆状披针形，向上的叶渐小。

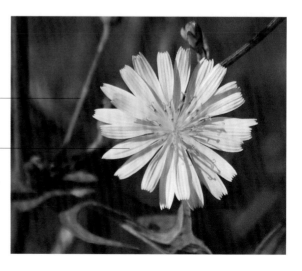

头状花序在茎枝顶排成伞房花序或伞房圆锥花序，通常是淡紫红色或黄色。

# 芦苇

## 清热解毒，除烦利尿

中医认为，芦苇具有清热解毒、清胃火、除肺热、健胃、镇呕、除烦利尿的功效，多用于胃热呕吐、反胃、肺痿、河豚中毒等症。将芦苇叶研为末，以葱、椒汤洗净，外敷创面，可治背痈溃烂。

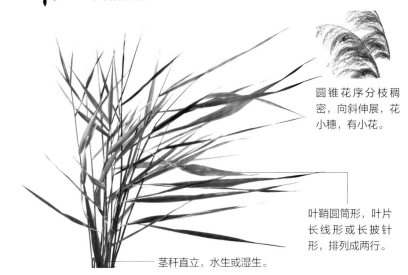

圆锥花序分枝稠密，向斜伸展，花小穗，有小花。

叶鞘圆筒形，叶片长线形或长披针形，排列成两行。

茎秆直立，水生或湿生。

### 小档案

性味：性寒，味甘。

习性：耐盐碱，又耐酸，且抗涝，适应各类土壤。

繁殖方式：根茎或扦插繁殖。

采食时间：春季采幼苗，夏秋季采全草。

食用部位：幼苗可食用，全草及根入药。

### 食用方法

芦苇的幼苗即芦苇笋，宜鲜食，可用来炒、煮、炖或凉拌，也可以做汤。

### 分布情况

全国各地均有分布。

幼苗类野菜

---

# 白茅

## 凉血止血，利尿通淋

白茅全株均可入药，其根有凉血止血、利尿通淋、清胃热、清肺热之效，煎剂内服可治吐血、衄血、尿血、小便不利、热淋涩痛、湿热黄疸、胃热呕吐、肺热咳嗽等症。白茅花序可用于尿闭、水肿、体虚等症。

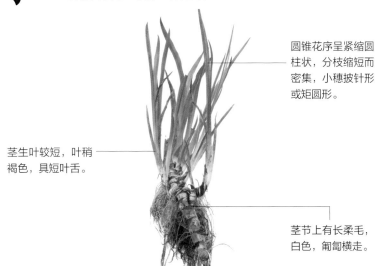

圆锥花序呈紧缩圆柱状，分枝缩短而密集，小穗披针形或矩圆形。

茎生叶较短，叶稍褐色，具短叶舌。

茎节上有长柔毛，白色，匍匐横走。

### 小档案

性味：性寒，味甘。

习性：适应性强，耐阴、瘠薄和干旱。

繁殖方式：根茎繁殖。

采食时间：春季采幼苗，春秋季采挖根茎，7~9月采收花序。

食用部位：幼苗可食，根茎入药。

### 饮食宜忌

脾胃虚寒、腹泻便溏者不宜食用。

### 食用方法

采白茅幼苗后剥去外皮，取里面的嫩心直接食用。

### 分布情况

全国各地均有分布。

# 水烛

## 消肿排脓，凉血止血

中医认为，水烛具有消肿排脓、凉血止血、消炎、活血祛瘀的功效，主治咯血、吐血、衄血、便血、尿血、子宫出血等病症，并可辅助治疗膀胱炎、尿道炎，以及女性月经不调、带下崩漏等症。外用可治创伤、湿疹等。

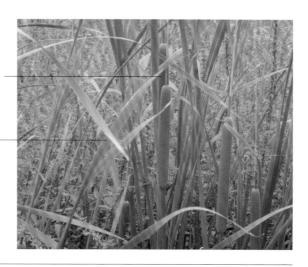

雄穗状花序较长，雌花序圆柱形。

叶片扁平，狭长线形，叶鞘有白色膜质边缘。

### 小档案

性味：性凉，味甘、辛。
习性：多自生在水边或沼泽中。
繁殖方式：分株繁殖。
采食时间：春季采幼苗，夏秋季挖地下草芽。
食用部位：幼苗和地下草芽。

### 饮食宜忌

孕妇忌用。

### 食用方法

幼苗和地下草芽洗净，焯熟后可食用，清爽可口。

### 分布情况

分布于黑龙江、吉林、辽宁、河北、山西、北京、天津。

---

# 小香蒲

## 活血化瘀，消肿排脓

中医认为，小香蒲具有止血、利尿、消肿排脓、活血化瘀的功效，主治小便不利、乳痈等病症。其花粉可入药用，主治闭经、产后小腹疼痛、跌打肿痛、小便不利、血淋、痔疮、瘰疬、痈疮等病症。种子可治子宫脱垂、脱肛、面神经炎等。

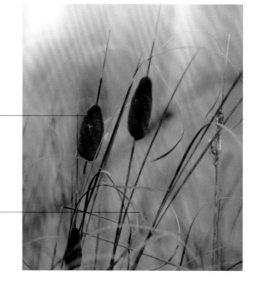

穗状花序呈蜡烛状，雌雄花序不相连。雌雄花序远离，花序轴无毛。

叶基生，鞘状，叶鞘边缘膜质，叶耳向上伸展。

### 小档案

性味：性平，味咸、微涩。
习性：多生于河漫滩与阶地的浅水沼泽、沼泽化草甸及排盐渠沟边的低湿地里。
繁殖方式：播种或分株繁殖。
采食时间：5~10 月。
食用部位：幼苗可食，全草入药。

### 食用方法

小香蒲的幼苗称蒲菜，其味鲜美，清爽可口，为有名的水生蔬菜。

### 分布情况

分布于东北、华北、西北、西南。

# 女娄菜

## 清热解毒，活血调经

中医认为，女娄菜具有清热解毒、活血调经、健脾消积、解毒、下乳的功效，主治月经不调、乳少、小儿疳积、脾虚浮肿、疔疮肿毒等症，还可辅助治疗咽喉肿痛、中耳炎等症。

### 小档案

性味：性平，味苦、辛。

习性：生于平原、丘陵、山地、山坡草地或旷野、路旁、草丛中。

繁殖方式：播种繁殖。

采食时间：夏秋季。

食用部位：幼苗可食，全草入药。

### 食用方法

采集女娄菜幼苗后用沸水焯熟，然后以清水浸洗干净，以去除苦味，再加入油、盐调拌食用，也可以炒食。

### 分布情况

全国各地均有分布。

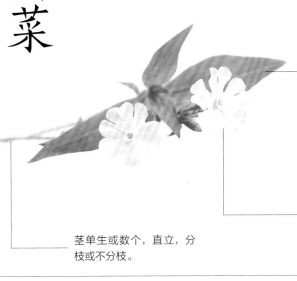

叶卵状披针形至线状被针形，顶端尖锐，柄或下部叶的基部渐狭呈叶柄。

聚伞花序伞房状，花瓣粉红色或白色。花萼卵状钟形，花丝基部具有缘毛。

茎单生或数个，直立，分枝或不分枝。

幼苗类野菜

---

# 委陵菜

## 清热解毒，凉血止痢

中医认为，委陵菜具有清热解毒、凉血止痢、祛风除湿的功效，煎剂内服多用于治疗赤痢腹痛、久痢不止、痔疮出血、痈肿疮毒、风湿筋骨疼痛、癫痫、疥疮等症。外用时把鲜委陵菜煎水后，洗患处或捣烂敷患处均可。

### 小档案

性味：性寒，味苦。

习性：喜微酸性至中性的湿润土壤。

繁殖方式：播种繁殖。

采食时间：春季采幼苗，秋季挖根。

食用部位：幼苗及根茎。

### 饮食宜忌

一般人群皆可食用。慢性腹泻及体虚者慎用。

### 食用方法

委陵菜幼苗可以凉拌、清炒，也可以做汤；根茎可以生食、煮食，或磨成面掺入主食后食用。

### 分布情况

全国各地均有分布。

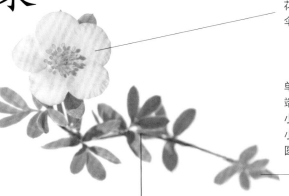

花多数，顶生，呈伞房状花序。

单数羽状复叶，顶端小叶最大，两侧小叶向下渐次变小，小叶狭长呈椭圆形。

茎直立，密生灰白色柔毛。

# 东亚唐松草

## 清热泻火，祛湿解毒

东亚唐松草性寒，其根入药，具有清热泻火、祛湿解毒、明目、消肿的功效，主治热病心烦、湿热泻痢、肺热咳嗽、目赤肿痛、痈肿疮疖，还有消炎、降压、利尿的作用。

### 小档案

性味：性寒，味苦。

习性：适应性强，喜阳又耐半阴，较耐寒，对土壤要求不高。

繁殖方式：播种或分株繁殖。

采食时间：春季采幼苗，秋季采根。

食用部位：幼苗鲜食，根入药。

### 食用方法

采集东亚唐松草的幼苗，洗净后用沸水焯熟，然后换水浸洗干净，可凉拌，也可以炒食。

### 分布情况

分布于山东、河北、内蒙古、浙江，以及东北地区。

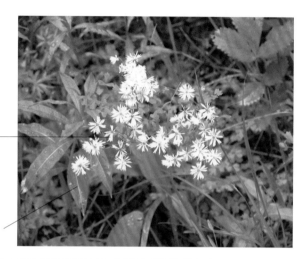

聚伞花序圆锥状，白色或淡堇色。

基生叶有长柄，顶生小叶近圆形。

---

# 麦家公

## 温中健胃，消肿止痛

麦家公具有温中健胃、消肿止痛的功效，主治胃胀反酸、胃寒疼痛、吐血、跌打损伤、骨折等病症。种子经榨油后的油粕富含营养，可作精饲料，各种畜禽均可食。

### 小档案

性味：性微温，味甘、辛。

习性：喜光，对环境有较强的适应能力。

繁殖方式：播种繁殖。

采食时间：春季。

食用部位：幼苗可食，全草入药。

### 食用方法

麦家公幼苗用沸水焯后炒食或凉拌，也可炖汤。种子可榨油。

### 分布情况

分布于河北、陕西、安徽、黑龙江、辽宁、山东、新疆、浙江、山西、甘肃、江苏、湖北、吉林。

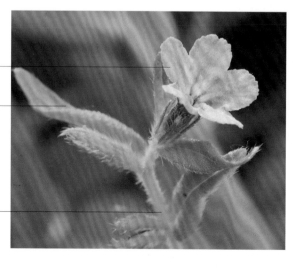

聚伞花序，花冠白色或淡蓝色。

叶倒披针形或线性，两面被短糙毛，叶无柄或近无柄。

茎直立或斜升，茎的基部或根的上部略带淡紫色。

# 一年蓬

### 清热解毒，消食止泻

中医认为，一年蓬具有清热解毒、助益消化、止泻的功效，主治消化不良、肠炎腹泻、传染性肝炎、淋巴结炎、尿血等病症；外用治齿龈炎、蛇咬伤等。

**小档案**

性味：性凉，味苦、甘。

习性：喜肥沃、向阳的土壤，在干燥、贫瘠的土壤中亦能生长。

繁殖方式：播种繁殖。

采食时间：夏秋季。

食用部位：幼苗可食，全草入药。

**食用方法**

食用一年蓬的幼苗时先用沸水烫过，再用清水漂洗，去苦味。可以凉拌、炒食或晒干菜。

**分布情况**

分布于西北、东北、华北、华中、华东、华南、西南等地。

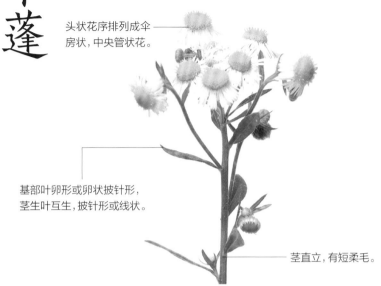

头状花序排列成伞房状，中央管状花。

基部叶卵形或卵状披针形，茎生叶互生，披针形或线状。

茎直立，有短柔毛。

幼苗类野菜

---

# 小蓬草

### 清热利湿，散瘀消肿

中医认为，小蓬草具有清热利湿、散瘀消肿的功效。煎剂内服，主治肠炎、痢疾、胆囊炎。捣烂外用，可治牛皮癣、跌打损伤、疮疖肿毒、风湿骨痛、外伤出血。鲜叶捣汁外用，治中耳炎、结膜炎。

**小档案**

性味：性凉，味微苦、辛。

习性：喜阴，耐寒，要求排水良好的土壤。

繁殖方式：播种繁殖。

采食时间：春季采幼苗，夏秋季采收全草。

食用部位：幼苗鲜食，全草入药。

**食用方法**

食用幼苗时先用沸水烫过，再用清水漂洗，去苦味。可以凉拌、炒食或晒成干菜。

**分布情况**

分布于东北及陕西、山西、河北、河南、山东、浙江、江西。

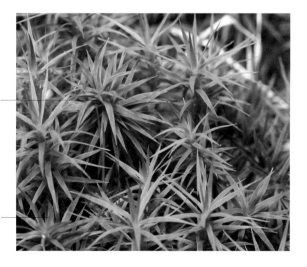

茎直立，有细条纹和粗糙毛，有分枝。

叶互生，叶片披针形，全缘或微锯齿。

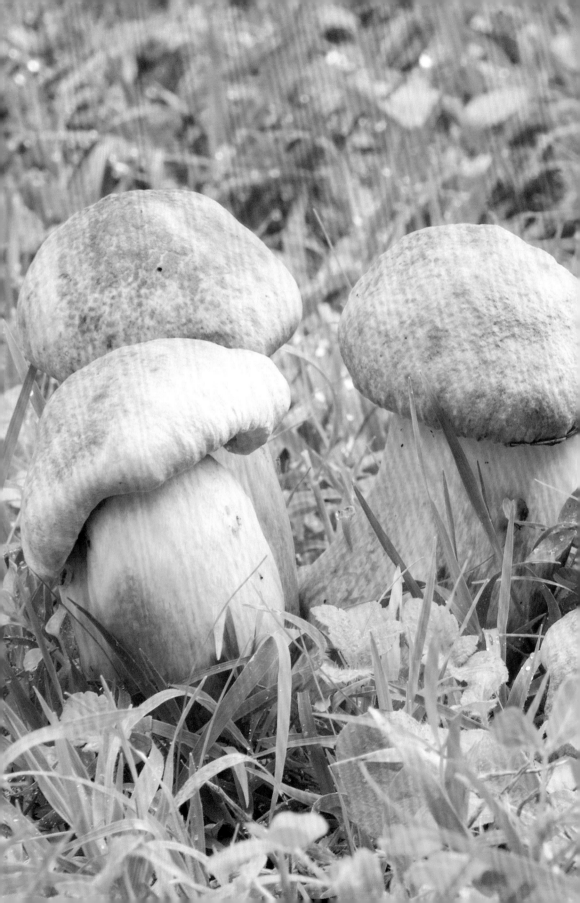

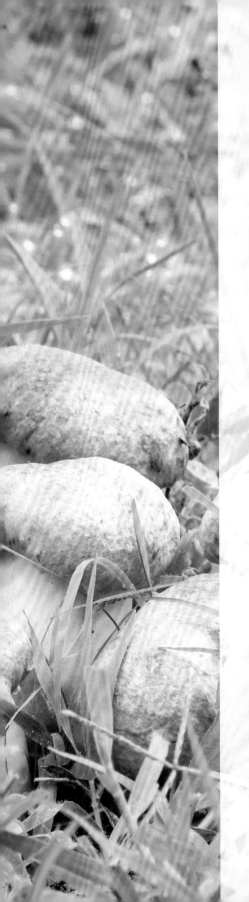

第六章

# 菌藻类
## 野菜

　　藻类是隐花植物的一大类，无根、茎、叶等部分的区别。藻类野菜种类很多，海水和淡水里都有。藻类野菜可拌饭、做汤。

　　菌类野菜属于担子菌纲菌目的真菌或其子实体（担子果）。新鲜采下来的菌类野菜里面可能会有很多小虫子，因此要先撕去表层膜衣、洗干净后，再用盐水浸泡三四个小时，然后才能烹饪。

# 海带

## 消痰软坚，泄热利水

海带热量低，蛋白质含量中等，矿物质含量丰富，其所含的钾元素有利尿降压作用，聚糖有降血脂作用，因此适量食用海带，除了能消痰软坚、泄热利水，还可降血压、降血糖、降胆固醇、抗肿瘤、排铅解毒，对人体十分有益。

### 小档案

性味：性寒，味咸。
习性：喜水流通畅、肥沃水质。
繁殖方式：孢子繁殖。
采食时间：5月中旬至7月上旬。
食用部位：全株。

### 食用方法

海带既可凉拌，又可做汤。将海带洗净后再浸泡，然后将浸泡的水和海带一起做汤。可避免溶于水中的甘露醇和维生素等营养物质的损失。

### 分布情况

分布于黄海、渤海海域。

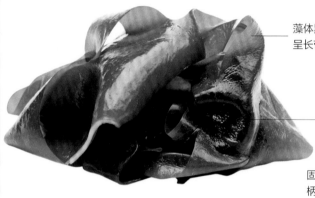

藻体黑褐色或绿褐色，呈长带状，革质。

固着器为假根状，柄部粗短，呈圆柱形，柄上部为宽大长带状的叶片。

# 裙带菜

## 消痰软坚，通便抗癌

裙带菜有消痰软坚、通便之效，适用于慢性支气管炎、哮喘的辅助治疗。其黏液中所含的褐藻酸和岩藻固醇，可降低血液中的胆固醇，有利于人体内多余钠离子的排出；还能预防脑血栓的发生，并有一定的防止动脉硬化及降低血压的作用。适量食用，能增强人体免疫力，有一定的抗癌效果。

### 小档案

性味：性寒，味咸。
习性：生长于低潮带或大干潮线下的岩石上。
繁殖方式：孢子繁殖。
采食时间：2~5月。
食用部位：全株。

### 食用方法

可与鱼类、牛奶、小麦等一起煮食，也可煮熟后加白糖凉拌食用。

### 分布情况

分布于浙江、山东及辽宁等地的沿海区域。

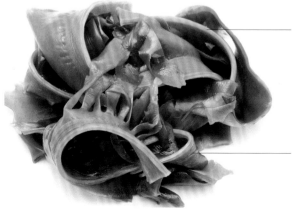

孢子体黄褐色，外形很像破的芭蕉叶扇，明显地分化为固着器、柄及叶片三部分。

一年生，色黄褐，叶绿呈羽状裂片，叶片较海带薄。

# 香菇

## 健脾开胃，扶正补虚

香菇富含多种营养素，其所含的腺嘌呤、胆碱、酪氨酸、氧化酶及某些核酸物质具有健脾开胃、扶正补虚、降血压、降胆固醇的作用；其菌盖部分含有的香菇多糖有防癌抗癌的作用。

菌盖下面有菌幕，后破裂，形成不完整的菌环。

### 分布情况

分布于山东、河南、浙江、福建、台湾、广东、广西、安徽、湖南、湖北、江西等地。

### 食用宜忌

香菇为动风食物，顽固性皮肤瘙痒症患者忌食。

子实体单生、丛生或群生。

菌肉白色，稍厚或厚，具香味。

### 营养成分

| 脂肪 | 碳水化合物 |
| --- | --- |
| 粗纤维 | 钙 |

### 食用方法

香菇的里层长有像鱼鳃一样的鳃瓣，内藏许多细小沙粒，很不容易洗干净。用温度超过60℃的热水浸泡1小时，洗净后再炒食，也可炖汤，或作火锅底料，味道鲜美，清爽可口。

### 养生食谱

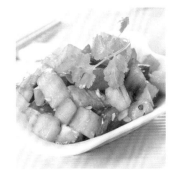

### 香菇烧土豆

材料：土豆300克，水发香菇100克，青椒丁、红椒丁、盐、生姜片、食用油、酱油各适量。

制作：1.土豆去皮洗净，切丁；水发香菇洗净，切块。2.锅入油加热，放入香菇炒香，入土豆、青椒、红椒丁和生姜片，调入盐、酱油炒熟即可。

功效：此菜有降血压、降血脂之效。

### 小贴士

先把香菇倒在盆内，用60℃的温水浸泡1小时；再用手将盆中水朝一个方向旋搅约10分钟，让香菇的鳃瓣张开，沙粒随之徐徐落下，沉入盆底；然后将香菇捞出并用清水冲净，即可烹食。

# 平菇

## 祛风散寒，舒筋活络

平菇性微温，味甘，适量食用有祛风散寒、舒筋活络的作用。平菇还含有多糖体，对人体肿瘤细胞有一定的抑制作用；其富含的多种营养素，具有改善人体新陈代谢的功效。

**分布情况**

全国各地均有分布。

**适用人群**

更年期女性、心血管疾病患者及癌症患者尤其适宜。

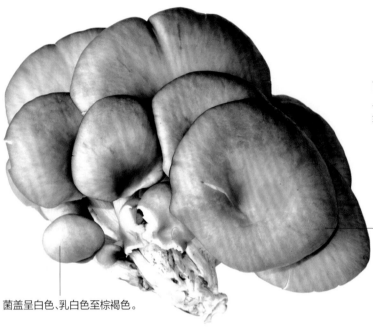

菌柄稍长而细，基部较细，中上部变粗，内部较实，且富纤维质。孢子白色。

枞生或散生，有的品种菌柄纤维质程度较高。

菌盖呈白色、乳白色至棕褐色。

## 食用方法

平菇的食用方法多样，可以炒、烩，也可以烧。鲜平菇出水较多，易被炒老，须掌握好火候。

## 营养成分

| | |
|---|---|
| 脂肪 | 蛋白质 |
| 膳食纤维 | 碳水化合物 |
| 烟酸 | 平菇素 |

## 养生食谱

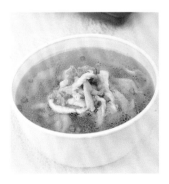

### 平菇虾皮鸡丝汤

材料：鸡大胸200克，平菇45克，虾皮5克，高汤适量，盐少许。

制作：1. 鸡大胸洗净，切丝汆水，平菇洗净撕成条，虾皮洗净稍泡。2. 锅入高汤，下入鸡肉、平菇和虾皮后烧开，调入盐煮至熟即可。

功效：此汤有改善人体新陈代谢、增强体质的作用。

**小贴士**

清洗平菇要用自来水不断冲洗，流动的水可避免农药渗入。洗干净的平菇不要马上吃，用清水再浸泡5分钟。不要把平菇蒂摘掉，去蒂的平菇放在水中，残留的农药易随水进入内部，造成二次污染。

# 鸡枞

## 健脾和胃，养血润燥

鸡枞富含多种氨基酸等营养素，能提高人体免疫力、抑制癌细胞、降低血糖。中医认为其有健脾和胃、养血润燥的功效。

### 小档案

性味：性平，味甘。

习性：常见于针阔叶林中地上、荒地上或玉米地中。

繁殖方式：菌种。

采食时间：6月末至7月中旬。

食用部位：子实体。

### 饮食宜忌

感冒或肠胃不适时应少吃或不吃。

### 食用方法

可以单料为菜，还能与蔬菜、鱼肉等多种食材搭配。

### 分布情况

分布于我国西南、东南地区。

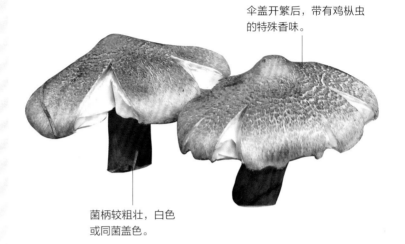

伞盖开繁后，带有鸡枞虫的特殊香味。

菌柄较粗壮，白色或同菌盖色。

菌藻类野菜

---

# 松茸

## 养颜美容，提高免疫

松茸具有很好的抗肿瘤活性，所含多糖体的抗肿瘤活性非常高；且松茸富含多种营养素，具有提高人体免疫力、降低血糖、预防心血管疾病、养颜美容、调节肠胃、保护肝脏等多种功效。

### 小档案

性味：性温，味淡。

习性：野生松茸只能生长在没有任何污染和人为干预的原始森林中。

繁殖方式：菌种。

采食时间：8月上旬至10月中旬。

食用部位：子实体。

### 饮食宜忌

适宜身体虚弱、容易疲劳的亚健康人群。

### 食用方法

可炒、炖、烤，也可以泡酒。

### 分布情况

分布于吉林、辽宁、安徽、台湾、四川、贵州、云南、西藏。

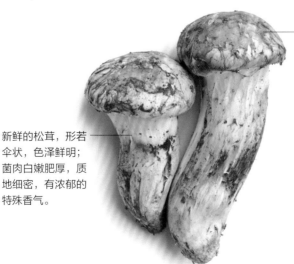

菌盖呈褐色，菌柄为白色，均有纤维状茸毛鳞片。

新鲜的松茸，形若伞状，色泽鲜明；菌肉白嫩肥厚，质地细密，有浓郁的特殊香气。

# 青头菌

## 清肝明目，疏肝解郁

　　中医认为，青头菌能泻肝经之火，疏肝解郁，能很好地调节人体情绪，也适合有眼疾的患者食用。青头菌烹调后口感滑嫩，香气清淡。

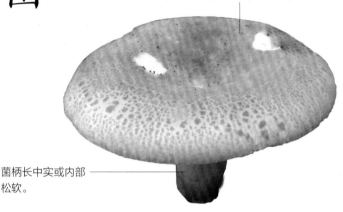

菌盖初为球形，很快变成扁半球形并且渐伸展，中部常常稍下凹，浅绿色至灰色。

菌柄长中实或内部松软。

# 铆钉菇

## 强身止痛，理气化痰

　　铆钉菇具有强身止痛、理气化痰的功效。其所含的多元醇，可防治糖尿病。铆钉菇所含的多糖体还有抗肿瘤的功效。适量食用铆钉菇，有补益身体、抵抗辐射的食疗功效。

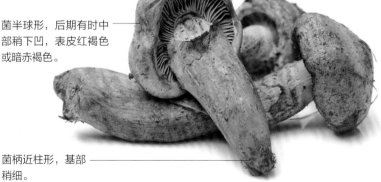

菌半球形，后期有时中部稍下凹，表皮红褐色或暗赤褐色。

菌柄近柱形，基部稍细。

# 鸡油菌

## 润肺止咳，补脾益胃

鸡油菌富含多种营养素，具有明目、补脾益胃、润肺止咳的功效。尤其是其所含的维生素 A，可辅助治疗皮肤粗糙、角膜软化症、眼干眼涩、夜盲症、视力模糊等病症。

### 小档案

性味：性寒，味甘。
习性：秋季多生长于北温带深林内。
繁殖方式：菌种。
采食时间：秋季雨后。
食用部位：子实体。

### 饮食宜忌

皮炎患者忌食。

### 食用方法

洗净，放入开水锅中焯 3~5 分钟后捞出，过凉水，沥干后即可烹饪。

### 分布情况

分布于福建、湖南、广东、四川、贵州、云南等地。

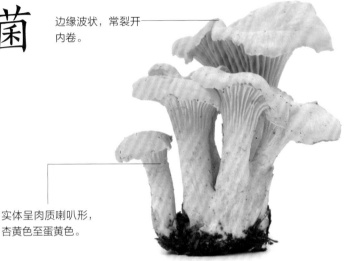

边缘波状，常裂开内卷。

实体呈肉质喇叭形，杏黄色至蛋黄色。

菌藻类野菜

---

# 干巴菌

## 延缓衰老，调节血脂

干巴菌含有抗氧化物质，具有延缓人体衰老的功效。其中的核苷酸、多糖等物质有助于调节血脂、提高免疫力。其所含的多醣体虽然对癌细胞没有直接的杀伤力，但能调节人体内部的防御力量，抑制癌细胞生长及扩散。

### 小档案

性味：性凉，味甘。
习性：生长在滇中及滇西马尾松林中的阴暗潮湿处。
繁殖方式：菌种。
采食时间：夏秋之交，约 1 个月。
食用部位：子实体。

### 饮食宜忌

对蛋类、乳类、海鲜过敏者慎食。

### 食用方法

常见的烹饪方法有腌、拌、炒、炖、干煸等，也可以与一些蔬菜、肉类共同炒食。

### 分布情况

主产于云南。

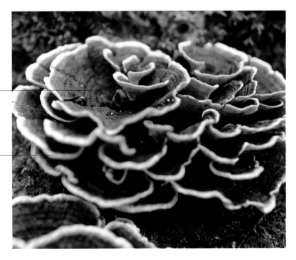

灰白色、黄色、淡黄色或黑灰色。

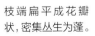

枝端扁平成花瓣状，密集丛生为蓬。

# 喇叭菌

### 健脾开胃，止咳化气

喇叭菌分布较广，其子实体较小，但质地脆嫩、味美可口、营养丰富。喇叭菌含有 15 种氨基酸，包括亮氨酸、本丙氨酸、甘氨酸、天门冬酸等。适量食用喇叭菌，能健脾开胃、止咳、补气。在云南地区，许多人喜欢用喇叭菌做酱，其酱风味独特，深受当地人青睐。

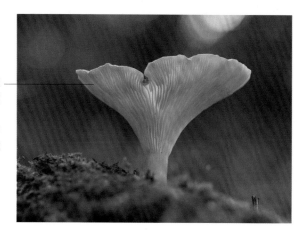

子实体菌盖为膜状肉质，表面黄灰色、茶黄色、淡黄褐色等；中央下凹，下陷成漏斗状，柄中生。

## 小档案

性味：性平，味甘。
习性：春秋季节生于混交林的地上。
繁殖方式：菌种。
采食时间：6~10月。
食用部位：子实体。

## 适用人群

神经衰弱的人士可以适量食用喇叭菌。

## 食用方法

洗净后炒、煎、煮、焖均可，人们也常将其作为火锅配菜食用。

## 分布情况

广东、福建、湖南、四川、西藏、云南等地均有分布。

---

# 双色牛肝菌

### 消食和中，舒筋活络

中医认为，双色牛肝菌有消食和中、祛风寒、舒筋络的功效，主要用于调治食少腹胀、腰腿疼痛、手足麻木等。双色牛肝菌营养丰富，有防病治病、强身健体的功效，对高血压、糖尿病患者也有一定的疗效。

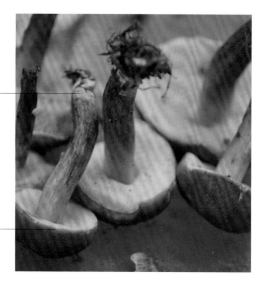

子实体中等至大，基部稍膨大，实心。

扁球形或扁平，幼时深红色或褐红色，长大后变暗红色；菌肉黄色或稍浅，菌管柠檬黄色。

## 小档案

性味：性温，味甘。
习性：单生或群生于松栎混交林下，有时也见于冷杉林下。
繁殖方式：菌种。
采食时间：5月底至10月中旬，雨后天晴时生长较多。
食用部位：子实体。

## 饮食宜忌

慢性胃炎患者少食。

## 食用方法

可煮食、凉拌、蒸制、炒制，或在吃火锅时作为配菜。

## 分布情况

分布于四川、云南、西藏。

## 鸡腿菇

### 小档案

性味：性平，味甘。
习性：春至秋季雨后生于田野、林园、路边、茅屋屋顶上。
繁殖方式：菌种。
采食时间：春至秋季雨后。
食用部位：子实体。

### 饮食宜忌

痛风患者不宜食用。

### 食用方法

炒食、炖食、煲汤均可，口感滑嫩，清香味美。

### 分布情况

分布于黑龙江、吉林、河北、山西、内蒙古。

### 健胃消食，清心安神

鸡腿菇具有高蛋白、低脂肪的优良特性，适量食用有健胃消食、清心安神的作用。鸡腿菇还含有抗癌活性物质和防治糖尿病的有效成分，对降低血糖浓度、辅助治疗糖尿病有一定疗效。

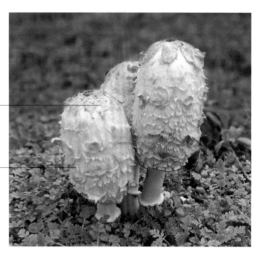

菌盖幼时近光滑，后有平伏的鳞片或表面带裂纹。

菌盖圆柱形，连同菌柄状似鸡腿，后期钟形。

菌藻类野菜

---

## 羊肚菌

### 小档案

性味：性平，味甘。
习性：圆叶杨、梧桐等阔叶林下土壤腐殖质较厚的地上。
繁殖方式：菌种。
采食时间：春夏之交。

### 食用方法

炒食、炖食、煲汤均可，也可作为火锅配菜。

### 分布情况

分布于河南、陕西、甘肃、青海、西藏、新疆、四川、山西、吉林、江苏、云南、河北、北京。

### 补脾益胃，化痰理气

羊肚菌具有补脾益胃、化痰理气、预防感冒、增强人体免疫力的功效。中医认为其对脾胃虚弱、消化不良、痰多气短、头晕、失眠等病症有良好的治疗作用。

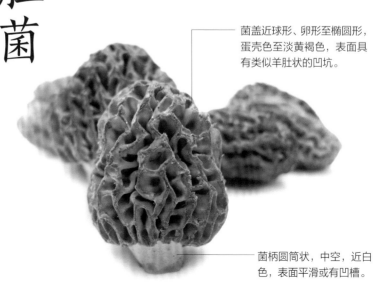

菌盖近球形、卵形至椭圆形，蛋壳色至淡黄褐色，表面具有类似羊肚状的凹坑。

菌柄圆筒状，中空，近白色，表面平滑或有凹槽。

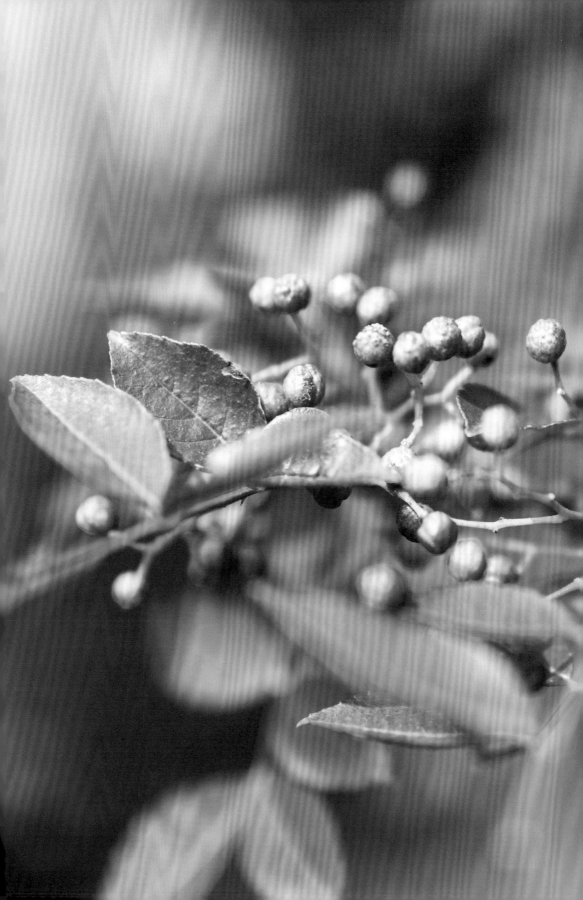

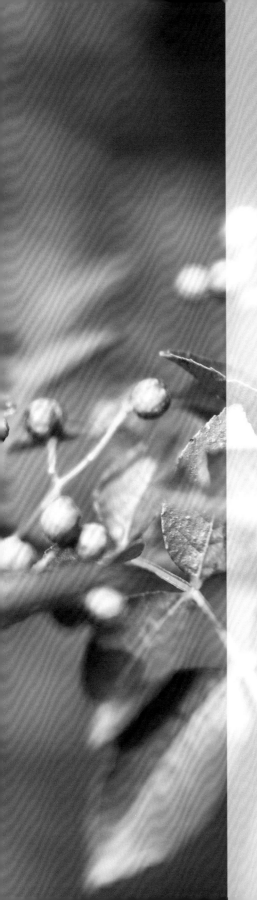

# 第七章

# 其他
野菜

　　本章介绍一些其他的常见野菜。它们多在早春萌芽，目前，通过技术辅助也可于大棚内培植，成为新型可食用蔬菜品种，用于改善人们的膳食结构。它们生长快、繁殖力强、营养丰富，是人类食物原料的有益补充。

# 银杏

## 止咳平喘，解毒杀虫

中医认为，银杏的果和叶都具有敛肺气、定喘嗽、止带浊、缩小便、解毒杀虫的功效。果和叶所含的莽草酸、银杏双黄酮、异银杏双黄酮、甾醇等，可有效治疗高血压、冠心病、脑血管痉挛等症。

### 分布情况
全国大部分地区常见。

### 适用人群
肺病咳嗽、虚弱体质的哮喘患者宜食。

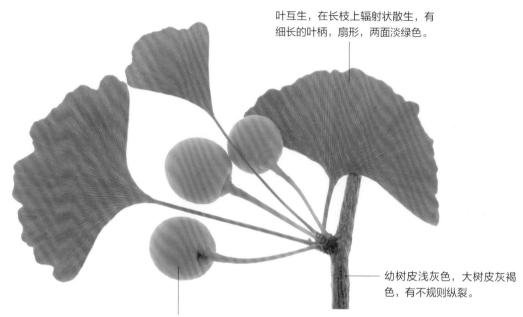

叶互生，在长枝上辐射状散生，有细长的叶柄，扇形，两面淡绿色。

幼树皮浅灰色，大树皮灰褐色，有不规则纵裂。

种子核果状，具长梗，椭圆形、长圆状倒卵形、卵圆形或近球形。

## 食用方法

银杏果主要用于炒食、烤食、煮食，也可当配菜或做成糕点、蜜饯、罐头食用，还可泡茶饮。须注意的是，银杏果不宜多吃，更不宜生吃。

### 营养成分

| | |
|---|---|
| 脂肪 | 维生素E |
| 蛋白质 | 粗纤维 |
| 钙 | 甾醇 |

## 养生食谱

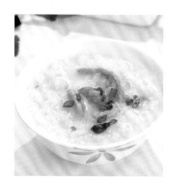

### 银杏果瘦肉粥

材料：粳米、猪瘦肉各50克，银杏果、玉米粒、大枣各10克，盐、葱花各少许。
制作：1.玉米粒洗净；猪瘦肉洗净，切丝；大枣洗净，切碎；粳米淘净泡好；银杏果去外壳，取心。2.锅注水，下入所有材料煮成粥，加盐、葱花调味即可。
功效：此粥有润肺平喘之效。

### 小贴士

银杏果，特别是胚和子叶中含少量银杏酸、银杏酚和银杏醇等有毒物质，生食或熟食过量易中毒。中毒症状因人而异，轻者表现为全身不适、嗜睡，重者表现为呕吐、嘴唇青紫、恶心、呼吸困难等。

# 益母草

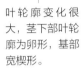

## 活血调经，利尿消肿

益母草全株可入药，具有活血、祛瘀、调经、消肿、止痛的功效。煎剂内服，主要用于治疗女性月经不调、胎漏难产、胞衣不下、产后血晕、瘀血腹痛、崩中漏下、尿血、痈肿疮疡等症。

### 分布情况
全国各地均有分布。

### 食用宜忌
一般人群皆可食用。孕妇禁用，无瘀滞及阴虚血少者忌用。

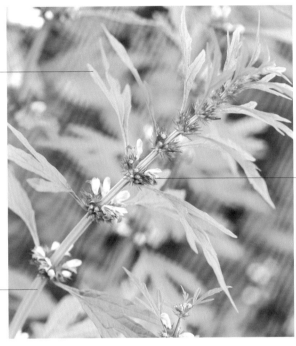

叶轮廓变化很大，茎下部叶轮廓为卵形，基部宽楔形。

茎直立，钝四棱形，表面有倒向糙伏毛。

坚果长圆状三棱形，顶端截平而略宽大，基部楔形，淡褐色，光滑。

轮伞花序腋生，轮廓圆球形，花冠粉红至淡紫红色。

**其他野菜**

### 食用方法
在夏季生长茂盛、花未全开时采摘其嫩茎叶，用清水洗净后放入沸水中略微焯一下，再用清水漂洗干净，捞出后可凉拌食用；或与其他菜品一起炒食，也可炖汤食用。

### 营养成分
| | |
|---|---|
| 植醇 | 益母草碱 |
| 芳樟醇 | 棕榈酸 |
| 壬醇 | 蛇麻烯 |

## 药典精要

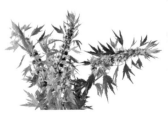

《唐本草》："敷丁肿，服汁使丁肿毒内消；主产后胀闷、诸杂毒肿。"

《本草拾遗》："捣苗，敷乳痈恶肿痛者；捣苗绞汁服，主浮肿下水、毒肿。"

《本草纲目》："活血，破血，调经，解毒。治胎漏产难，胎衣不下，血晕，血风，血痛，崩中漏下，尿血，泻血，痢，疳，痔疾，打扑内损瘀血，大便、小便不通。"

### 实用偏方
【瘀血块结】益母草 50 克，加水、酒各半，煎煮滤渣后饮服。

【痛经】益母草 25 克，延胡索 10 克，二者共煎煮，滤渣后饮服。

# 紫花地丁

## 清热解毒，凉血消肿

中医认为其性寒，味微苦，具有清热解毒、凉血消肿的功效。煎剂内服，主治黄疸、痢疾、乳腺炎、目赤肿痛、咽炎等症；捣烂外敷，治跌打损伤、痈肿、毒蛇咬伤等。其所含黄酮苷类及有机酸有较强的抑菌作用。

**分布情况**

分布于黑龙江、吉林、辽宁、内蒙古、河北、山西、陕西、甘肃等地。

**适用人群**

目赤肿痛、病毒性感冒、肠炎患者宜食。

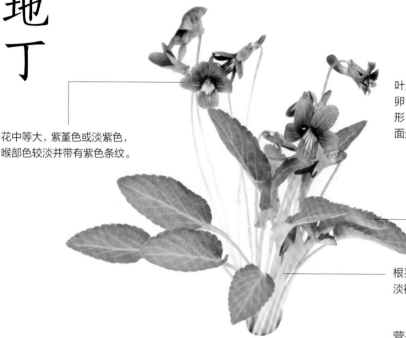

花中等大，紫堇色或淡紫色，喉部色较淡并带有紫色条纹。

叶莲座状，呈长圆形、狭卵状披针形或长圆状卵形，边缘具较平圆齿，两面无毛或被细短毛。

根茎短，淡褐色，有数条淡褐色或近白色细根。

**营养成分**

| | |
|---|---|
| 有机酸 | 碳水化合物 |
| 氨基酸 | 多肽 |
| 蛋白质 | 皂苷 |
| 植物甾醇 | 鞣酸 |

## 食用方法

春秋季采摘其嫩茎叶，用清水洗干净，然后放入沸水中略微焯一下，捞出后可凉拌，或与其他菜品一起炒食，也可与肉类一起炖汤，味道鲜美。

## 药典精要

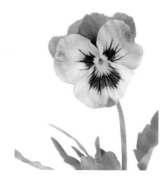

《要药分剂》："紫花地丁，《本草纲目》止疗外科症，但古人每用治黄疸、喉痹，取其泻热除湿之功也；大方家亦不可轻弃。"

《本经逢原》："地丁，有紫花、白花两种。治疗肿恶疮，兼疗痈疽发背，无名肿毒。其花紫者茎白，白者茎紫，故可通治疗肿，或云随疗肿之色而用之。"

**实用偏方**

【褥疮】蒲公英50克，紫花地丁50克，金银花50克，罂粟壳5克，赤石脂40克，50度白酒适量，将五味药材研成粉末，用白酒调成糊状，平敷患处。

# 附地菜

## 温中健胃，消肿止痛

　　附地菜性温，味甘、辛，具有温中健胃、消肿止痛、止血的功效。内服用于胃痛、吐酸、吐血等病症；外用治跌打损伤、骨折。

### 分布情况

分布于西藏、云南、广西、江西、甘肃、内蒙古及东北地区。

### 食用宜忌

一般人群皆可食用。孕妇不宜食用。

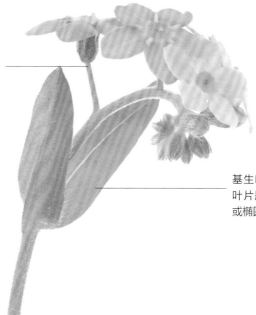

茎通常多条丛生，直立或斜生，下部分枝。

基生叶呈莲座状，有叶柄，叶片匙形，茎上部叶长圆形或椭圆形。

聚伞花序成总状，顶生，幼时卷曲，后渐次伸长。

其他野菜

### 营养成分

| 铜 | 维生素C |
|---|---|
| 多糖 | 钙 |
| 粗纤维 | 灰分 |
| 粗脂肪 | 粗蛋白 |

### 食用方法

　　全株幼嫩茎叶可食，味道鲜美。采后洗净，用沸水焯熟后可凉拌，也可炒食，还可炖汤。常见菜谱有附地菜炒肉丝、附地菜鸡蛋汤等。

## 药典精要

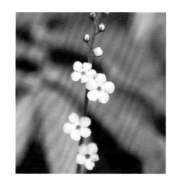

　　《别录》："主毒肿，止小便利。"

　　《药性论》："洗手足水烂，主遗尿。"

　　《食疗本草》："作灰和盐，疗一切疮，及风丹遍身如枣大痒痛者，捣封上，日五、六易之；亦可生食，煮作菜食益人，去脂膏毒气；又烧敷疳䘌；亦疗小儿赤白痢，可取汁一合，和蜜服之。"

### 实用偏方

【肿毒】附地菜一把，当归尾15克，共捣烂，加酒一碗，绞汁服，以渣敷患处。

【疟疾】附地菜一把，捣取半碗汁，加酒半碗服下。

# 水蓼

## 散瘀止血，祛风止痒

中医认为，水蓼性温，味辛，具有行滞化湿、散瘀止血、祛风止痒的功效，主治湿滞内阻、脘闷腹痛、痢疾泄泻、小儿疳积、血滞痛经、跌打损伤、风湿痹痛、外伤出血、皮肤瘙痒等病症。

**分布情况**

全国各地均有分布。

**适用人群**

一般人群皆可食用，但不可多食。

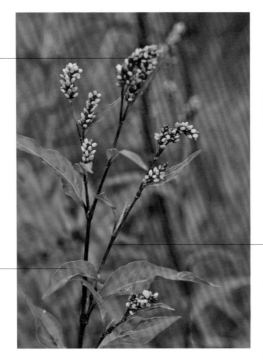

穗状花序腋生或顶生，淡绿色或淡红色。

瘦果卵形，扁平，表面有小点，黑色无光，包在宿存的花被内。

叶互生，披针形或椭圆状披针形。

茎红紫色，无毛，节通常膨大。

## 食用方法

早春采集其嫩茎叶洗净，用沸水焯熟后在水中浸泡一会儿以去除异味，可以炒食、加入调料凉拌或者和面蒸食，也可与肉类一起炖汤食用。与大麦面一起食用，有清热解毒、散瘀止血的效果。

### 营养成分

| | |
|---|---|
| 水蓼酮 | 水蓼素 |
| 槲皮素 | 槲皮苷 |
| 香草酸 | 丁香酸 |
| 草木樨酸 | 龙胆酸 |
| 槲皮黄苷 | 金丝桃苷 |

## 药典精要

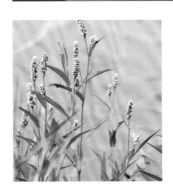

《唐本草》："主被蛇伤，捣敷之；绞汁服，止蛇毒入腹心闷；水煮渍脚捋之，消脚气肿。"

《本草拾遗》："蓼叶，主疰癖，每日取一握煮服之；又霍乱转筋，多取煮汤及热捋脚；叶捣敷狐刺疮；亦主小儿头疮。"

《常用中草药手册》："利湿消滞，杀虫止痒。治菌痢、肠炎、风湿痛等症。"

**实用偏方**

【霍乱呕吐】水蓼、香薷各100克，以水适量，煎服。

【小儿疳积】水蓼全草15克，麦芽20克，以水煎，每日早晚饭前分2次饮服。

# 夏枯草

## 清肝明目，散结解毒

夏枯草具有清肝、散结、利尿、明目解毒的功效，主治瘰病、乳痈、黄疸、高血压、淋巴结核、甲状腺肿大、瘰疬、乳癖、畏光流泪、头目眩晕、筋骨疼痛等病症。

**分布情况**
全国各地均有分布。

**食用宜忌**
一般人群皆可食用。脾胃虚弱者慎服。长期大量服用，可能有副作用。

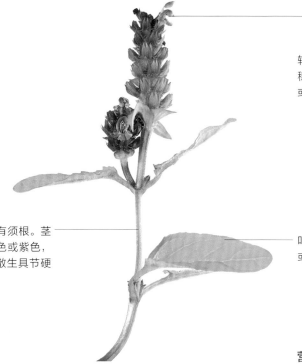

轮伞花序密集组成顶生的假穗状花序，花冠紫色、蓝色或红紫色。

匍匐茎，节上长有须根。茎四棱形直立，绿色或紫色，多自根茎分枝，散生具节硬毛或近无毛。

叶卵状长圆形、狭卵状长圆形或卵圆形。

其他野菜

## 食用方法

5~6月采食嫩叶，洗净，在沸水中焯熟后可凉拌、炒食、熬粥、煮汤，也可用来泡酒。夏季用夏枯草煮汤，可以补充人体由于天热出汗而流失的钾。夏枯草性寒，不宜长期大量服用。

**营养成分**

| | |
|---|---|
| 维生素C | 皂苷 |
| 芦丁 | 夏枯草苷 |
| 金丝桃苷 | 挥发油 |

## 药典精要

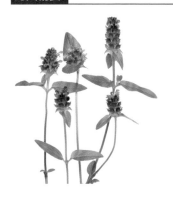

《滇南本草》："祛肝风，行经络，治口眼歪斜。行肝气，解肝郁，止筋骨疼痛、目珠痛，散瘰疬、周身结核。"

《现代实用中药》："为利尿药，对淋病、子宫病有效；并能治高血压、肺结核，能使血压下降。"

《科学的民间药草》："有利尿杀菌作用。煎剂可洗创口，治化脓性外伤。"

**实用偏方**

【口眼歪斜】钩藤、夏枯草各5克，胆南星2克，防风15克，以水煎，临卧时服。

【小儿细菌性痢疾】2岁以下，夏枯草、半枝莲各25克；2~6岁，夏枯草、半枝莲各50克。二者加水煎服。

# 大车前

## 清肝明目，利尿通淋

　　大车前全株可入药，其种子有利尿通淋、清热解毒、清肝明目、祛痰、渗湿止泻的功效。叶子鲜食可疗治口腔炎。全株煎剂内服，可治疗小便不通、黄疸、浮肿、目赤肿痛、喉痛、咳嗽、皮肤溃疡等病症。

花无梗，花冠白色，无毛。

须根多数，根茎粗短。

### 分布情况
分布于黑龙江、吉林、辽宁、内蒙古、河北、山西、陕西、甘肃等地。

### 适用人群
高血压、痢疾患者宜食。

叶基生，叶片草质或薄纸质，宽卵形至宽椭圆形。

种子卵形、椭圆形或菱形，具角，腹面隆起或近平坦，黄褐色。

## 食用方法
　　4~5月采摘其嫩茎叶，洗净后用沸水烫软，再用清水泡几个小时以去除异味，捞出沥干。可凉拌、炒食、做馅、做汤或与面食一起蒸食，味道鲜美、清爽可口。

### 营养成分
| 胡萝卜素 | 亚油酸 |
|---|---|
| 维生素C | 胆碱 |
| 亚麻酸 | 草酸 |

## 药典精要

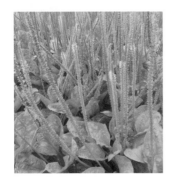

　　《本草经疏》："内伤劳倦、阳气下陷之病，肾虚精滑及内无湿热者，皆不当用，肾气虚脱者，忌与淡渗药同用。"
　　《本草汇言》："肾虚寒者尤宜忌之。"
　　《湖南药物志》："车前四钱，铁马鞭二钱，共捣烂，冲凉水服。治泄泻。"
　　《本草图经》："车前叶生研，水解饮之。治衄血。"

### 实用偏方
【尿血】大车前、地骨皮、旱莲草各15克，共水煎后饮汁。
【白带异常】大车前根15克捣烂，以糯米淘米水兑服。
【小便不通】大车前500克，加水1500毫升，煎取750毫升，分3次服。

# 鸭舌草

## 清热解毒，凉血止血

　　中医认为，鸭舌草具有清热解毒、凉血止血、消肿止痛的功效。煎剂内服可治痢疾、咯血、吐血、崩漏、尿血、肠炎、扁桃体炎、丹毒、疔疮、热淋、肠痈、咽喉肿痛、牙龈肿痛、风火赤眼等病症。

### 分布情况
分布于西南、中南、华东、华北等地。

### 适用人群
一般人群皆可食用，尤适宜肠炎、扁桃体炎、疔疮、丹毒患者食用。

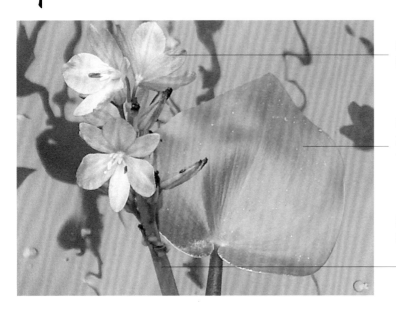

花序梗短，基部有披针形苞片。

叶基生或茎生，叶片形状和大小变化较大，心形、宽卵形、长卵形至披针形均有。

根状茎极短，具柔软须根，茎直立或斜上。

**其他野菜**

## 食用方法

　　夏秋季节采摘其嫩茎叶后，用清水洗干净，然后放入开水中略微焯一下，捞出沥干。可加入调料凉拌，也可与其他菜品一起炒食，或与肉类一起炖汤，都很好吃。

### 营养成分
| 蛋白质 | 膳食纤维 |
| --- | --- |
| 钙 | 磷 |

## 药典精要

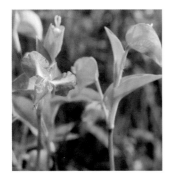

　　《南宁市药物志》："清热，解毒。治暴热及丹毒，外敷治肿疮、蛇咬。"

　　《草药手册》："治痢疾、肠炎、齿龈脓肿、急性扁桃体炎、喉痛。"

　　《陕西中草药》："止痛，离骨。治牙科疾患、牙龈肿痛。"

　　《唐本草》："主暴热喘息、小儿丹肿、肺热咳嗽、咯血吐血。"

### 实用偏方
【丹毒，痈肿，疔疮】鸭舌草适量，捣烂敷患处。

【赤白痢疾】鸭舌草适量，晒干，每日泡茶服，连服 3~4 日。

【吐血】鸭舌草 75 克，猪瘦肉适量，二者共炖后服食。

# 仙人掌

## 散瘀消肿，清热解毒

　　仙人掌全株去刺后可入药，具有行气活血、散瘀消肿、清热解毒、护肤养颜的功效。煎剂内服，主治胸痛、胃痛、痢疾、痔血、咳嗽、喉痛、肺痈、乳痈、疔疮、烫伤、蛇伤等病症。捣烂外用，可治疗流行性腮腺炎。

**分布情况**

分布于浙江、江西、福建、广西、四川、贵州、云南。

**特殊用途**

盆栽仙人掌形态多样，适宜观赏。

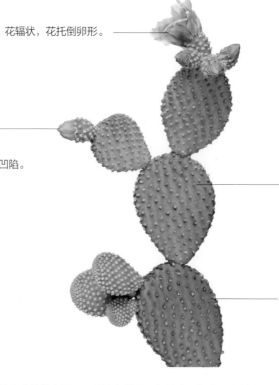

花辐状，花托倒卵形。

浆果倒卵球形，顶端凹陷。

叶钻形，绿色，早落。

茎下部稍木质，近圆柱形，上部肉质，扁平，绿色。

## 食用方法

　　仙人掌的嫩茎可以当成蔬菜食用，可直接与菜品一起炒食，如仙人掌炒肉丝、仙人掌炒鸡蛋等，也可与肉类一起炖汤。其果实成熟后可直接食用，是一种口感清甜的水果。

**营养成分**

| 维生素C | 甜菜宁 |
| --- | --- |
| 仙人掌黄酮 | 亚油酸 |
| 维生素A | 月桂酸 |

## 药典精要

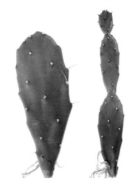

　　《草木便方》："仙人掌味苦、涩，性寒，五痔泻血治不难，小儿白秃麻油擦，虫疮疥癞洗安然。"

　　《闽东本草》："能去痰，解肠毒，健胃，止痛，滋补，舒筋活络，凉血止痛，疗伤止血。治肠风痔漏下血、肺痈、胃病、跌打损伤。"

**实用偏方**

【胃痛】仙人掌烘干研末，每次5克，以温开水送服；或用仙人掌50克，切细，和牛肉100克炒食。

【乳痈，疮疖痈肿】仙人掌鲜品去刺，捣烂外敷。

# 金银花

## 清热解毒，疏风散热

金银花具有清热解毒、疏风散热的功效，可用于治疗外感风热或温病初起的表证未解、里热又盛、疮痈肿毒、咽喉肿痛等症；其对热毒引起的泄泻、便血也有一定疗效。

### 分布情况
分布于华东、中南、西南、东北和华北等地。

### 食用宜忌
脾胃虚寒及气虚疮疡而脓清者忌用。不可与寒凉的食物同食，否则易损伤人体阳气。

单叶对生，具长柄；叶片纸质，卵形至卵状披针形，全缘，两面和边缘均被短柔毛。

总花梗常单生于小枝上部叶腋，花成对腋生，花初开时为白色，2~3日后变金黄色。

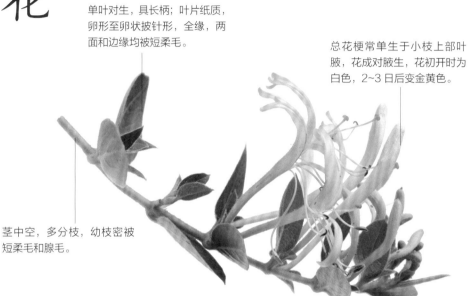

茎中空，多分枝，幼枝密被短柔毛和腺毛。

其他野菜

## 食用方法
一般是取金银花干燥的花蕾或带初开的花适量，直接泡茶喝，对各种上火症状有显著的改善作用。

### 营养成分
| | |
|---|---|
| 芳樟醇 | 肌醇 |
| 木犀草素 | 亚油酸 |
| 忍冬苷 | 绿原酸 |

## 药典精要

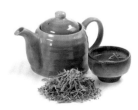

《本草通玄》："金银花，主胀满下痢，消痈散毒，补虚疗风。世人但知其消毒之功，昧其胀利虚风之用，余于诸证中用之，屡屡见效。"

### 实用偏方
【高血压】金银花3克，菊花3克，二者泡茶饮，每日饮3次。
【慢性咽炎】金银花15克，玄参15克，知母10克，黄芩10克，桔梗10克，生甘草10克，共水煎，去渣后加适量蜂蜜，代茶饮。
【疗肿】金银花15克，蒲公英20克，菊花、紫花地丁各10克，生甘草6克，水煎服。
【乳腺炎】金银花45克，鹿角霜15克，王不留行12克，以黄酒1杯为引，水煎服。